Ex-vivo Liver Resection and Autotransplantation

离体肝切除和自体肝移植术

名誉主编　黄洁夫　Georges A. Mantion

主　编　温　浩　董家鸿

副主编　吐尔干艾力·阿吉　叶啟发　王文涛　邵英梅　吕　毅　卢　倩

编　者　（以姓氏笔画为序）

于湘友　王　健　王　毅　王文涛　卢　倩　叶啟发　叶建荣

冉　博　吐尔干艾力·阿吉　吐尔洪江·吐逊　吕　毅　伊琦忠

刘　畅　刘文亚　刘召波　安治国　李　莉　杨凌菲　宋　涛

张瑞青　张雷达　阿卜杜萨拉木·艾尼　陈培培　邵英梅　赵晋明

排组拉·沙拉依阿当　董家鸿　蒋铁民　温　浩

人民卫生出版社

·北　京·

图书在版编目（CIP）数据

离体肝切除和自体肝移植术 / 温浩，董家鸿主编
. —北京：人民卫生出版社，2021.3
ISBN 978-7-117-31338-4

Ⅰ.①离⋯　Ⅱ.①温⋯②董⋯　Ⅲ.①肝切除术②肝
移植　Ⅳ.①R657.3

中国版本图书馆 CIP 数据核字（2021）第 037138 号

人卫智网　www.ipmph.com	医学教育、学术、考试、健康，	
	购书智慧智能综合服务平台	
人卫官网　www.pmph.com	人卫官方资讯发布平台	

离体肝切除和自体肝移植术
Liti Ganqiechu he Ziti Ganyizhi Shu

主　　编：温　浩　董家鸿
出版发行：人民卫生出版社（中继线 010-59780011）
地　　址：北京市朝阳区潘家园南里 19 号
邮　　编：100021
E - mail：pmph @ pmph.com
购书热线：010-59787592　010-59787584　010-65264830
印　　刷：廊坊一二〇六印刷厂
经　　销：新华书店
开　　本：787 × 1092　1/16　　**印张**：14
字　　数：341 千字
版　　次：2021 年 3 月第 1 版
印　　次：2021 年 6 月第 1 次印刷
标准书号：ISBN 978-7-117-31338-4
定　　价：228.00 元

名誉主编简介

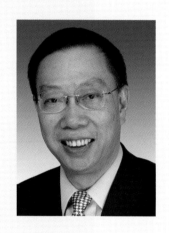

黄洁夫,北京协和医学院、北京大学医学部、中山大学医学院、上海交通大学医学院、中南大学湘雅医学院外科教授,清华大学医院管理研究院院长,哈佛麻省理工卫生科学技术部客座教授,悉尼大学医学院荣誉教授。中国器官移植界的学科学术带头人。

学术兼职:
国家器官捐献与移植委员会主任委员
国家生物医学科技进步奖评审委员会组长
香港外科医学院名誉院士
香港科学院名誉院士
爱丁堡皇家外科学院名誉院士
亚洲肝胆胰外科学会中国理事
国际肝胆胰协会中国会员
国际器官移植学会成员
获奖:
获国家、省部级科技进步奖8项
全国五一劳动奖章
白求恩奖章
全国有突出贡献的优秀留学人员
吴阶平医学奖
中国人体器官捐献特别贡献奖

名誉主编简介

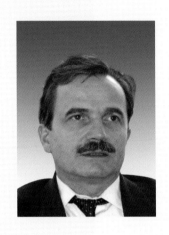

Georges A. Mantion，弗朗什孔泰大学普外科教授、勃艮第荣誉教授，弗朗什孔泰大学医院消化血管外科主任，新疆医科大学第一附属医院等15所大学附属医院客座教授。摩洛哥穆罕默德六世大学兼职讲师。

学术兼职：
世界卫生组织包虫病协作中心主任
法国国家外科学专业委员会主任
法国医学科学院院士
法国大学国家理事会会员
法国执业资质委员会委员
法国外科学会主席
阿根廷外科学院外籍院士
阿尔及利亚外科学院外籍院士
法国医学会院士
中国医师协会外科医师分会荣誉会员

获奖：
新疆维吾尔自治区外国专家"天山奖"
法国荣誉军团骑士勋章
国际包虫病协会突出贡献奖
中国政府友谊奖

主编简介

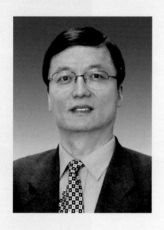

温浩,男,医学博士,教授,主任医师,博士生及博士后导师,法国国家外科科学院外籍院士,美国外科医师学会荣誉会士。主要从事棘球蚴病防诊治与器官移植的临床治疗与基础研究。现任省部共建中亚高发病成因与防治国家重点实验室主任,世界卫生组织包虫病预防与管理合作中心主任,国家卫生健康委员会包虫病外科救助专家组组长,国家外国专家局包虫病防诊治一体化学科创新引智基地主任,新疆重大疾病防治与转化协同创新中心主任。兼任国际包虫病学会副主席;中国医院协会副会长;中国医院协会上合组织医院合作联盟中方轮值主席;中国医师协会器官移植医师分会副会长、中国医师协会外科医师分会包虫病外科专业委员会主任委员;中华医学会外科学分会、器官移植学分会常务委员,中华预防医学会寄生虫分会副主任委员等。

获得国家科技进步奖二等奖,光华工程科技奖,何梁何利奖科技进步奖,新疆维吾尔自治区科技进步奖特等奖、一等奖及二等奖等 20 余项。获得国家发明专利 11 项,转化产品 2 个,国家医疗器械注册证 1 个。主持国家高技术研究发展计划(863计划)、国家自然科学基金、教育部长江学者和创新团队发展计划,国家临床重点专科建设项目等共计 20 余项。出版《包虫病学》、中英文《包虫病图谱》、中俄文《包虫病防诊治教程》等专著 7 部,以第一或通讯作者发表 SCI 收录论文 151 篇,发表中文核心期刊论文近 430 篇。获得中国医师奖、优秀留学回国人员、中国科协西部开发突出贡献奖、2005—2006 年卫生部有突出贡献中青年专家、全国优秀科技工作者和全国五一劳动奖章等荣誉。

主编简介

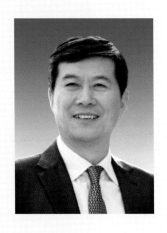

董家鸿,医学博士,清华大学教授,中国工程院院士,清华大学临床医学院院长,北京清华长庚医院院长,清华大学精准医学研究院院长,中国医师协会常务副会长。

董家鸿教授是国际著名肝胆外科专家和肝移植专家,在国际上首次提出"精准外科"新理念,创立了精准肝胆外科范式。这一理念已被广泛应用于胰腺外科、神经外科、脊柱外科、整形外科、介入治疗科等诸多临床专科领域,促进了当代外科理念和范式的革新。

以第一作者或通讯作者发表 SCI 论文百余篇,主持制订 11 部行业指南,主编出版专著 5 部,主持国家科技支撑计划等项目 22 项。以第一完成人获国家科技进步奖二等奖 1 项和省部级科技进步奖一等奖 3 项,以合作完成人获国家科技进步奖一等奖 1 项。鉴于其对当代外科发展的引领性贡献,法国国家外科科学院、美国外科医师学会和欧洲外科学会同时授予他外籍院士或荣誉会士。

董家鸿教授创立并践行精准医疗、精益管理、精诚服务的"三精医疗"理念,在北京清华长庚医院建立起具有鲜明特色的现代医院管理体系。

ELRA

序 一

1988 年，德国 R.Pichlmayr 教授开创性为一名继发性肝癌患者成功进行了离体肝切除和自体肝移植术（ex-vivo liver resection and autotransplantation，ELRA），被誉为人类进入了肝脏外科手术的无禁区时代。在国际先进国家先驱者精神鼓舞下，我国数个肝移植中心也相继开展了大动物的 ELRA 尝试。2005 年 9 月，新疆医科大学第一附属医院的温浩教授团队与中山大学附属第一医院、第三军医大学合作，为一名侵犯肝后下腔静脉高位胆管癌患者成功实施了我国首例 ELRA，写入了中国肝移植年鉴。由于 ELAR 手术技术的复杂性与科技要求，我国肝脏外科同仁们公认此为"肝外科宝塔尖上的明珠"。近年来，我国科技工作者们历经磨炼、勤于思考、善于进取，不断改进手术适应证，十年磨一剑，至今我国有五个中心共完成 200 余例自体肝移植术，约占世界总数的 70%，仅新疆医科大学第一附属医院就实施了 109 例。由此可见，我国的 ELAR 技术已经处于世界前列。

科学探索是永无止境的，我们还须努力攀登、认真总结、开拓创新，尽管自体肝移植术可达到肝脏占位无禁区的离体切除，但仍难以解决肝癌外科治疗中不少难题。我们要结合当前生命科学技术的新进展，改进 ELRA，如严格把控与扩大自体肝移植适应证、提高围手术期精准评估、加强手术前后及围手术期管理，力争使我国自体肝移植术的硬核技术登上世界医学的顶峰。

《离体肝切除和自体肝移植术》一书在肝脏良恶性肿瘤的诊治方面具有较强的系统性、独特性和实用性。我国学者们现阶段聚焦在高发于我国中西部的肝泡型棘球蚴病（hepatic alveolar echinococcosis），几乎 100% 原发于肝脏，若不及时施治死亡率可达 90%,手术切除仍然是主要的根治措施。但由于晚期巨大病灶侵袭大血管,使近 30% 的患者失去肝切除的根治机会。而自体肝移植恰是最佳治疗方式,可有效提高其根治性切除率,是降低术后复发率的新思路和新途径。近十年来,中国临床实践经验有力地证实了这一创意,使得自体肝移植被赋予了新指征、新内涵和新前景。我相信伴随着人类医学科技的进步,可预期自体肝移植将会带来更宽适应证、更佳疗效和更美愿景。

　　作为一名外科医师,我深知从事肝移植工作的艰辛。我深深地为温浩和董家鸿主编,吐尔干艾力·阿吉、叶啟发、王文涛、邵英梅、吕毅、卢倩 6 位副主编,以及 21 位编委们心系病者、锲而不舍和刻苦攻关的精神而感动,并衷心地为他们倾力合作的创新成果表示祝贺。我热忱地将本书推荐给从事肝脏外科、器官移植和开展棘球蚴病诊治的广大医务工作者、研究生及医学生们。同时,我希望本书能以多种语言出版以增强国际交流,展现中国创新实力,助力"一带一路"沿线国家和地区百姓的幸福安康。

中国人体器官捐献与移植委员会主任委员
中国器官移植发展基金会理事长

2020 年 4 月于北京

序 二

尽管近几十年来器官移植技术才开始出现巨大的科学演变,但人类对器官移植的探索和实践可以追溯到几千年前。与那些仅在科幻小说中的梦想不同,器官移植最终成为现实。

通过坚持不懈地努力研究异种移植和不断优化器官保存液,1963 年来自美国的 Thomas Starzl 教授率先实施了人类同种异体肝移植。从此,全球许多器官移植中心开始实践肝移植,并且如同雨后春笋般结出硕果。目前,欧洲、北美和东亚地区的器官移植中心已成为肝移植的大中心。通过大量的动物实验研究和临床实践,中国同行 1977 年实施了同种异体肝移植并于 21 世纪初在肝移植领域获得了令人鼓舞的进展。基于器官移植领域技术和科学研究的突飞猛进,随着终末期肝病患者对肝移植需求的不断增长,器官移植外科从 20 世纪 80 年代起进入了新的发展阶段。辅助性肝移植(原位肝移植和异位肝移植)、劈离式肝移植、减体积肝移植、离体肝切除和自体肝移植、活体肝移植、多米诺肝移植(交叉或非交叉)、小儿肝移植等技术的开展丰富了肝移植领域,使得肝移植技术多元化发展。尤其是,德国外科医生 R.Pichlmayr 团队于 1988 年首创的离体肝切除和自体肝移植术推动了整个肝移植领域的发展。

肝移植术后免疫排斥、不断增长的器官需求和异体移植后较为高昂的术后免疫抑制剂治疗费用仍为研究的重点话题。值得庆贺的是,自体肝移植能克服传统移植技术的不足并在肝脏外科领域展示出更多优势。与异体移植术不同,较长无肝期和血流动力学稳定对成功实施自体肝移植至关重要,于是,静脉 - 静脉转流这一创新技术在 20 世纪末自体肝移植刚起步之初出现了。在肝脏离体切除期间静脉 - 静脉转流(通常是从股静脉到锁骨下静脉)是保障患者血流动力学稳定的主要措施。静脉转流和低温灌注使得外科医师可最大限度减少患者缺血再灌注损伤,同时能够完成主要血(脉)管邻近病灶的根治性切除。作为肝脏外科领域里程碑式的创新技术,自体肝移植融合了现代肝脏和器官移植外科的技术优势,使得侵犯肝 - 腔静脉汇合部和 / 或肝后下腔静脉无法通过经典外科治疗的病灶切除成为现实。2005 年 9 月,黄洁夫、董家鸿、温浩和何晓顺等教授合作完成了中国首例自体肝移植治疗进展期肝内胆管细胞癌患者,来自东方的优秀团队成功开展了非静脉转流技术实施自体肝移植,避免了技术超负荷和血栓形成,成功降低了术后并发症和死亡率。

尽管如此,自体肝移植术自 20 世纪 90 年代末和 21 世纪初发展较为缓慢,这可能与结直肠癌肝转移、肝细胞癌和胆管癌等患者术后预后较差有关,有关自体肝移植主要以个案报道为主。因缺乏标准或较为理想的适应证,开展大宗病例的临床实践面临诸多困难。与此同时,自 1985 年起,来自法国科尚中心的外科团队率先实施异体肝移植治疗多房棘球蚴绦虫感染所致的进展期泡型棘球蚴病,解决了之前外科治疗的难题。法国 Besancon 中心总结报道了全球最大的异体肝移植治疗终末期肝泡型棘球蚴病临床研究数据,并发现移植后免疫抑制剂可促进泡型棘球蚴病的复发。由此异体肝移植治疗终末期泡型棘球蚴病的例数逐年下降。在 20 世纪 80 年代初,总结泡型棘球蚴大临床数据的 Jean-Philippe Miguet 教授和异体肝移植治疗泡型棘球蚴病实践者之一的 Michel Gillet 教授讨论了相关问题,并提出"你们应该把虫体病灶从患者肝脏中切除后,再把正常肝脏移回患者体内"。可以说这个想法比 Rudolf Pichlmayr 还要早,并且提示自体肝移植术可能是治疗终末期肝泡型棘球蚴病的理想适应证。然而,在那个年代实施自体肝移植仍然是一个梦想。

中国西北的肝脏外科团队在温浩教授的带领下,自 2000 年来不断积累异体肝移植治疗终末期肝泡型棘球蚴病的临床经验,在肝泡型棘球蚴病临床诊治和科学研究领域取得了长足的进步,并在国内首次为肝内胆管癌患者实施自体肝移植。2010 年温浩教授团队和董家鸿教授协同,成功地实施了全球首例终末期肝泡型棘球蚴病患者自体肝移植,从此开启了自体肝移植领域新篇章。我们法国外科同行曾经的梦想终被中国外科同仁变成了现实。泡型棘球蚴病灶独特的浸润性生长特点使得残余正常肝组织得以充分的再生,从而为实施自体肝移植提供了可能。中国同行提出的自体肝移植治疗终末期肝泡型棘球蚴病的方案,为无法接受经典异体肝移植的患者提供了绝佳的治疗途径。自体肝移植增加了潜在的供肝池,术后无需服用免疫抑制剂,可在最大程度上降低了术后病灶复发和相关费用。我亲身目睹了温浩等中国外科团队自 2005 年在自体肝移植领域付出的辛勤劳动,他们不断优化外科技术方案,单中心手术例数已突破 110 例,并将该技术不断推广到其他肝移植中心。称之为"新生儿"的自体肝移植术俨然发展为成熟的外科技术,已在全球各大中心开展并累计实施了几百例。与恶性肿瘤相比,晚期肝泡型棘球蚴病已成为自体肝移植术理想和主要的适应证,目前自体肝移植治疗肝泡型棘球蚴病发展迅速,其为那些失去根治性切除的患者提供了安全、有效的治疗方式和长期生存机会。来自美国哥伦比亚大学器官移植中心的 Tomaki

Kato 教授高度赞赏并大力推荐了自体肝移植术。我认为离体肝切除和自体肝移植术作为中国的创新技术资源，为全球肝移植领域作出了卓越的贡献。

准确地说，目前尚缺乏重点和系统讲述这一极具挑战的外科技术的书籍。由温浩和董家鸿主编的《离体肝切除和自体肝移植术》一书具有重要意义。在此，我诚挚的感谢两位主编和中国外科同道对中国和全球器官移植领域作出的巨大贡献。本书由来自中国 5 个器官移植中心的专家学者撰写，科学地强调了相关知识的整合，为外科同行提供了外科实践内容和学术前沿信息，同时亦系统地介绍了相关历史、发展和展望。本书图文并茂地展示了离体肝切除和自体肝移植术的适应证、技术步骤、诊断和并发症。本书典型案例分析和视频有助于器官移植医师掌握相关内容，有望成为实用性很强的参考书。

我衷心祝贺此书顺利出版，同时我向肝脏外科医师、专科培训医师和医学生热心推荐本书。我相信本专著有望成为中青年肝脏外科医师身边的重要参考书，有助于提升肝脏外科总体水平。

法国医学科学院院士

法国 Besancon 大学医院肝脏外科

Georges Mantion

2020 年 8 月

序　二（原文）

　　Mankind's vision and practice of organ transplantation can be traced back to the thousands of years ago, though the rapid development of organ transplantation technologies has been only a scientific evolution of the recent several decades. Unlike other fantasies which could only be found in science fictions in history, the fantasy of organ transplantation has finally become a reality.

　　Thomas Starzl (USA) pioneered human allogenic liver transplantation (Allo-LT) in 1963 after several years of unswervingly studying exogenic transplantation techniques and optimizing organ preservation solutions. Thereby, many centers applying to these procedures have gradually come to stage around the world. Among them, European, North American and East Asian centers can be regarded as the largest ones. Chinese scholars performed their first Allo-LT in 1977, following animal experiments and attempting to bold hearts and achieved encouraging progress especially in the 21st century. Technical revolutions and scientific researches, as well as the great demand of this operation to cure advanced liver diseases promoted the surgery into new levels from the beginning of 1980s. A number of transplant techniques have been developed, such as auxiliary liver transplantation (orthotopic and heterotopic), split liver transplantation, reduced-size liver transplantation, ex-vivo liver resection and autotransplantation (ELRA) or autologous liver transplantation (Auto-LT), living donor liver transplantation, domino liver transplantation (crossed and non-crossed), pediatric liver transplantation, etc. They have been innovated to content the diverse needs of patients.In particular, ELRA was a remarkable technique and propelled the LT development, which was initiated by German surgeon, R.Pichlmayr with his team in 1988.

Generally, there have been post-transplant organ rejection, growing demand for organ resources and relatively higher medical cost for immunosuppressants in Allo-LT procedure, which remained a great topic to be studied and dispensed.Encouragingly, ELRA has the advantages to overcome the above shortcomings of classic approaches and showed more potentials in liver surgery.Unlike most of the Allo-LT techniques, a relative longer anhepatic phase in ELRA, and hemodynamic stability should be one of the main concerns.At the opening years for ELRA, especially in last century, hemodynamic stability of the patients during anhepatic has been managed by veno-venous bypass procedure (usually from femoral vein to subclavian vein with the help of blood-pumping machine) during ex-vivo liver resection under hypothermic perfusion.Bypass and hemodynamic liver perfusion allowed surgeons to reduce the ischemic injury and close to the liver lesion or tumors at crucial sites with radical intents.Being a surgical milestone and major innovation, ELRA can be featured both with the modern hepatectomy and liver transplantation techniques so as to eliminate the conventionally unresectable central lesion or tumors, which involved hepatic veins and retro-hepatic inferior vena cava.In September 2005, Chinese surgeons Jiefu Huang, Jiahong Dong and Hao Wen together performed first ELRA procedure to treat an advanced intrahepatic cholangiocarcinoma which was regarded as unresectable using conventional methods.In this eastern global practice, especially China, they successfully used non-veno-venous bypass (NVVB) technique to avoid technical overload and thrombus formation, which was a remarkable further innovation to reduce the perioperative complications and mortality.

Nevertheless, ELRA procedure developed relatively slow since 1990s and during the beginning decade of this century, mainly owing to the poor disease prognosis in malignant situation, such as colorectal cancer liver metastasis, hepatocellular carcinoma and cholangiocarcinoma, etc. The technique has been reported case by case or small series.There have been many setbacks to apply for larger scales and almost no standards or ideal indication spractabally proposed.Meanwhile, from the year of 1985 in Cochin center, French scholars pioneered using All-LT surgery to treat advanced hepatic alveolar echinococcosis (HAE) patients caused by echinococcus multilocularis infections, which had posed difficulties in surgical treatment at prior times.Besancon Center summarized the largest Allo-LT cases for HAE and ultimately found that post-transplant immunosuppressants had synergism effect on disease relapse, and then this indication gradually lost its popularity after the entry of this century.In early 1980s, Prof.Jean-Philippe Miguet who was the first to review clinical cases of alveolar echinococcosis discussed with Prof.Michel Gillet who was one of the earliest surgeons performed Allo-LT to treat HAE, and presented that "You should rather resect the parasitic lesions from the diseased liver of the patient and after removing it from the patient's body and re-transplant it！".This idea was proposed even earlier than Prof. Rudolf Pichlmayr indicating that HAE might be an ideal indication for ELRA procedure,however it only remained as a "dream" at that time.

With the lead of Prof.Hao Wen with his team in Northwest China,their center has gradually accumulated many clinical experienced with Allo-LT for HAE since 2000,and piloting practised ELRA for the patient with cholangiocarcinoma in 2005,gained valuable clinical and research progress in advanced HAE management.Until the year of 2010,Prof.Hao Wen with his team successfully performed the world first ELRA for HAE,by the cooperation of Prof. Jiefu Huang and Prof. Jiahong Dong,which opened a novel indication for the above technique.At the meantime, what we dreamt before was accomplished in full in China.Chronic infiltrative growth pattern of HAE lesion may allow the non-disease liver lobe and could proliferate massively to stand alone for the HAE patients in certain circumstances,which also became a vital condition to appliance of ELRA.Such a proposal by Chinese surgeons provided an excellent therapeutic approach for advanced HAE that could not be managed well using classic liver resection or transplantation.No need for organ donor and immunosuppressants can make it possible to avoid disease recurrence, and has contributed to potential donor pool and cut down the medical cost to much lower level. I witnessed Chinese surgeons such as Prof.Hao Wen's team by their diligence and hard work on ELRA performance since 2005.In addition,they optimized major procedures,steadily enlarged single center case volume up to 110 cases within 10 years,exported the technique domestically and influenced many LT centers.Nowadays,the blooming surgery is a mature procedure that could be practiced in multiple centers in China and worldwide,hundreds of accumulative case numbers proved its' ideality and HAE became the top indication in comparison to malignant situations,HAE-ELRA developed more rapidly and safely,improving long-term survival rate for subjects who initially lost their chances for radical cure.Famous transplant surgeon Prof. Tomoaki Kato from the Organ transplantation in Colombia University（USA）appraised the surgery and recommended as a referral technique.Proved facts impelled myself to say that ELRA has become to Chinese good fortune and contributed a lot to global transplant society.

Exactly saying,there was no relevant monographic publication that systematically describes this challenging techniques until now.The book *Ex-vivo Liver Resection and Autotransplantation* edited by Prof.Hao Wen and Prof.Jiahong Dong is of great significance.I am very pleased to show my sincere gratitude to the two Editor-in-Chiefs and Chinese surgeons for their enormous valuable contributions and responsibility to China and world's transplant society.The book was drafted and edited by experts form five Chinese domestic transplant centers,and sufficiently emphasized integration of knowledge, made efforts on the true need of the surgeons and the demand of diseases, combined practicality with frontier insights, as well as systematically introduced the history, revolutions, and future aspects of ELRA. The book was illustrated with fine charts, which enriched the descriptions of novel indications, surgical steps, diagnosis and even complications. Typical case descriptions and video illustrations in the book annotated innovative procedures in multi-dimensions to help transplant surgeons to master the knowledge, and the book is also provided with strong utility and referral value.

I sincerely congratulate the publication of this book, and I warmly recommend it to liver surgeons, trainees and medical students. I believe that this monograph will become a valuable reference book for young and middle-aged liver surgeons, and will play a huge role in improving the overall level of liver surgery.

Academician of France Academy of Medicine

Liver Transplant Unit, University Hospital-Besançon, France

Georges Mantion

August 2020

序 三

宝剑锋从磨砺出,梅花香自苦寒来

肝脏和胆道空间位置深在、解剖生理复杂,其相关手术在消化外科领域里极具挑战性,吸引着外科医师不断探索新的外科理念和手术范式。近半个世纪以来,随着对肝胆疾病认识的日趋深入,以及外科新技术的不断涌现,前人的众多梦想得以实现。1988 年,德国 R.Pichlmayr 教授团队在国际上首次提出了体外肝脏手术这一创新理念并应用于临床实践。体外肝脏手术是集外科技术之大成的颠覆性外科术式,它涵盖了肝脏外科、胆道外科、血管外科和移植外科等多领域技术要素,使得对既往在体手术无法切除的病灶获得体外切除的可能,被誉为腹部外科领域"皇冠上的明珠"。

20 世纪 90 年代中期,在肝移植和解剖性肝切除技术发展的驱动下,我国开启了体外肝脏手术的研究与实践。1995 年,第三军医大学附属西南医院肝胆外科团队在家猪动物模型上探索建立了体外肝切除技术方法,次年便在临床上成功实施了全肝血液转流及低温灌注下半离体肝切除术,从而在我国完成了体外肝脏手术的技术准备。我国首例经典的体外肝脏手术始于 2005 年,是由原卫生部副部长黄洁夫教授带领温浩教授、何晓顺教授和我在新疆完成的针对肝脏胆管细胞癌的体外切除手术。随后的十余年间,国内肝脏外科中心相继对体外肝切除术进行了临床应用实践,但手术病例的选择以进展期恶性肝胆肿瘤为主,总体远期效果不佳。

21 世纪初,伴随着精准外科理念的提出和实践,中国人民解放军总医院肝胆外科团队对体外肝脏手术进行了系列创新和改进,使原本流程纷繁复杂、风险巨大难控的术式转化为流程简约标准、风险消减可控的术式。术前运用数字肝胆手术规划系统对病灶和肝脏解剖结构进行精确评估和手术设计,告别了既往粗犷的经验决策模式;创用术中免静脉转流技术,规避了过去传统的体外肝脏切除中体外静脉转流所带来的并发症;创用了在肝段和亚肝段水平上脉管修复技术和个体化流出道重建技术,实现了病灶完整清除和功能性结构重塑的多目标优化;围手术期标准化处理及肝脏亚专业化重症监护病房(intensive care unit,ICU)团队和多学科合作团队(multidisciplinary team,MDT)的支撑,进一步确保了外科诊疗全流程和全要素的系统性优化及患者获益最大化。体外肝脏手术的精准化实践成为精准肝胆外科的典范。

2010 年,新疆医科大学第一附属医院和中国人民解放军总医院的两支外科团队在乌鲁木齐合作完成了国际首例终末期肝棘球蚴病体外肝脏切除,开辟了体外肝脏手术治疗良性复杂肝胆病的新领域。随后,在温浩教授的悉心组织下,两家肝脏外科中心协作开展了一系列体外肝脏手术,累计手术例数达 100 余例,救治了来自青海、四川、西藏和甘肃等地区的大批终末期肝棘球蚴病患者,并在全国棘球蚴病防治研究中发挥了引领示范作用;与此同时,四川大学华西医院王文涛教授团队也开展了累计 96 例的体外肝脏切除治疗终末期肝棘球蚴病的成功案例,并在援助甘孜藏族棘球蚴病高发区的医疗工作中贡献卓著;青海大学附属医院樊海宁教授的肝胆外科团队与北京清华长庚医院外科团队合作,也成功开展了一批肝棘球蚴病的体外肝脏手术,并在青海棘球蚴病清灭计划中发挥了独特作用。

2018 年,北京清华长庚医院团队开展了世界首例治疗肝内型的门静脉海绵样变的体外肝脏手术并取得成功。伴随着一个又一个难题的攻克,体外肝脏手术逐渐展现出其蕴藏的巨大临床应用潜力和价值。对于复杂的肝胆病变,在体手术风险难控,而体外手术风险可控、疗效确切,就应考虑运用体外肝脏手术。相信随着肿瘤靶向治疗、免疫治疗和化学治疗等系统治疗的进步,对于以往体外肝切除疗效不佳、在体不可手术的进展期肝胆肿瘤,体外切除的远期疗效也会随之改善,从而尽显体外肝脏手术对于难治性肝胆肿瘤的新价值。

多年来,我们通过学术研讨、视频演示、手术直播和技术培训,不遗余力地向全国和全球推广精准的体外肝脏手术,进一步推动这一技术的发展和应用。2016 年,在黄洁夫教授亲自带领下,北京清华长庚医院团队完成体外肝脏切除术的全球直播,向国际同行分享中国经验,吸引了来自北美洲、欧洲、亚洲、南美洲的 138 万人的关注和万名医师的在线观摩,Herri Bismuth 教授和 Keither Lilemoe 教授等国际著名肝脏外科专家观摩了手术并给予高度评价。截至目前,中国境内已经累计完成的体外肝脏手术达到 260 余例,跃居世界之首。涌现出北京清华长庚医院、新疆医科大学第一附属医院、陆军军医大学西南医院和四川大学华西医院等体外肝脏手术中心。

幸运的是,在科学探索和临床实践中,我们得到了诸多前辈大家和同行专家的悉心指点和鼎力相助。我国肝脏外科奠基人之一和胆道外科之父黄志强院士倾囊相授,他挑战难题的科学信念和智慧学识赋予我们无穷的精神力量。著名肝脏外科和肝移植学家、我们尊敬的学界领袖黄洁夫教授的学术引领和技术扶持，让我们有了不畏艰险、勇往直前的信心。在这一充满挑战与艰辛的探索道路上，我们也有缘结识了温浩教授、樊海宁教授、王文涛教授、叶啟发教授等一批拥有共同志趣和探险勇气的同行专家学者，大家充分交流学术、切磋外科技艺、相拥砥砺前行。

今天，在我们庆贺中国肝脏外科同行在体外肝脏手术领域卓越业绩的时候，特别感怀于体外肝脏手术理念和技术的创立者 R.Pichlmayr 教授，他为中国外科同仁打开了体外肝脏手术领域的大门。衷心感谢具有济世情怀和英雄精神的海内外外科专家们为体外肝脏手术作出的创新性贡献。希望本书能够促进体外肝脏手术技术在全国更大范围内推广，并期盼引领世界体外肝脏外科学时代的到来。

清华大学教授
清华大学临床医学院院长
北京清华长庚医院院长

2020 年 4 月于北京

ELRA

前　言

自 1988 年德国 R.Pichlmayr 为肝转移的患者成功实施世界首例离体肝切除和自体肝移植术（ex-vivo liver resection auto-transplantion, ELRA）以来，早期我国董家鸿教授尝试了家猪的离体肝切除和自体肝移植模型，到 2005 年，新疆肝移植团队在时任卫生部副部长黄洁夫教授亲临手术指导，以及董家鸿和何晓顺教授的协作下，共同为肝门部胆管癌侵袭下腔静脉的患者开展了国内首例 ELRA 并获得成功，至此打开了富有挑战和机遇的中国方案。截至目前，全球累计完成近 300 例 ELRA，其中我国完成了 200 余例，约占世界 ELRA 总例数的 70%，仅新疆团队就成功地为 115 例终末期肝泡型棘球蚴病患者实施了 ELRA。

历经三十多年的发展，中国肝脏外科医师对 ELRA 手术适应证及手术时机的新认识不断加深。器官代偿功能和肝脏独有的再生能力是离体肝脏外科的生理基础，离体肝切除前精准把握最小"自体供肝体积"，致力于寻找保障肝脏"质"和"量"的平衡点是手术成功的关键。肝泡型棘球蚴病是现阶段 ELRA 的最佳手术切入点，外科同道们持续探索手术方式并不断改进与创新、高度关注安全有效的围手术期并发症诊治使 ELRA 有了进一步的发展效果。十年来在中国肝移植医师的共同努力下，离体肝切除和自体肝移植在世界肝移植领域进入了成熟时期。目前国内的离体肝切除和自体肝移植中心，如北京清华长庚医院、新疆医科大学第一附属医院、四川大学华西医院、武汉大学中南医院和西安交通大学第一附属医院等，都积累了丰富的经验和极有价值的病例，这些宝贵资源尚没有充分与移植领域同仁和医学生们共享。《离体肝切除和自体肝移植术》为各中心提供一个展示各自经验与技术的平台,利于同行交流经验和借鉴教训,同时也能让非肝脏外科和非移植领域的同仁和患者及时了解相关信息。在编写过程中,我们收集到来自全国5个离体肝切除和自体肝移植中心的重要文字稿件和珍贵病例报告。本书力图集中体现出"离体肝切除和自体肝移植"在多学科合作临床诊治方面的经验,尤其在个体化离体肝切除、无肝期处理技巧、围手术期管理等方面,将典型病例、罕见病例、疑难重症病例、失误和教训病例、死亡病例,以及离体肝切除和自体肝移植伦理、心理、围手术期营养支持和经济负担等多学科交叉的诊治经验分享给读者,为离体肝切除和自体肝移植领域、肝脏外科领域的专家和同行提供经验和参考。

本书的编写受到了我国肝移植先行者之一、中国人体器官捐献与移植委员会主任委员、中国人体器官获取组织联盟主席黄洁夫教授的热情鼓励,并受到了中国工程院陈肇隆、郑树森、王学浩院士和法国医学科学院 G.Mantion 院士的大力支持。

1996年董家鸿团队利用家猪的动物实验率先建立了全肝血液转流及冷灌注下体外肝脏手术体系,并成功为1例侵及第二肝门及肝后下腔静脉伴有肝硬化的中央型巨大肝细胞癌患者实施了国内首例体外静脉转流、肝脏低温灌注下的半离体肝切除和自体肝移植术;2005年,黄洁夫教授、董家鸿教授、何晓顺教授和我们团队合作完成国内首例体外静脉转流下全离体肝切除和自体肝移植术治疗围肝门区胆管细胞癌;2010年,我们团队和董家鸿教授首次将此激进术式用于治疗终末期肝泡型棘球蚴病,改变了"求医不得"的尴尬局面。2018年,团队成功完成了世界上首例体外肝脏手术治疗Ⅲ型门静脉海绵样变,为治疗提供了新的思路。作为主编单位之一的新疆医科大学第一附属医院,依托新疆器官移植研究所的基础科学研究和临床技术条件,凭借世界卫生组织棘球蚴病预防和管理合作中心的优势资源,具有实施各种大器官移植所需的临床和科研条件。由衷感谢国内外院士和知名专家悉心指教,以及包括北京清华长庚医院、北京协和医院、浙江大学医学院附属第一医院、树兰医疗、四川大学华西医院、南京医科大学第一附属医院、中山大学附属第一医院肝移植团队的鼎力相助等。他们或亲临手术示范,或多学科研讨,或远程视频指导,使新疆团队在二十年传承中完成逾千例经典和精准肝切除术,包括原位肝移植、活体肝移植和小儿肝移植。十年来共成功实施118例 ELRA 治疗终末期肝泡型棘球蚴病,约占全球病例总数的1/3,临床治愈率达92.1%,实现术中零死亡,最长生存期超过10年。针对难治性患者,团队先后开展包括辅助性部分自体肝移植、肝内门脉支栓塞(portal vein-branch embolization,PVE),或联合肝脏离断和门静脉结扎的二步肝切除术(associating liver partitioning and portal vein occlusion for staged hepatectomy,ALPPS)联合 ELRA 等在内的集成创新术式,并积累了丰富的临床经验。值得强调的是,四川大学华西医院严律南、王文涛教授团队累计开展自体肝移植治疗晚期复杂肝泡型棘球蚴病88例,其中,90天围手术期内并发症发生率为13.4%,术后存活率为95.6%,成效显著。四川大学华西医院王文涛教授团队累计开展自体肝移植治疗晚期复杂肝泡型棘球蚴病96例,90天内围手术期内Ⅲ级以上并发症发生率为18.8%,术后存活率为 94.8%,成效显著。

　　本专著在内容方面,不仅有肝泡型棘球蚴病的特色自体肝移植的介绍,还有肝脏良恶性肿瘤、罕见肝外肿瘤的自体肝移植手术经验,以及围手术期影像、麻醉、介入、重症、心理、伦理和经济负担分析等内容。通过典型病例分享,展示了我国近年来在 ELRA 领域取得的可喜可贺进展。更为重要的是为读者提供来自国内不同离体肝切除和自体肝移植中心的多学科宝贵经验。

2021 年 3 月于乌鲁木齐

目　录

视频目录

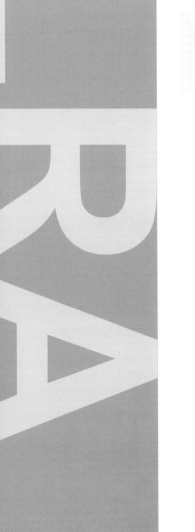

第一章
离体肝切除和自体肝移植术的概述

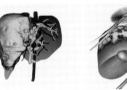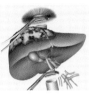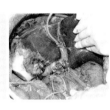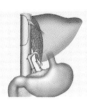

第一节 体外肝脏手术的技术演变与现状

半个多世纪以来,随着手术技术日臻成熟及免疫抑制剂的拓新应用,肝移植已成为终末期肝胆疾病的有效治疗方法。然而由于供肝的短缺、适应证的把控及经济条件的制约等多重因素,肝移植术的应用受到了限制。为此,德国 R. Pichlmayr 教授团队基于成熟的肝切除术和肝移植术经验,提出了体外肝脏手术(extracorporeal liver surgery,ECLS)这一理念,于1988 年成功为 1 例胃平滑肌肉瘤肝脏巨大转移患者实施世界首例体外肝脏手术。这一创举为复杂肝胆疾病的外科治疗掀开了新的篇章。

一、体外肝脏手术的早期经验和技术演变

体外肝脏手术基于肝胆肿瘤外科和活体肝移植术发展而来,针对在体无法矫治的肝脏病变或损伤,先行整肝切取,将病变肝脏在体外低温灌注及冷保存条件下,彻底切除病灶并修复或重建剩余肝脏脉管系统,再将剩余肝脏原位回植。体外肝脏手术是集肝脏外科、胆道外科、血管外科、肿瘤外科和移植外科等系列外科技术之大成的颠覆性外科术式,突破了在体手术的解剖空间限制、肝脏缺血损害的时间限制、在体脉管切除与重建的技术限制及手术出血难以控制的风险限制等,使得除同种异体肝移植以外的既往无法在体处理的肝脏病变获得治愈可能。

继 R.Pichlmayr 团队运用体外静脉转流及肝脏低温灌注技术进行首例体外肝切除之后,日本、法国、中国、美国及英国等国家也相继开始了体外肝脏手术的探索。1991 年及 1994年,法国 Hannoun 团队和 Sauvanet 团队分别对体外肝脏手术进行了改良和简化,衍生出了半离体肝切除术(antesitum liver resection)。前者术中仅行主肝静脉和肝短静脉的离断,将肝脏移出切口外,从而为手术切除创造条件;而后者采用同时离断肝上和肝下下腔静脉将肝脏移出切口外的方式进行肝脏背侧的病灶切除。半离体肝切除术保留了肝十二指肠韧带的连续性,减少了肝蒂重建并发症风险。然而,根据国内外多家中心全离体肝切除自体肝移植的经验,其术后并未出现明显增高的第一肝门并发症风险,且由于半离体肝脏手术的术野暴露不理想及对于第一肝门复杂病灶切除的局限性,使得半离体肝切除术的应用受到明显限制。此外,由于常温下肝脏组织对于耐受缺血安全时间的限制,以及持续阻断下腔静脉及门静脉血流造成的循环紊乱,没有静脉转流和冷灌注的常温下半离体肝切除技术不可能实现肝流出道或肝流入道复杂血管侵犯的病灶切除。

1996 年,董家鸿团队利用家猪的动物实验率先建立了全肝血液转流及冷灌注下体外肝脏手术体系,并且运用该技术为 1 例侵及第二肝门及肝后下腔静脉伴有肝硬化的中央型巨大肝细胞癌患者成功实施了我国首例体外静脉转流和肝脏低温灌注下的半离体肝切除和自体肝移植术。术中行肝上下腔静脉离断,将肝脏翻转至腹腔外完成体外切除肿瘤及肝中静脉和下腔静脉修补重建,手术时长 11 小时 25 分,肝缺血时间为 2 小时 35 分,术后患者发生可逆性肝功能不全,最终恢复出院。2005 年,黄洁夫教授、董家鸿教授、温浩教授及何晓顺教授等合作完成我国首例体外静脉转流下全离体肝切除和自体肝移植术,体外切除肝左叶、

尾状叶及左右肝管汇合部,切除修复部分肝后下腔静脉,肝中静脉与肝右静脉整形形成共同流出道后,与重建后的下腔静脉吻合从而重建流出道,完成剩余肝脏原位回植。手术时长13 小时,无肝期约 3 小时 30 分,冷缺血时间 3 小时,术后患者出现腹腔感染,给予相应治疗后顺利恢复出院。后基于大量的体外肝脏手术经验,董家鸿团队对体外肝脏手术技术又进行了创新,术中采用免体外静脉转流技术,即门腔分流替代体外静脉转流技术,从而在保证循环稳定的同时避免了体外静脉转流相关并发症。

早期的体外肝脏手术集中于超肝移植适应证且在体手术无法切除的肝胆系统恶性占位性病变。2000 年,Oldhafer 等总结了 24 例针对恶性肿瘤的体外肝脏手术治疗经验,其中包括结肠癌肝转移(10/24)、肝细胞癌(3/24)、胆管细胞癌(2/24)、肝门部胆管癌(4/24)及平滑肌肉瘤肝转移(3/24)等。截至 2019 年 9 月,文献报道的体外肝脏手术主要用于如下几类恶性肿瘤:肝细胞癌 47 例、胆管细胞癌 16 例、结直肠癌肝转移 40 例、肝门部胆管癌 5 例。然而,由于肝脏恶性肿瘤浸润转移的生物学特征和缺乏精确的病情评估、精良的手术技术,术后早期肿瘤复发率高,90 天围手术期死亡率可达 25%~28.5%,3 年总生存率仅为 16.8%。主要严重并发症为脓毒血症、肝衰竭及急性呼吸窘迫综合征(acute respiratory distress syndrome,ARDS)。巨大的手术创伤及令人悲观的临床结局使得该技术应用减少,甚至淘汰。

2010 年,董家鸿团队与温浩团队合作于世界首次将此激进术式用于治疗具有恶性表型的良性肝占位性病变——终末期肝泡型棘球蚴病,术中首次采用免体外静脉转流技术,以降低转流术相关并发症发生风险。革新的技术及优化的适应证选择为体外肝脏手术的临床应用开辟了新天地,改变了其用于晚期恶性肿瘤治疗的悲观局面,使这一颠覆性手术方式"涅槃重生"。董家鸿团队相继在多家医院推广应用该项技术,累计病例达 88 例。此后,国内多家中心相继应用该术式治疗终末期肝棘球蚴病,而体外肝脏手术也随着技术的逐步革新和改进而日臻成熟。2018 年,董家鸿团队对体外肝脏手术进行了新的探索,首次成功运用该术式为 1 例两次 Meso-Rex 分流手术失败后的 Ⅲ 型门脉海绵样变患者实施体外门静脉病变切除修复和肝脏回植,即术中体外切除病变的门静脉主干及左右支汇合部,以同种异体冻存血管移植重建门静脉主干并行肝脏的自体移植。此术式成功的探索,为在体手术难以显露门静脉左支及矢状部或门静脉右支的 Ⅲ 型门静脉海绵样变病例提供了新的外科治疗途径。

二、体外肝脏手术的适应证选择

对于体外肝脏手术的适应证,迄今尚缺乏统一的共识和标准,其主要原因受制于外科技术水平和肝胆疾病认知水平,外科医师对肝胆病变在体手术可切除性的判断存在一定局限性和差异性。以往该术式主要用于在体手术无法切除的肝胆系统恶性肿瘤,但需行体外肝脏手术的病例均已属肿瘤进展期,很难从外科治疗中取得治愈性切除,不仅围手术期死亡率高,而且总体远期预后令人沮丧,因而这一术式在肝胆系统恶性肿瘤的临床应用受到了冷落。然而值得注意的是,仍有胆管细胞癌术后 3 年无瘤存活的个例报道,且 Malde 等研究表明结直肠癌肝转移患者术后 3 年生存率明显优于肝癌(60% vs. 0%),其术后 3 年总生存率为50%,但考虑到转移性肝癌血管侵犯较少见且多存在解剖间隙,其体外肝脏手术的适应证把控不明确且均行辅助化疗,因此其相对较高的 3 年生存率是否与术式相关仍待考量。据此可以推测,生物学行为良好或经系统治疗得到良好控制且无远处转移的恶性肿瘤可能是体外肝脏手术的潜在适应证。随着化疗、靶向治疗、免疫治疗等系统治疗方法的探索与进步,通过有效降期治疗和术后辅助治疗,未来肝胆晚期肿瘤体外切除治疗的悲观局面可能会有所改观。

对于良性复杂的肝胆系统占位性病变也偶有应用体外肝脏手术的报道,如肝脏局灶性结节增生、肝巨大海绵状血管瘤等。良性占位性病变的血管受累多为外压推移,存在潜在可手术分离的外科解剖间隙,在有效控制出血的条件下多可在体完成切除。因此,对于良性病变的体外肝脏手术,虽然总体预后较好,但其体外手术的必要性应严格评判和掌控,而其风险和获益比也应准确评估和权衡。随着"精准外科"范式的提出和应用,诸多之前被认为在体不可切除的病灶已具备在体切除的可能。

终末期肝泡型棘球蚴病作为良性寄生虫性占位性病变,其特有的类似于恶性肿瘤的浸润性增殖方式使其具有不同于一般良性病变的生物学行为和特性。但其良性的本质使得病灶彻底切除后可获得良好的治愈率和长期预后。在我国,肝泡型棘球蚴病多发于青藏高原的牧区,受限于经济条件等因素,手术切除成为唯一的治愈性治疗措施。临床实践经验证明,终末期肝泡型棘球蚴病病灶侵犯肝腔静脉汇合部和 / 或第一肝门区高位脉管结构时,体外肝脏手术通过彻底清除病灶、切除和修复受累脉管,成为其最优的治疗选择,其术后肝功能不全发生率及围手术期死亡率分别下降至 13.0% 和 5.7%。我国积累了当前世界上最多的体外肝脏手术病例。截至 2019 年 10 月,董家鸿团队联合陆军军医大学第一附属医院(西南医院)、新疆医科大学第一附属医院及青海大学附属医院等共完成终末期肝泡型棘球蚴病体外肝脏手术 88 例,围手术期死亡率为 11.5%,其术后 5 年无复发生存率可达 88.5%。终末期肝泡型棘球蚴病业已成为体外肝脏手术的绝佳适应证。

综上所述,技术可行和疗效确切应是实施体外肝脏手术的判别标准,而风险和获益的权衡与抉择则是体外肝脏手术术前评估的核心所在。在体外可控条件下,实现最大化病灶清除、最优化脏器保护及最小化创伤侵袭是选择体外肝脏手术适应证的关键。根据董家鸿团队的经验,体外肝脏手术的适应证可归纳为在体手术风险与疗效不确定,而通过体外肝脏手术治疗后风险可控、疗效确切的复杂肝胆病变,即在体手术可能遇到下列情形之一者:①目标病变难以彻底清除;②剩余肝脏受累脉管难以切除重建;③剩余肝脏结构和功能难以有效保护;④肝脏及近肝血管出血难以有效控制。而对于以下情形选择体外肝脏手术应相对慎重:①可预留肝体积小于必需功能性肝体积(essential functional liver volume,EFLV);②伴重度肝纤维化的慢性布 - 加综合征(巴德 - 基亚里综合征,Budd-Chiari syndrome,BCS);③肝外多发转移(可经药物治疗良好控制的良性病变和低度恶性肿瘤除外,如肝泡型棘球蚴病及G2 期以下的肝神经内分泌肿瘤等);④中重度大泡性脂肪变性;⑤经充分胆道减压后,血清总胆红素(total bilirubin,TBil)>50μmol/L。

三、体外肝脏手术的技术要点

病情评估与手术规划、预留肝脏优化、无肝期处理、器官低温灌注和冷保存、体外病灶切除和脉管修复与重建、剩余肝脏回植是体外肝脏手术的技术核心。

1. **病情评估与手术规划**　需行体外肝脏手术的患者通常合并不同程度基础肝脏疾病,因此如何精准实施目标病灶的定位、定量和定构是体外肝脏手术病情评估和手术规划的主要内容,也是实现"病灶切除、损伤控制和肝胆保护"这一精准外科核心策略的重要保障。

(1)定位评估:定位是基于彩色多普勒超声检查、CT、MRI 等二维影像技术和三维数字影像重建技术对目标病灶的性质、位置、与重要脉管的关系进行"可透视及三维立体化"评估，并对目标肝脏进行精确的肝体积计算、模拟精准的肝段分割及肝脏切除，为术者提供更多的肝脏定位及定量信息，优化手术作业流程。此外，近年来虚拟现实（virtual reality，VR）、增强现实（augmented reality，AR）、混合现实（mixed reality，MR）等可视化数字影像技术已在在体术中实时透视和窥视靶器官与病灶的形态、结构等方面取得可喜的成绩，其未来在体外肝脏手术的应用前景令人期待。

（2）定量评估：定量是指多维度精确测量目标病灶边界及肝胆系统结构功能，包括肝储备功能量化评估、肝脏体积精确测量、病灶范围与病理边界精确界定，为定量肝切除决策和术式设计提供依据。临床上联合 Child-Pugh 改良分级评分（蔡尔德 - 皮尤改良评分）及吲哚菁绿（indocyanine green，ICG）清除试验的肝储备功能评估体系已在临床上广泛应用，以综合量化评估功能性肝脏体积，从而作为肝切除安全限量的定量判断依据。肝脏切除安全限量（safety limit of liver resection，SLLR）指特定个体仅保留必需功能性肝体积的最大允许肝切除量。临床上以标化必需功能性肝体积比（ratio of essential to standard liver volume，Rse）作为精准判定 EFLV 的标尺。当剩余功能性肝体积（remnant functional liver volume，RFLV）$\geq$ EFLV 时，或标化剩余功能性肝体积比（ratio of remnant to standard liver volume，RSR）$\geq$ Rse 时预测肝切除是安全的。基于肝切除的临床数据，对于正常肝脏，Rse 设定为 0.2~0.25；而肝硬化、重度脂肪肝和化疗相关肝损伤等肝实质显著损伤的患者，要求 Rse $\geq$ 0.4 才能保证肝切除的安全性。对于体外肝脏手术而言，由于肝脏经受缺血再灌注损害及手术创伤因素，应相应增加其 Rse。当前体外肝脏手术借鉴活体肝移植术必需移植物体积的评估标准，一般情况下以 Rse $\geq$ 0.4 或移植物受体体重比率（graft recipient weight ratio，GRWR）$\geq$ 0.8% 为安全限量。若移植物无基础肝病、肝功能正常，在流入道和流出道精准重建条件下，EFLV 可酌情下调。若预留肝脏因流入道、流出道和 / 或胆道梗阻而发生肝实质损害，则应相应上调 EFLV。若预留肝脏存在严重肝实质损害或肝体积不足时，则需术前优化处理。

（3）定构评估：定构是对肝脏解剖结构、重要脉管受累程度、预留肝脏脉管结构的精确评估和对目标病灶及受累脉管结构的可切除性与可重建性的分析判定。结合术前常规影像学检查和三维重建技术可为外科医师构建从二维到三维空间的肝实质及脉管受累范围、病灶与重要脉管立体几何关系的认知，从而为术中脉管切除重建和剩余肝脏脉管保护提供更加全面的影像学支撑。

2. 预留肝脏功能的优化 需行体外肝脏手术的患者多属疾病晚期，病灶累及重要脉管结构，因而引起预留肝脏损害和功能性肝体积不足，造成术后肝衰竭的风险。日本学者研究表明肝血流异常（门静脉栓塞和肝内动、静脉瘘、肝流出道梗阻等）、高胆红素血症、胆汁排泄障碍或应用血管扩张剂等情况下，都可能导致肝功能损害。对于预留肝脏功能性体积不足，即 Rsr<Rse，但有体外肝脏手术可能者，应考虑选择性病变肝叶门静脉栓塞，促进预留肝脏增生，以期达到 Rse 目标。对于流入道和 / 或流出道受累的病例，长期血供不足或血流淤滞可导致预保留侧肝脏的严重慢性缺血性或淤血性损害（肝细胞坏死、肝纤维化、再生结节形成及肝硬化），应充分考虑病变肝脏功能性体积不足的风险，设计完善的围手术期预留肝脏优化和功能保护策略。

3. 无肝期管理 无肝期保证血流动力学稳定是围手术期处理的重点。早期体外肝脏手术完全遵循肝移植术的静脉转流方式,通过转流泵将门静脉和下腔静脉血流转流至左腋静脉或颈静脉,改善无肝期内脏及下肢静脉回流从而减轻循环和内环境紊乱。然而,体外静脉-静脉转流的并发症发生率可达30%,主要为血管损伤、空气栓塞、血肿及淋巴囊肿等。为了减少静脉转流的并发症,董家鸿团队率先在国际上采用革新的暂时性门静脉-腔静脉分流术(portal caval shunt)替代了传统的体外静脉-静脉转流。目前体外肝脏手术时,已常规不用体外静脉-静脉转流,仅当暂时重建下腔静脉困难、下腔静脉阻断导致内脏及下肢静脉血液淤滞时间不可控时,才考虑行体外静脉-静脉转流。对于下腔静脉通畅而需要重建者,若自体下腔静脉已严重受损不能再利用,我们采用同种异体血管移植进行下腔静脉重建,剩余肝脏以背驮式肝移植方式进行回植。若自体腔静脉仍可利用,则以人造血管做暂时性下腔静脉重建,并加做暂时性门静脉-腔静脉分流术,待体外肝切除完成后,移除人造血管,以经典式或背驮式进行剩余肝脏回植。对于病灶长期压迫下腔静脉或下腔静脉慢性病变阻塞管腔的病例,腹膜后奇静脉-半奇静脉侧支循环已形成,此时切除下腔静脉和肝脏后,侧支循环可充分代偿,下腔静脉回流通畅,在保证稳定的血流动力学情况下,无需重建下腔静脉;若慢性门静脉高压致使门静脉腹膜后交通支充分开放,在重建下腔静脉且保证稳定的血流动力学的情况下,无需行暂时性门静脉-腔静脉分流术。

4. 器官低温灌注和冷保存　器官低温灌注和冷保存是指在全肝血流阻断及脉管离断后,使用灌注液分别经保留侧门静脉、肝动脉及胆道进行低温灌注,最后将肝脏浸没在盛有低温保存液冰盆中以显著延长肝脏缺血耐受时间,为病灶的体外切除和脉管重建提供安全保障的外科技术。因此,是否需要肝脏低温灌注和冷保存以延长在体手术不可耐受的缺血时间应作为体外肝脏手术适应证把控的重要考量标准。临床上常用的灌注液为康斯特液(histidine-tryptophane-ketoglutarate solution,HTK solution,主要成分为组氨酸、色氨酸、酮戊二酸)和威斯康星大学液(university of Wisconsin solution)。Lange等的研究发现康斯特液保存肝脏的胆汁酶活性明显高于威斯康星大学液保存肝脏的胆汁酶活性,且由于康斯特液更低的黏度使得其冲洗肝脏效果更好。一项双中心回顾性研究表明两者对小于10小时的供肝冷保存效果相当,其移植后3个月或长期患者及移植物存活率无显著差异。在体外肝脏手术研究领域,有学者报道两种灌注液的90天死亡率、早期移植物丢失率及原发性肝功能不全发生率无明显差异。因此,它们在体外肝脏手术的应用效果并无明显差异,但考虑到更好的胆道冲洗效果和经济性,康斯特液应作为肝脏低温灌注和冷保存的首选。

5. 体外病灶切除　体外病灶切除不同于在体切除,其病灶暴露和可操作空间更加充分,可为精准病灶切除提供安全保障。应遵循以病灶再定位、入路选择、肝实质离断及脉管保护的手术流程进行操作。肝脏切离线的确认及手术路径的选择是实施精准病灶切除的优先保障。应根据术前影像学、三维手术规划系统及术中超声引导结合肝脏解剖标志综合分析后慎重决策。当前肝实质离断多采用超声吸引刀(cavitron ultrasonic surgical aspirator,CUSA)联合双极电凝的方式。肝断面直径超过1mm的脉管应妥善结扎或缝扎以减少术后出血或胆漏等并发症。当肝实质离断到达第一肝门时,须仔细辨认肝门区Glisson系统结构,必要时使用血管探子探查门静脉及胆管走向避免损伤须保留的重要脉管。对于恶性肿瘤或肝泡型棘球蚴病患者,术中应行快速冷冻病理检查以保证1cm阴性手术切缘。病灶完全切除后,应对剩余肝脏进行称重,确保GRWR ≥ 0.80%,而对于移植物无基础肝病肝功能正常的病例,GRWR 可适当放宽,否则应中转同种异体肝移植,以避免术后肝衰竭或原发性移植物无功能等严重并发症。

6. 脉管修复与重建 脉管重建应结合当前剩余肝脏及所保留血管的形态来确定个体化流出道、流入道重建方案。原则是尽量减少剩余肝脏自体移植时需重建的吻合口数量。脉管重建方式包括血管移植物补片修补、延长及多个残端整形归一。①流出道修复重建:流出道修复重建应遵循减少共同开口数量及尽量扩大流出道的原则。对于保留侧肝静脉受累范围较大的病例,应在移植物补片修复并整形并联残端后,使用血管移植物适当延长肝静脉以便于剩余肝脏回植时肝静脉与下腔静脉的吻合;对于直径大于 5mm 的肝静脉残端应行注水试验以明确有无与其他主肝静脉交通。若相交通,则可直接予以缝闭;若无交通,则需与主肝静脉行静脉整形术建立共同流出道。②流入道重建:门静脉和肝动脉一致,应遵循单一开口原则并在体外预先估算好剩余肝脏流入道长度,必要时行血管移植物延长以便保证合适且充足的吻合长度,避免吻合后血管扭曲或吻合口张力过大。对于邻近的脉管残端可行直接整形后使用血管移植物延长流入道,保证最终回植时流入道脉管无张力;而相距较远的残端则应先行血管移植物补片延长后再整形统一流入道。剩余肝脏的脉管成形完成后,应行注水试验并修补肝断面及重建脉管的液体渗漏。③血管移植物的选择:血管移植物包含自体血管、同种异体血管和人工血管三大类。研究表明,自体血管具有良好的抗感染能力、增生修复能力和组织相容性,是当前最为理想的血管移植物。此外有荟萃分析表明,自体血管较异体冻存血管有着更低的术后移植物感染发生率,而人工血管的移植物感染率最高。因此自体血管(自体大隐静脉、腔静脉补片、颈静脉及髂内静脉等)应作为首选的血管重建材料,若无自体血管应用条件或异体冻存血管,则可考虑选用人工血管。

7. 剩余肝脏回植 剩余肝脏可否顺利回植是体外肝脏手术成功的关键。术中应警惕因流出道冗长、扭曲或流入道和流出道不匹配而出现肝脏淤血继而导致严重的移植肝功能不全的情况。因此,精准的术前及术中评估是安全顺利实施体外肝脏手术的重要保障。剩余肝脏回植包括流出道重建、流入道重建及胆管重建三个方面。

(1)流出道重建:包括类经典式肝移植、类背驮式肝移植及肝静脉与肝上下腔静脉吻合三种方式。①类经典式肝移植。预先于体外修复重建肝静脉后与自体下腔静脉或血管移植物端侧吻合,而后以肝上、肝下下腔静脉端端吻合的方式行剩余肝脏自体移植的方式。②类背驮式肝移植。为当前最常用的流出道重建方式,其于无肝期使用自体或异体冻存血管完成下腔静脉重建,而后行修复重建的剩余肝脏肝静脉与重建下腔静脉的吻合,以减少血管吻合次数、降低术后相关并发症的发生风险。③肝静脉与肝上下腔静脉端端吻合。对于下腔静脉长期受压、腹膜后侧支循环完全代偿者,若病灶侵犯至右心房,则应优先选用自体或异体血管移植物重建肝上下腔静脉,而后行肝静脉与重建肝上下腔静脉的端端吻合;若肝上下腔静脉未受累,则直接行肝静脉与肝上下腔静脉的端端吻合即可。此两种情形在保证血流动力学稳定情况下,均无需重建下腔静脉。

(2)流入道重建:流入道重建遵循门静脉、肝动脉、胆管这一重建顺序。①门静脉重建。常规行剩余肝脏的门静脉残端或延长门静脉的血管移植物和门静脉主干端端吻合。门静脉开放前应静脉滴注激素以减轻缺血再灌注损伤。②肝动脉重建。肝动脉重建方式与门静脉类似,采用剩余肝脏的肝动脉与肝固有动脉端端吻合的方式。全肝血管吻合完成后应以彩色多普勒超声确认血管通畅性。

（3）胆管重建：应遵循尽可能恢复胆管原有生理功能的原则，根据具体情况制定个体化的重建方案。若对端吻合无张力，则可行胆总管或肝总管断端和剩余肝脏胆管断端的端端吻合；对于胆管缺损较大或对端吻合张力较大的情况，应实施 Roux-en-Y 胆管空肠吻合。

四、手术并发症预防及处理措施

体外肝脏手术在终末期肝泡型棘球蚴病治疗中所取得的成绩固然令人欣喜，但复杂的手术作业、明显延长的缺血耐受时间及巨大的手术创伤所带来的并发症也为外科医师带来了新的挑战。截至 2019 年 10 月，基于董家鸿团队终末期肝泡型棘球蚴病体外肝脏手术经验，胸腔积液、腹水、胆漏及肝功能不全是体外肝脏手术最常见的并发症。术后肝衰竭、脓毒血症及肺炎则是引起术后死亡的主要原因。

1. **胸腔积液及腹水**　肝胆外科术后胸腔积液及腹水是常见的并发症，可在充分引流的同时，酌情给予静脉滴注人血清白蛋白和利尿剂，多可逐渐好转。

2. **胆漏**　胆漏是肝切除术后常见并发症，一般均可在采取非手术方法充分引流后自愈，故术中合理的腹腔引流管放置尤为关键。一般胆漏出现 2 周后胆瘘形成，此时可经引流管行瘘管造影明确胆漏位置及漏口大小，并可在瘘管造影引导下置换双套管行无菌生理盐水低流量持续局部冲洗。对于引流量较多、腹腔引流不充分或有明显临床症状和体征者，应行介入置管引流、手术探查修补、缝扎漏口或改行胆肠吻合。

3. **肝功能不全**　体外肝脏手术术后肝功能不全是主要的致死原因之一，其成因主要为剩余肝体积不足、缺血再灌注损伤或感染。因此，精确的剩余肝体积评估和预留肝脏优化、精工的手术作业及严格的围手术期感染控制是其预防和治疗的关键。

此外，以下罕见并发症也应引起重视：①原发性移植物无功能（primary graft non function，PNF）。PNF 是体外肝脏手术术后严重并发症，目前认为与剩余肝脏的基础病变和术中缺血再灌注损伤有关，可危及生命，多需补救性肝移植治疗。因此，对于开展体外肝脏手术的中心，应把同种异体肝移植或活体肝移植作为补救性备选措施。②血管并发症。流出道血栓形成多与血管吻合技术有关，应注意尽量扩大流出道出口及保证血管吻合时血管内膜的光滑性和完整性，避免肝静脉和下腔静脉扭曲。对于术后流出道梗阻患者，可行流出道支架植入术及抗凝治疗。肝动脉血栓形成多因肝动脉冗长、扭曲和吻合时内膜不光滑所致，对于此类并发症应加强术后抗凝治疗，必要时给予介入治疗。

五、总结与展望

体外肝脏手术自创立之初至今，随着肝胆外科学技术和理念的深刻变革，已发展为技术成熟、流程规范、风险可控的精准外科术式，其手术成功率大幅提高。无需肝源及术后免疫抑制剂治疗等优势，使得体外肝脏手术成为累及肝脏重要脉管、在体手术不能矫治的区域性病变的最佳治疗方式。而随着对恶性肿瘤生物学行为认知的加深和系统治疗的不断拓新，未来体外肝脏手术对于终末期肝胆系统恶性肿瘤的远期疗效可能取得新的突破。医工融合技术的创新成果将进一步赋能体外肝脏手术理念和技术革新，造福终末期肝病患者。

（董家鸿　卢倩　尚皓）

第二节　离体肝切除和自体肝移植术在肝脏外科中的地位和影响

一、学术影响与命名

对肝脏解剖、再生和缺血再灌注损伤机制的深入研究和理解,推动了肝脏外科的发展。当今外科领域,对于娴熟的肝胆外科医师,肝脏早已非手术"禁区"。人类历史上第一次肝切除记载于 1716 年。三个世纪以来,肝脏解剖和肝再生的神秘"面纱"亦被不断揭开。包括解剖性肝切除、原位肝移植、劈离式肝移植,活体肝移植,以及门静脉栓塞后二期肝切除和联合肝脏分割与门静脉结扎的分期肝切除等,已成为肝脏外科的里程碑。近几十年来,肝脏外科医师一直致力于寻找保障肝脏"质"和"量"的平衡点。当肿瘤累及肝静脉 - 腔静脉汇合区、肝后下腔静脉伴或不伴有第一肝门 Glisson 鞘,常规肝切除技术可能导致无法控制的出血、术后肝衰竭和无法保障 R0 切除。尽管肝移植是可能的治疗措施之一,然而,供肝缺乏、伦理考量、已超出米兰或杭州标准等情况制约着移植技术的开展。R.Pichlmayr 等 1988 年实施首例非原位肝切除术治疗"不可切除"肝脏肿瘤成为创新技术开拓者。起初该技术被命名为"离体非原位"肝切除术,亦即"自体肝移植技术"。1994 年,Sauvanet 等报道了"在体非原位"肝切除术,亦即"半离体肝切除术"。两种术式均需要术中离断肝上、肝下的下腔静脉,而"离体肝切除 - 自体肝移植术"尚需离断第一肝门。非原位肝切除术具有无需供肝、免疫移植剂治疗等特点。目前,全球各肝胆外科中心陆续开展 ELRA 治疗复杂肝脏占位病灶。尽管如此,此项技术在术式命名、围手术期处理、适应证和术后并发症处置等方面仍处于探索与完善时期。该技术的优点在于更佳的外科手术术野、零死角、易控制出血量和精准的病灶切除和无需供肝等。R.Pichlmayr 等认为离体外科的目的在于:①提高进展期肿瘤患者的可切除率;②提高肿瘤的根治性切除率;③避免异体捐献器官移植;④理论上允许肿瘤治疗手段在体外实施等。实际上自 20 世纪 60 年代开始,外科医师已经开始尝试胸腹部器官的离体切除技术实践。切除过程中,肝脏尚未完全离开体内正常的解剖位置,仅以部分结构(如血管)与人体相连,该技术被称为"在体非原位"或"半离体肝切除术",因而属于特殊肝切除的范畴。若将肝脏完全移出体外进行瘤体切除后,再移回到原位,则被称为"离体非原位",或"体外肝切除术",或"自体肝移植术",该技术的基本原理是利用肝移植术中的低温灌注和静脉转流,克服了肝脏缺血损伤和病变特殊部位不可切除的限制,兼有现代肝切除和肝移植两大技术融合特征。临床证明其能够安全、有效地对隐匿于肝脏背部、侵犯肝后段腔静脉而采用各种常规方法不能切除的肝内病灶进行根治性切除,同时对受累的主要脉管,尤其是肝后下腔静脉进行修复和重建,被认为是 20 世纪突破"中央型肝内病灶侵犯肝静脉主干和肝后下腔静脉手术所无法切除"这一禁地的重大标志性肝移植革新技术。R.Pichlmayr 教授首先提出 ELRA,并于 1988 年为 1 例胃平滑肌肉瘤肝脏巨灶转移的患者实施了全球首例 ELRA。尔后 Hannoun 和 Sauvanet 等进行技术改良,即术中不离断第一肝门三联结构,仅离断肝后下腔静脉或肝静脉,将肝脏翻出切口切除病灶,称为半离体自体肝移植。2005 年,在北京协和医院黄洁夫教授亲自现场手术指导下,新疆医科大学第一附属医院温浩教授团队、董家鸿和何晓顺教授共同为一名胆管癌侵袭下腔静脉患者实施首例 ELRA。2010 年,温浩和董家鸿团队协同创新,成功实施国际首例终末期肝泡型棘球蚴病的 ELRA。迄今为止,全球 300 余例患者接受该术式,并以来自中国、德国、英国、日本等国家的移植团队报道数最多,其病种例数由多到少依次为:肝泡型棘球蚴病、原发性肝癌、结直肠癌肝转移、肝门部胆管癌、平滑肌肉瘤、局灶结节性增生和肝血管瘤等。然而,迄今对于 ELRA 治疗恶性肿瘤仍存较大争议。相对而言,肝泡型棘球蚴病则进展缓慢,其主要原因是属寄生虫类,一般初始感染发展至晚期约 8~10 年,健侧剩余肝则有充分的代偿性增生机会。泡球蚴(metacestode of echinococcus multilocularis)虫卵感染人体后进入消化道,经由门静脉系统入肝。基于肝门部解剖特点,门静脉左支横部较门静脉右支与主干所成夹角大,来自十二指肠的泡球蚴幼虫多经门静脉右支在肝右叶寄生,肝左内叶常受病灶浸润性侵袭而受累,肝左外叶多代偿性增生。肝左叶有完整的脉管系统,在解剖结构上相对独立,故可作为理想的自体肝移植物。自体肝移植术后患者无需服用免疫抑制剂、无需等待移植供肝、不受病灶转移的影响。温浩教授团队至今完成 115 例 ELRA 治疗终末期肝泡型棘球蚴病,展现出该技术可持续发展的良好前景。

ELRA 的主要优势在于无需供肝即可根治切除、全方位观察瘤体和避免使用免疫抑制剂。从解剖视角讲,ELRA 为侵犯肝下下腔静脉、肝静脉 - 腔静脉汇合区伴或不伴有第一肝门的肝脏或肝外肿瘤患者提供了根治手术的可能。系列研究结果表明,ELRA 主要治疗肝脏或肝外恶性肿瘤、良性肿瘤和肝脏外伤导致肝静脉汇合区撕裂伤的患者。其中,肝细胞肝癌、结肠癌肝转移、肝泡型棘球蚴病和胆管细胞癌最常见。至今,仅有少数报道涉及手术适应证,创始人 R.Pichlmayr 将 ELRA 相关适应证分为三个等级:较好、可选和必须。近年来,温浩等基于自体肝移植术治疗终末期肝泡型棘球蚴病的 109 例临床实践提出可能的适应证如下:①肝后下腔静脉受严重侵犯甚至堵塞者(侵犯长度 >1.5cm,侵犯围度 >120°);②压迫、侵犯或闭塞肝后下腔静脉、肝静脉汇合处和第一肝门处;③自体供肝体积 > 预测标准肝体积的 40%(estimated standard liver volume,ESLV)并功能正常;④合并梗阻性黄疸患者需行经皮肝穿刺胆管引流(percutaneous transhepatic cholangial drainage,PTCD)或其他措施以减轻或降低 TBil(<60μmol/L,正常水平的 2 倍以下);⑤合并有肝脏淤血的患者(如慢性布 - 加综合征)应谨慎实施。

目前认为,肝脏潜在的病理改变、胆汁淤积、潜在基础肝脏病变是影响 ELRA 的重要因素。术前应通过体积和功能测量精确评估自体供肝的“质”和“量”。合并有胆汁淤积、脂肪肝、肝硬化和既往有化疗栓塞术病史的患者应按“边缘供体”来对待。研究结果表明,对于合并有梗阻性黄疸的患者术前应实施 PTCD 减黄。当患者合并有潜在肝脏病变时可考虑行肝穿刺活检或经腹腔镜探查来进一步评价。术前通过多层螺旋电子计算机断层扫描(multisliecs helieal computed tomography,MSCT)和三维重建精确测量和评估自体供肝体积是预防术后出现小肝综合征和肝衰竭的重要步骤,而吲哚菁绿清除试验、核素扫描等可客观评价供肝功能。包括肝脏外科医师、肝病内科医师、介入治疗医师、影像医师和麻醉医师在内的 MDT 讨论模式在评估手术风险和制定决策过程中占有举足轻重的地位。

与异体肝移植术一样,静脉 - 静脉转流技术应用于早期的临床实践过程中,然而,肺动脉栓塞、再灌注综合征等并发症发生率高达 30%。为此,1996 年董家鸿团队率先开展了离体肝切除相关系列动物研究,为临时性肝后下腔静脉和门静脉搭桥重建提供了技术支持。有研究指出,在肿瘤长期压迫甚至闭塞肝后下腔静脉的情况下,有充分的侧支循环建立来保证体循环和 / 或门静脉血流的回流,因此在术前行三维可视化重建、静脉造影评价侧支循环和术中严密观察的前提下,不进行转流或重建亦能保证血流动力学稳定。切取肝脏后,台下采用器官保存液冷灌注的同时进行瘤体切除。血管和胆管重建存在多样性和复杂性,常常需要根据每一例患者的特点进行个性化设计。其中,静脉重建的选择具有多样性,自体腔静脉转移技术、人造血管、自体颈静脉、大隐静脉、肝圆韧带、髂内静脉和异体血管均提供了可能的重建材料。近期研究表明,壁腹膜亦同样成为具有前景的自体血管材料,中转异体移植率占 13.5%(9/190,CI=8.5%~21%);90 天死亡率为 19.5%(17/190,CI=12.7%~28.8%);总并发症发生率为 58.1%(109/190,CI=48.5%~67.1%),Ⅲa 级以上并发症发生率为 43.1%(74/190,CI=33.6%~53.1%)。

离体非原位和在体非原位是两种技术。既往,描述离体非原位技术的术语包括全肝切除 - 自体肝移植、离体肝切除 - 自体肝移植、体外肝切除 - 自体肝移植、自体肝移植。描述在体非原位技术的术语包括半离体肝切除、半离体肝切除 - 自体肝移植等。肝脏切除过程中,肝脏尚未完全离开体内正常的解剖位置,仅以部分结构(如血管)与人体相连,该技术被称为在体非原位或离体肝切除术;若将肝脏完全移出体外进行瘤体切除后移回到原位,则被称为离体非原位、体外肝切除术或自体肝移植术。建议将前者统称为半离体肝切除术(antesitumliverresection),后者称为自体肝移植术(ex-vivo liver resectionand autotransplantation,ELRA)。

二、医学伦理与移植学

肝移植作为一项造福于人类的医学技术,自 20 世纪问世以来,在医学界具有里程碑意义,拯救了无数终末期肝脏疾病患者,给了他们重获新生的机会;并广泛应用于终末期肝炎和肝硬化、肝胆系恶性肿瘤、肝损伤等恶性程度高、传统外科治疗方法无法治愈,预计在短期内(6~12 个月)无法避免死亡的患者。肝移植是将他人(供体)健康的器官移植到患者(受体)体内的一门外科技术,属于器官移植范畴,因手术的实施需要供体、供体器官、器官移出和器官置入,手术风险高,进而涉及到医学伦理学的审查。为了规范人体器官移植、保证医疗质量、保障人体健康、维护公民的合法权益,自 2007 年 5 月 1 日起施行《人体器官移植条例》,条例中针对肝移植等器官移植手术的伦理审查做了一系列的规定。

ELRA 是在肝移植技术基础上的一项离体外科技术,缓解了经典肝移植供体来源缺乏、免疫抑制剂高成本等问题,成为现阶段治疗终末期肝泡型棘球蚴病患者的有效根治性方法之一。ELRA 是经典肝切除和肝移植手术的"结合"。作为肝移植手术的一种类型,ELRA 亦需要考虑手术的伦理学基础。基于医学伦理学四大原则与《人体器官移植条例》,需对 ELRA 进行伦理审查。

1. 不伤害原则　即医务人员要在医疗过程中为患者提供无伤害,或将伤害最小化的医疗服务。ELRA 是通过术前对患者进行周密检查和多学科评估后,在全身麻醉状态下进行巨大病灶肝的离体切除和自体肝移植术,以及麻醉和重症管理。对于肝脏手术来说,需要探查器官以及周围组织的情况,手术切口一般为大切口(>40cm)。肝泡型棘球蚴病的主要治疗方法包括肝切除、经内镜逆行胆胰管成像(endoscopic retrograde cholangiopancreatography,

ERCP)、PTCD 和肝移植等。其手术方式多属于"巨创"外科治疗。ELRA 是基于肝泡型棘球蚴病的慢性浸润性生长、健侧肝脏代偿性增大的病理学特点，探索实施离体全肝切除，个体化修复重塑，足够质量的健侧新肝再移植，从而改变了传统肝脏外科的手术指征，扩大了肝移植手术适应证。经国内多中心随访近 200 例 ELRA 患者，术后两周患者多可获得良好的康复和生活质量，达到出院标准。因此，ELRA 作为肝泡型棘球蚴病患者的根治性手术方式之一，在尊重患者、关爱患者、服务患者的医德框架下，给患者带来最大生存与康复结果，符合医学伦理学的不伤害原则。

2. 有利患者的原则　指医务人员的诊治行为需保护患者的利益。90% 肝泡型棘球蚴病原发于肝脏，呈恶性浸润性生长特点，其危害性甚大，故有"虫癌"之称，不经治疗其 10 年死亡率高达 90% 以上。大部分患者就诊时已到终末期，多失去最佳根治时机，患者一般有腹胀不适甚至疼痛、食欲减退、寒战高热等症状，严重者可发生梗阻性黄疸、胆汁感染、中毒性休克等。因此对终末期肝泡型棘球蚴病患者而言，根治性手术方式是减轻患者痛苦、降低死亡风险、提高生活质量的有效手段。并且，通过对三种主要手术方式的疗效进行对比分析发现，根治性手术的并发症及复发比例较其他两组更低，术后累积生存率和无病灶进展生存率均高于其他两组（表 1-2-1）。

表 1-2-1　肝泡型棘球蚴病三种主要手术方式疗效分析表

观察指标		根治性手术组	准根治性手术组	姑息切除和引流组
手术例数		66	40	16
术后胆瘘		0(0%)	2(4.9%)	3(20.0%)
梗阻性黄疸		1(1.5%)	2(4.9%)	1(6.7%)
感染		1(1.5%)	2(4.9%)	7(46.7%)
复发及转移		3(4.5%)	7(17.1%)	1(6.7%)
围手术期死亡		1(1.5%)	0(0%)	0(0%)
远期死亡		0(0%)	4(9.8%)	4(26.7%)
累计生存率	1 年	98%	95%	—
	3 年	98%	74%	—
	5 年	98%	57%	—
无病灶进展生存率	1 年	94%	79%	—
	3 年	87%	66%	—
	5 年	76%	55%	—

对常规肝切（肝门阻断）、常规肝切（全肝血流阻断）、异体肝移植和 ELRA 进行优劣势分析发现，ELRA 在肝切除和肝移植的理论和技术基础上，展示出解决巨大病灶侵袭大血管根治性切除和规避免疫抑制剂使用的优势，但 ELRA 需要娴熟的肝脏和显微外科技术、精细的麻醉重症管理，且存在术后肝功能不全和肝衰竭风险。临床疗效分析结果显示，围手术期死亡率比其他手术方式相对高，尤其是早期探索阶段。然而，术前对患者进行周密的检查、正确评估手术风险、合理设计手术方式是可以突破 ELRA 现有风险瓶颈的，可以为患者提供安

全有效的治疗选择,因此 ELRA 对终末期肝泡型棘球蚴病患者而言是有效及安全可行的根治性手术方式,符合医学伦理学中对患者有利原则。

3. 患者自主选择的权利　尊重患者的知情同意权及自主选择的权利是现代医学伦理学的主要原则之一。让患者对自身疾病诊疗方案知情同意是患者自主选择权的实现。ELRA 作为治疗终末期肝泡型棘球蚴病的根治性有效手段,术前详细告知患者手术方式、过程、优劣分析、风险等,并嘱患者签署知情同意书。根据患者最终决定制订治疗计划,将患者的权利放在第一位,以治愈疾病为职业操守,为患者提供安全有效的治疗选择。传统肝移植手术中,因器官供体来源于他人,无论是手术风险还是患者心理负担,都是影响手术效果的重要因素,大多数患者因未能及时获取合适的供体而错失最佳治疗期。当出现供体缺乏,或供体涉及到患者亲属时,会给患者带来极大的精神负担。然而 ELRA 无需借助他人器官,在某种程度上缓解了器官移植供体来源短缺、减轻了患者心理负担。在面临 ELRA 和活体肝移植的选择时,多数患者更倾向于选择 ELRA。

4. 患者的受益与风险　ELRA 为治疗终末期肝泡型棘球蚴病患者提供了一条新途径,特别是在我国肝泡型棘球蚴病高发地区。ELRA 克服了经典异体肝移植手术供肝难、终生使用免疫抑制剂等问题,并可提高患者的生活质量。其优点体现于:①对于外科原位手术切除极为困难或无法切除的终末期肝泡型棘球蚴病可以通过 ELRA 治疗;② CT 和三维可视化肝脏重建软件能够在术前准确评估肝脏病灶与主要管道关系,评价病灶侵犯程度和预测移植物体积,提高手术安全性;③无肝期人造血管腔静脉搭桥临时性门体分流技术简便、安全、有效;④术后移植肝的再生主要发生于术后半年内,尤其是术后第 1~2 个月,而后逐月放缓,半年后可基本上恢复至接近患者术前肝体积状态;⑤ ELRA 治疗终末期肝泡型棘球蚴病具有一定的经济效益和显著的社会效益。但是,ELRA 作为外科创新手术,无论是围手术期还是术后,都可能会存在风险和发生并发症。在对患者肝脏进行病灶的切除和健侧肝的修整过程中,要使肝脏保持一定的恒温,以保证肝脏的活力,其中灌注技术是关键。而药物成分和灌注方法是否适当,会影响肝脏的损伤程度,并直接影响移植手术的质量。此外ELRA 术后,极少部分患者可出现小肝综合征、肝脏因增生发生扭转等并发症,避免或最大限度降低可能产生的不良结果,是相关 MDT 的共同目标和努力方向。总体而言,ELRA 可使患者拥有躯体和心理双重治疗效应,且由经验丰富的手术团队进行精准规范的手术操作,加之精细的围移植期管理,会在最大程度上降低手术风险,其收益是大于风险的。

综上所述,ELRA 是符合医学伦理学原则的,但手术者必须要有足够的临床经验,严格把握手术适应证,同时要尊重患者的知情同意及自主选择的权利。

三、结语

ELRA 集成创新,充分展示了肝脏外科技术和艺术的融合,是外科与影像、内科、介入和内镜等多学科集成创新的技术高品质体现。对肝脏外科医师而言,ELRA 是肝脏"质"和"量"的博弈。成功的 ELRA 既需要保证剩余肝体积"量"的充分,更需要确保剩余健侧肝具备良好"质"的功能。尽管实验研究表明正常小鼠极限肝切除的量可达 90%,然而,人体肝切除的极限量与手术类型、肝脏基础疾病和解剖变异等诸多因素密切相关。一般认为,影响肝脏"质"的主要因素有:基础肝脏疾病史(如病毒性肝炎、肝硬化等)、肝脏供血不足(肝动脉和 / 或门静脉)、超长的无肝期及术后缺血再灌注损伤等。同样,影响肝脏"量"的主要因素有：病灶大小、肝切除范围和流入道、流出道畅通情况等。ELRA 治疗肝占位病变，尤其是终末期肝泡型棘球蚴病，由于其慢性侵蚀与增生特性保证了充足健侧肝的“量”，因此，如何提高肝的“质”是手术成功的关键。对于术前合并有梗阻性黄疸的患者必须及时进行PTCD/ERCP 改善肝功能，同时积极给予有效的保肝治疗，必要时可行经皮肝穿刺活检，或经腹腔镜探查活检进一步评价剩余健侧肝功能状态。尤其是当病灶压迫或闭塞肝静脉导致慢性布 - 加综合征时，尽管未来移植肝（future liver remnant，FLR）远高于 ESLV 的 40%，但因肝脏长期处于静脉回流受阻和门静脉、肝动脉灌注不足的情况，以致于肝品质差而丧失肝再生力。因此对合并慢性布 - 加综合征的患者应谨慎评估和实施 ELRA。总体而言，现阶段选择肝泡型棘球蚴病作为 ELRA 最佳适应证之一，明显突破了该技术发展低谷期所面临的三高一低（高术期死亡率、高术后并发症率、高术后复发率和低治愈率）的“困境”，显著提高了肝脏外科医师技术成熟度和患者的知情接受度。此外，实施 ELRA 无需供肝和长期使用免疫抑制剂，因此它的治疗成本更低。我们有理由相信，随着人类对“癌症”生物侵袭性的认识和控制的提高，随着“癌靶向药物”日新月异的进步，ELRA 必将展现出更广远的愿景。

（温　浩　吐尔洪江·吐逊　艾力亚力·艾力）

参 考 文 献

［1］PICHLMAYR R, BRETSCHNEIDER H J, KIRCHNER E, et al. Ex situ operation on the liver. A new possibility in liver surgery [J]. Langenbecks Arch Chir, 1988, 373 (2): 122-126.

［2］HANNOUN L, PANIS Y, BALLADUR P, et al. Ex-situ in-vivo liver surgery [J]. Lancet, 1991, 337 (8757): 1616-1617.

［3］SAUVANET A, DOUSSET B, BELGHITI J. A simplified technique of ex situ hepatic surgical treatment [J]. J Am Coll Surg, 1994, 178 (1): 79-82.

［4］董家鸿，蔡景修，段恒春，等 . 全肝血液转流及冷灌注下的离体肝切除术：动物实验和病例报告 [J]. 肝胆外科杂志，1997: 209-213.

［5］温浩，黄洁夫，张金辉，等 . 体外肝肿瘤切除加自体肝移植术治疗肝内胆管细胞癌一例 [J]. 中华外科杂志，2006, 44 (9): 642-644.

［6］OLDHAFER K J, LANG H, SCHLITT H J, et al. Long-term experience after ex situ liver surgery [J]. Surgery, 2000, 127 (5): 520-527.

［7］LODGE J P, AMMORI B J, PRASAD K R, et al. Ex vivo and in situ resection of inferior vena cava with hepatectomy for colorectal metastases [J]. Ann Surg, 2000, 231 (4): 471-479.

［8］温浩，董家鸿，张金辉，等 . 体外肝切除联合自体肝移植治疗肝泡型包虫病 [J]. 中华消化外科杂志，2011, 10 (2): 148-149.

［9］MALDE D J, KHAN A, PRASAD K R, et al. Inferior vena cava resection with hepatectomy: challenging but justified [J]. HPB (Oxford), 2011, 13 (11): 802-810.

［10］IKEGAMI T, SOEJIMA Y, TAKETOMI A, et al. Extracorporeal hepatic resection for unresectable giant hepatic hemangiomas [J]. Liver Transpl, 2008, 14 (1): 115-117.

［11］AJI T, DONG J H, SHAO Y M, et al. Ex vivo liver resection and autotransplantation as alternative to allotransplantation for end-stage hepatic alveolar echinococcosis [J]. J Hepatol, 2018, 69 (5): 1037-1046.

［12］SHEN S, KONG J, QIU Y, et al. Ex vivo liver resection and autotransplantation versus allotransplantation for end-stage hepatic alveolar echinococcosis [J]. Int J Infect Dis, 2019, 79 (1): 87-93.

［13］ 董家鸿, 黄志强. 精准肝切除——21 世纪肝脏外科新理念 [J]. 中华外科杂志, 2009, 47 (21): 1601-1605.

［14］ 中国研究型医院学会肝胆胰外科专业委员会. 精准肝切除术专家共识 [J]. 中华消化外科杂志, 2017, 16 (9): 883-893.

［15］ CHARI R S, GAN T J, ROBERTSON K M, et al. Venovenous bypass in adult orthotopic liver transplantation: routine or selective use？[J]. J Am Coll Surg, 1998, 186 (6): 683-690.

［16］ LANGE R, ERHARD J, RAUEN U, et al. Hepatocellular injury during preservation of human livers with UW and HTK solution [J]. Transplant Proc, 1997, 29 (1-2): 400-402.

［17］ KALTENBORN A, GWIASDA J, AMELUNG V, et al. Comparable outcome of liver transplantation with histidine-tryptophan-ketoglutarate vs. University of Wisconsin preservation solution: a retrospective observational double-center trial [J]. BMC Gastroenterol, 2014, 14: 169.

［18］ APAER S, TUXUN T, LI T, et al. Compared efficacy of University of Wisconsin and histidine-tryptophan-ketoglutarate solutions in ex-situ liver resection and autotransplantation for end-stage hepatic alveolar echinococcosis patients [J]. Hepatobiliary Pancreat Dis Int, 2019, 18 (5): 430-438.

［19］ NEVELSTEEN A, LACROIX H, SUY R. Infrarenal aortic graft infection: in situ aortoiliofemoral reconstruction with the lower extremity deep veins [J]. Eur J Vasc Endovasc Surg, 1997, 14 (Suppl A): 88-92.

［20］ O'CONNOR S, ANDREW P, BATT M, et al. A systematic review and meta-analysis of treatments for aortic graft infection [J]. J VascSurg, 2006, 44 (1): 38-45.

第二章

离体肝切除和自体肝移植术的适应证和禁忌证

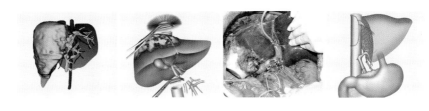

自 1988 年德国 R.Pichlmayr 等首次报道第一例胃平滑肌肉瘤肝脏巨大转移的患者进行 ELRA 以来,因为该术式操作繁复、技术难度极高、手术创伤大、围手术期死亡率高、肝脏恶性肿瘤术后临床疗效不理想等原因,ELRA 适应证一直成为最大争议。多数中心认为该术式适应于良性肿瘤和低度恶性的肝脏原发或转移瘤。新疆医科大学第一附属医院温浩教授团队与陆军军医大学西南医院董家鸿团队协同创新,率先提出了对外科常规技术不能切除的肝泡型棘球蚴病患者进行 ELRA 治疗的新设想。于 2010 年对 1 例终末期患者实施世界首例自体肝移植创新术式并获得成功。到目前为止,成功为 101 例终末期肝泡型棘球蚴病患者实施自体肝移植术并取得良好疗效,提出终末期肝泡型棘球蚴病是 ELRA 的最佳适应证之一。从根本上改变了传统肝脏外科的手术指征,扩大了 ELRA 适应证,为肝泡型棘球蚴病的根治性手术切除开辟了新的前景,并得到了国内外移植专家的认可和肯定。美国哥伦比亚大学外科学院肝脏病和器官移植中心 Tomoakikato 教授认为"该术式为解决复杂肝胆肿瘤的新方案,呼吁国际同行参照实施",同时称赞道,"温浩团队使离体肝切除和自体肝移植术获得重生"。随着自体肝移植综合技术的成熟,尤其是随着新辅助化疗、肿瘤靶向及免疫药物等的不断发展,以前许多无法切除的巨大病灶通过降期转化治疗不但使患者获得了手术机会,还使患者的临床预后得到大幅改善,这些势必会让 ELRA 成为治疗常规肝切除无法达到根治的原发性和继发性肝脏占位性病变的有效措施之一,也会扩大其适应证。

第一节　肝脏良恶性肿瘤的离体
肝切除和自体肝移植术

原发性和继发性肝脏占位性病变是人类最常见的肝脏疾病之一。到目前为止,手术切除为上述疾病的最佳治疗方案,尤其是肝脏恶性肿瘤。据文献报道,完全切除病灶者平均 5 年生存率为 30%~50%,不完全切除者 5 年生存率大幅降低至 7%。相对于手术治疗,未治疗者术后生存时间往往不超过 1 年,而采取放化疗等保守治疗方案,同样不能取得疗效。随着新辅助化疗、门静脉栓塞等技术的不断发展,使得以前许多巨大病灶无法切除者,可以通过降期转化治疗获得手术机会,进而改善预后。

尽管如此,仍然有部分病变侵犯第二、第三肝门的大血管而无法通过常规手术给予切除(图 2-1-1),需要在全肝血流阻断的情况下进行,同时还需要对大血管进行修复重塑,手术难度巨大。然而根据相关研究,肝脏在全部血流阻断的情况下,热缺血耐受的时间极限为 60~90min。在这个时间限制内,显然无法对上述病灶进行有效根治性切除。此外,与接受异体肝移植的患者不同,许多患者术前均伴有肝纤维化、肝硬化或肝脂肪变性,当剩余修复健侧新肝回植后,往往亦面临着严重的再灌注损伤。

因此,有效延长肝脏缺血耐受时间,维持患者术中内环境稳定,避免可能带来的肾脏损伤,减轻剩余健侧新肝的再灌注损伤,是完成该类患者病灶根治性切除的关键。随着异体肝移植的发展,许多学者发现,温度每下降 10℃,供肝代谢率将随之降低 1.5~2 倍,对供肝进行低温保存有利于大幅延长其缺血耐受时间。鉴于该理念和异体肝移植的血管、胆管重建技术,ELRA 应运而生,为常规难以手术切除病灶的患者带来了希望。

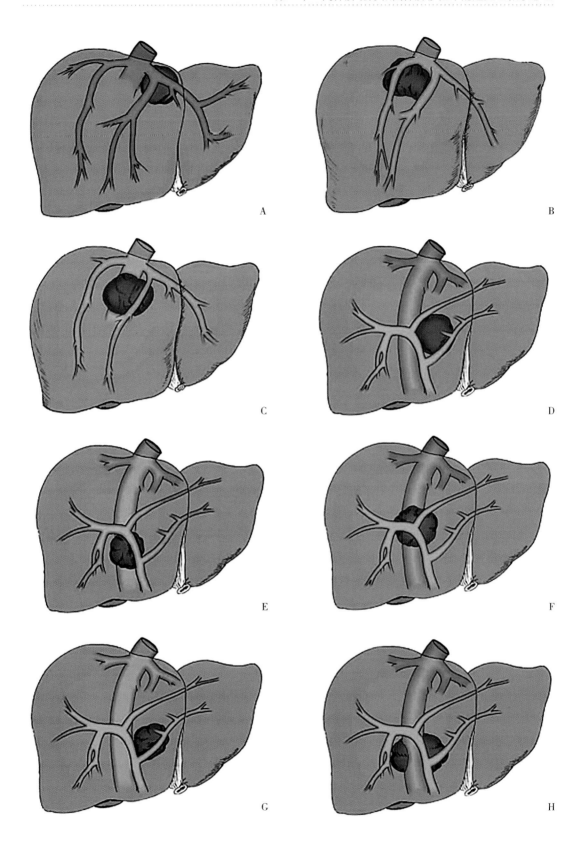

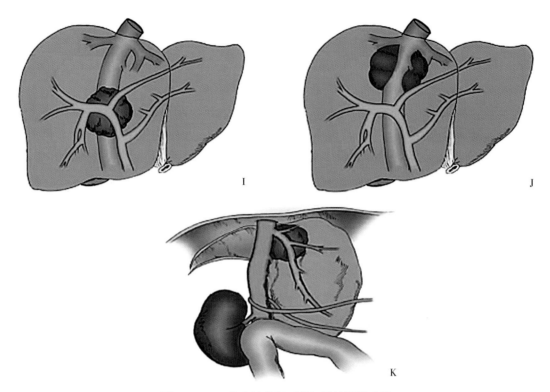

图 2-1-1 11 种无法常规手术切除的肝脏病灶

注:A. 病灶位于肝左静脉、肝中静脉和肝后下腔静脉之间的三角区域内;B. 病灶位于肝右静脉、肝中静脉和肝后下腔静脉之间三角区域内;C. 病灶位于肝中静脉和肝后下腔静脉之间的三角区域内;D. 病灶位于门静脉左右分支和肝后下腔静脉之间的三角区域内;E. 病灶位于门静脉右支和肝后下腔静脉之间的三角区域内;F. 病灶位于门静脉右支下方二级分支和肝后下腔静脉之间的三角区域内;G. 病灶位于门静脉左支、门静脉主干和肝后下腔静脉之间的三角区域内;H. 病灶位于尾状叶内,围绕下腔静脉;I. 病灶位于门静脉右支、中支和肝后下腔静脉之间的三角区域内;J. 病灶位于第三肝门旁,围绕肝后下腔静脉;K. 病灶位于第二肝门旁,围绕第二肝门静脉。

有研究报道,ELRA 治疗 41 例肝脏恶性肿瘤和 9 例良性肿瘤患者,其中恶性肿瘤患者均获得 R0 切除,5 年总体生存率为 31.0%。这提示在难以行常规肝切除术或肝移植的晚期肝癌患者中,仍有部分患者可通过 ELRA 获得根治性治疗,从而达到较好的远期生存。虽然行 ELRA 的患者可获得较好的远期生存,但是 ELRA 围手术期风险较大,限制了其在肝脏恶性肿瘤治疗中的广泛应用。41 例肝脏恶性肿瘤患者术后 90 天死亡率为 22.0%(9/41)。Oldhafer 和 R.Pichlmayr 等报道 ELRA 治疗肝脏恶性肿瘤围手术期病死率分别为 36.0%(8/22)和 33.0%(3/9)。

ELRA 围手术期高风险有关的因素较多,包括肝脏功能状态、肿瘤侵犯范围等肝脏、肿瘤相关因素,也包括手术时间、血管重建方式等手术相关因素。病灶侵犯主要胆管,导致术中胆管对端吻合困难而改行胆管整形 + 胆肠吻合,延长了手术时间和增加了术后胆汁漏、胆汁淤积等并发症的发生风险。因此,对可能延长手术时间或增加手术操作流程的相关因素(如胆管侵犯、包括动脉在内的复合血管侵犯、原发病灶未清除的转移性肝癌等),术者在术前安全性评估中应重点关注。对存在这类情况的患者,手术决策者应谨慎。

一、肝脏恶性肿瘤的离体肝切除和自体肝移植术的适应证

当前各种肝癌诊疗指南中均未制定 ELRA 的适应证,现从理论和临床实践中探索其适用范围如下:

1. 各种原发性肝癌;
2. 邻近组织器官癌变发生浸润转移的转移性肝癌(解剖上呈现为单病灶,如胃癌肝转移、胆囊癌肝转移、胰腺癌肝转移);
3. 部分远处器官癌变的肝转移(有循证医学证据支持行根治切除以利于改善患者远期生存,如结肠癌肝转移)。

肝脏病变特征同时满足下列条件的患者可考虑候选实施 ELRA:

1. 病变侵犯第二肝门血管汇集区或位于第一、第二肝门之间,影像学检查提示周围大血管(肝静脉、下腔静脉、门静脉、肝动脉)严重受压或受侵犯;
2. 常规手术难以完成根治性切除,或手术风险大于 ELRA;
3. 不满足现行肝移植标准,或满足肝移植标准但预期等待供体时间过长。
4. 常规肝脏外科手术无法切除的肝脏占位性病变。

此外需要结合 Child-Pugh 改良分级评分、终末期肝病模型(model for end-stage liver disease,MELD)、ICG 清除试验结果进行综合评分,筛选合适的患者,以降低手术风险和小肝综合征的发生率。

二、肝脏恶性肿瘤的离体肝切除和自体肝移植术的禁忌证

在公认的肝切除术禁忌证基础上,对 ELRA 制定了更为严格的禁忌证:

1. 肝内多发病灶(>3 个)或存在肝外转移;
2. Child-Pugh 改良分级评分 C 级;B 级为相对禁忌证。
3. ICG15>15%;10%<ICG15 ≤ 15% 为相对禁忌证。
4. 术前 TBil>70μmol/L。
5. 估算剩余肝体积 <40%。
6. 患者合并中到重度全身疾病。

此外,基于陆军军医大学西南医院临床经验,ELRA 联合胆肠吻合一方面会延长手术时间,另一方面会增加术后胆漏风险。因此存在主要胆管受侵(需行胆肠吻合)应为相对禁忌证;动脉受侵,尤其是动静脉复合受侵会显著延长手术时间,增加术后腹腔出血和肝功能异常的风险,亦应列为相对禁忌证。

三、离体肝切除和自体肝移植术治疗肝脏良恶性肿瘤

ELRA 主要针对位置特殊的肝脏肿瘤,其中位置特殊的肝脏恶性肿瘤通常分期较晚,且伴随复杂脉管受侵犯,这是该类患者难以接受常规肝切除术治疗以及无法满足肝移植标准的主要原因。除手术治疗外,患者可选择化疗栓塞、介入放疗等局部治疗或靶向药物、免疫治疗等全身治疗。这些非根治性治疗虽被证实可延长患者生存时间,但有限的疗效远未达到令人满意的程度。有研究报道,50 例接受 ELRA 患者中,术后 90 天内死亡的均为肝脏恶性肿瘤患者。

手术安全是实施 ELRA 的关键问题,影响 ELRA 围术期手术安全的影响因素有如下几

点：①肝脏良性占位性病变一般进展较缓慢，因此，患者剩余肝脏常具有较好的代偿功能，而对于进展迅速的肝脏恶性肿瘤患者，其剩余肝脏代偿功能常较差，此种差异无法在术前通过现有肝功能指标量化，却可能在手术后体现；②肝脏恶性肿瘤对血管等组织结构的侵犯十分紧密，肿瘤分离后开放创面更多，通常需要行大范围、小规模血管修补与重建；③肝脏恶性肿瘤通常需要行广泛的淋巴结清扫，导致更大的手术创面和损伤风险；④在我国，以肝细胞癌为代表的肝脏恶性肿瘤患者通常合并乙型肝炎病毒（hepatitis B virus，HBV）感染，即使未合并肝硬化，患者肝脏也经历慢性损伤。因此，针对肝脏恶性肿瘤行 ELRA 的适应证与禁忌证应与肝脏良性占位性病变患者有所区别，前者手术适应证应更严格。ELRA 可用于治疗肝脏复杂占位性病变，但治疗肝脏恶性肿瘤患者的筛选标准应更加严格，以降低围手术期病死率。限期手术，术前积极改善肝功能状态，对存在梗阻性黄疸的患者可行 ERCP 或 PTCD 治疗，总胆红素降低到可接受范围（<100μmol/ml）方考虑手术；对合并 HBV 感染的患者从入院开始行抗病毒治疗。积极改善患者营养状况，提高手术耐受力，争取术前各项营养指标（血红蛋白、白蛋白、前白蛋白等）达到正常水平。

1. 原发性肝癌　通过二十余年的发展，ELRA 技术已衍生出多种术式。根据手术途径的不同，R.Pichlmayr 将其分为 ante-situm、in-situ、ex-situ 三种方式（图 2-1-2）。ante-situm 为半离体肝切除术，in-situ 为原位低温灌注肝切除术，ex-situ 为离体低温灌注肝切除术。三种手

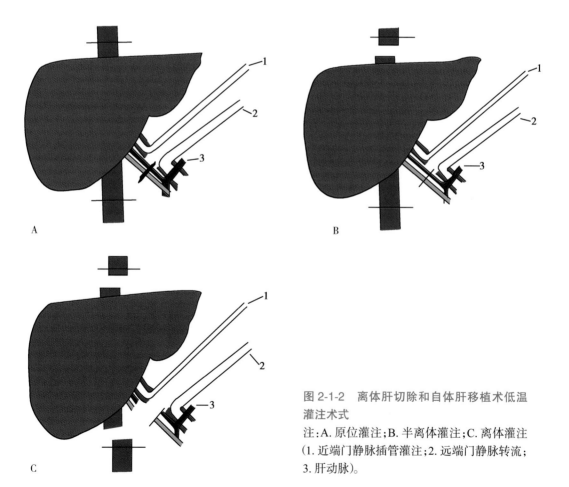

A

B

C

图 2-1-2　离体肝切除和自体肝移植术低温灌注术式

注：A. 原位灌注；B. 半离体灌注；C. 离体灌注（1. 近端门静脉插管灌注；2. 远端门静脉转流；3. 肝动脉）。

术方式的共同点包括低温灌注下肝脏切除、体外循环保证术中患者血流动力学稳定、肝脏的位置需要移动、手术切除后剩余肝脏进行自体肝移植。然而 in-situ 手术方式是否属于 ELRA，尚存在争议。2017 年叶启发教授发表文章提出，in-situ 技术只是低温下进行肝脏病灶切除，并不存在肝脏管道重建，而 ex-vivo 和 ante-situm 手术方式均需要应用肝移植的管道重建技术。

1966 年，Heaney 首次报道了 in-situ 术式，亦称全肝血流阻断（total vascular exclusion，TVE），即全肝血流阻断后，低温保存下对肝脏病灶进行在体切除。之后，1974 年，Fortner 进一步验证了该手术的可行性。在 in-situ 手术的过程中，当全肝血流阻断后，他们使用 4℃灌注液对肝脏进行在体灌注，之后肝脏周围覆盖冰块并对病灶进行切除，最后再进行血管重建，恢复肝脏血流。低温灌注技术有效延长了肝脏缺血耐受能力，为复杂的病灶切除、管道重建赢得了时间。2015 年，Azoulay 报道 in-situ 手术病例共 77 例，为目前最大病例数组。该组病例中 93.5% 为恶性肿瘤，术后 90 天死亡率 19.5%，5 年生存率 30.4%。与现阶段报道的肝脏恶性肿瘤手术切除后的 5 年生存率（31%~98%）相比，研究者认为 in-situ 手术切除侵犯第二肝门的肿瘤已达到常规手术疗效，是有效且可行的。然而，该项技术的局限性在于无法对包绕肝后下腔静脉的肿块进行切除。

为了对包绕肝后下腔静脉的病灶进行切除，1990 年，R.Pichlmayr 率先开展了全肝离断、肝脏低温保存下体外肝脏切除结合自体肝移植技术（即 ex-vivo 术式）。该技术的关键步骤在于全肝阻断后，在静脉转流的辅助下，肝脏离体，于低温保存状态下进行病灶体外切除以及血管重建，最后剩余肝脏进行自体肝移植。然而，该技术过于复杂，难度极高，手术效果一直不理想。2000 年，Oldhafer 和 R.Pichlmayr 联合回顾了近十年的 24 例 ELRA 切除病例，其围手术期死亡率高达 27%。此后也有其他研究者进行尝试，但是手术疗效并没有明显改善，甚至有死亡率高达 100% 的报道。

Ante-situm 术式于 1991 年由 Hannoun 发表，即全肝阻断、肝上下腔静脉离断后，在体低温灌注下进行肝脏病灶切除。与 ex-vivo 不同，该术式只离断肝上下腔静脉以便于肝脏进行翻转，进而对包绕肝后下腔静脉的病灶进行有效切除，同时持续低温灌注可以延长肝脏缺血耐受时间。当病灶切除后，仅仅需要对肝上流出道重建，缩短了自体肝移植手术时间。经过 20 余年的研究发展，许多研究均已证实 ante-situm 在切除包绕第二、第三肝门病灶的优越性。特别是叶启发教授开展的一系列 ante-situm 切除肝癌的研究尤为引起关注，迄今已报告 23 例超出肝移植米兰标准的肝癌患者实施 ante-situm 切除的临床经验，其术后 5 年的生存率为 50.9%，术后 90 天死亡率为 4.0%，均已达到了常规手术切除肝癌的效果。

现阶段，就 ELRA 三种术式的效果而言，ex-vivo 技术疗效不佳已形成共识，选择该术式是病灶侵犯第一、第二、第三肝门时进行手术切除的艰难选择之举。In-situ 和 ante-situm 各有优劣，in-situ 手术在三种术式中最简单，但无法对侵犯肝后下腔静脉的病灶有效切除，ante-situm 手术有利于切除上述病灶，但需要血管重建，而且在肝脏翻转的过程中存在一定时间低温灌注不足的风险。

2. 胆管癌

（1）肝门部胆管癌和肝内胆管癌：肝门部胆管癌（hilar cholangiocarcinoma，HCCA）也称 Klatskin 瘤，是胆道系统常见的恶性肿瘤。肝门部胆管癌因其发生部位特殊、呈浸润性生长及与肝门部血管关系密切等特点给手术切除造成极大的困难。长期以来，肝门部胆管癌被认为是无法手术根治性切除的癌肿。近 20 年来，随着影像学和手术技术的进步，使肝门部胆管癌的诊断和治疗取得重大进步，手术切除率逐步提高，生存率得到明显改善。但是，行扩大根治术、血管切除重建，以及放化疗等的疗效问题依然是肝胆外科及肿瘤科医师所面临的严峻挑战。尽管有外科医师报道异体肝移植治疗胆管癌，但颇有争议并引起伦理学争议。ELRA 作为介于常规肝切除和异体肝移植之间的治疗措施，为部分胆管癌侵犯下腔静脉的患者提供了根治机会。尤其对在体切除难度大，或肝脏在体缺血时间可能超过 60 分钟的侵犯第一、第二肝门的胆管癌患者，应可考虑行自体肝移植术。然而，ELRA 治疗胆管癌总体预后较差，仅限于个案报道。

（2）肝血管瘤：肝血管瘤是一种较为常见的肝脏良性肿瘤，临床上以海绵状血管瘤最多见，患者多无明显不适症状，常在超声检查或在腹部手术中发现。肝脏血管瘤外科手术时常常需要包膜外剥脱术，当病灶侵犯肝静脉 - 腔静脉汇合区、常规肝切除可能引起严重出血时，可考虑实施自体肝移植。

（3）肝外伤：自体肝移植治疗严重肝脏撕裂伤有相关报道，当肝脏撕裂伤严重累及第二肝门三条肝静脉时，为了控制出血和降低肝脏缺血再灌注损伤可采用自体肝移植术治疗肝外伤患者。

（吐尔洪江·吐逊　张雷达　温　浩）

第二节　肝泡型棘球蚴病的离体肝切除和自体肝移植术

棘球蚴病（echinococcosis）又称包虫病（hydatidosis），常见于畜牧业地区的一种古老的人畜共患性寄生虫病。人体肝棘球蚴病主要有两种类型，即由细粒棘球绦虫感染所致的肝囊型棘球蚴病（hepatic cystic echinococcosis，HCE）；由多房棘球绦虫的虫卵感染所致的肝泡型棘球蚴病（hepatic alveolar echinococcosis，HAE）。近年来随着旅游业的发展、人口的流动和犬的急剧增多，呈世界分布的棘球蚴病已成为危害全球公共卫生和健康的严重问题。在流行地区，每年 HCE 的发病率为（1~200）/100 000，而 HAE 的发病率为（0.03~1.2）/100 000。我国西部地区棘球蚴病平均患病率为 1.08%，其中，青藏高原部分地区人群患病率高达 6%，受威胁人口约为 6 000 万。除青藏高原、四川甘孜和阿坝地区以外，西部七省临床所见 HCE 约占到 95%，远高于 HAE。截至 2017 年底，新疆医科大学第一附属医院住院经确诊并治疗的 12 252 例棘球蚴病病例中，HCE 为 11 671 例（95.28%），HAE 为 581 例（4.72%）。

肝泡型棘球蚴病几乎 100% 原发于肝脏，其病理解剖特点为无数直径 0.1~1cm 的小囊泡，而其角质发育不完整，生发层不断产生更多的小囊，向四周肝组织浸润发展，而小囊泡液不断外溢引起肝和邻近组织免疫应答反应。大体观一般呈单个巨块型，为淡黄色或白色的囊泡状团块，有时为结节型，或两者兼有。质较硬，由无数小囊泡集合而成海绵状，与周围组织分界不清。泡型棘球蚴病每个囊的大小基本相同，囊壁外面的角皮质很薄，囊体与周围组织间没有纤维膜形成的明显界限，小囊内含透明囊液和原头节，囊泡内容物为豆腐渣样蚴体碎屑和小泡。镜下，在肝组织中散在大小不等的泡状蚴小囊泡，一般仅见角皮质，偶尔有单细胞性生发层。囊泡周围有嗜酸性粒细胞浸润，伴有结核样肉芽组织形成及纤维组织增生。最后可导致肝硬化、黄疸、门静脉高压、肝衰竭及恶病质。陈旧病灶的中央因营养不佳常发生变性、坏死，或溶解呈胶冻状液体。如继发感染，可酷似脓肿。多房棘球蚴以出芽方式或以浸润方式增殖，不断产生新囊泡，长入组织。生长特点不仅可以为外生性直接侵犯邻近的组织结构，还可以经淋巴道和血管转移到腹膜后和远隔器官如脑、肺等部位。发生肝外转移灶最多的部位是脑，其次为肺和腹膜后，心脏等部位罕见。一旦肝泡型棘球蚴病发生肝外转移，则表明其预后不良，治疗不能单靠手术，酷似恶性肿瘤，故临床有"寄生虫性肝癌"之称，根据 Reittner 等统计，此类患者如不治疗 5 年存活率仅为 56%，10 年存活率仅为 5%。因此，了解肝泡型棘球蚴病肝外转移灶的特点，尽量作出正确诊断和合适的治疗方案（图 2-2-1、图 2-2-2）。

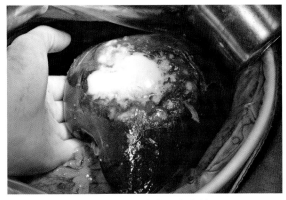

图 2-2-1　肝泡型棘球蚴病病灶

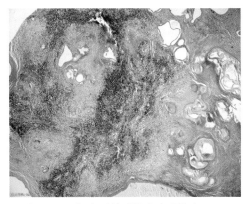

图 2-2-2　肝泡型棘球蚴病病理特点

　　病变在发展过程中，位于肝脏顶部的病灶可以向上突破膈肌累及右下胸腔或肺实质，而肝脏下缘的病灶可以直接累及右肾上腺等邻近结构，或造成腹腔内的肝泡型棘球蚴病种植性转移；位于肝门或者累及到肝门的病灶可以压迫、包绕和侵蚀肝门区的血管和胆管，从而引起门静脉高压和胆管扩张；而一旦病灶侵破血管进入血管内，就可随着血液循环到达肺、脑等部位而形成转移灶（图 2-2-3）。

　　泡型棘球蚴感染人体后首先在肝脏中着床，逐渐发育生长，在人体内自然发展和转归，病灶钙化和液化坏死腔等形成，这是系列形态和病理组织学质变的交织盘错过程基于肝泡型棘球蚴病的基本病理组织学和生物学病程发展演变过程可归纳总结为三期，即肝泡型棘

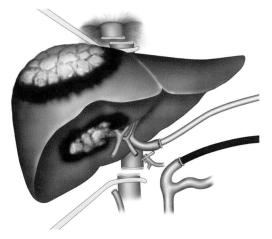

图 2-2-3　肝泡型棘球蚴病病灶直接累及
邻近脏器及肝内脉管

球蚴病的病灶浸润期、病灶钙化期和中心病灶液化空洞期。

病灶浸润期：肝泡型棘球蚴病原头节与生发层的成分可通过门静脉血流经由肝成为第一站，在肝脏着床，在肝脏组织内繁衍，并向外呈浸润性生长，即为大小不一的小圈状低密度区，周边同正常肝组织界限模糊（图2-2-4）。

病灶钙化期：肝泡型棘球蚴病在浸润生长过程中发生钙盐沉积，早期呈现点状钙化颗粒，随着病程发展钙化颗粒融合成等片状或不规则片状钙化灶。此时继续向外繁衍，浸润层向外芽生增殖又形成相对低密度"浸润带"，病灶退行性改变并钙盐沉淀相映呈现"钙化带"，这两种病理持续发育发展，相间演变构成多层状表象（图2-2-5）。

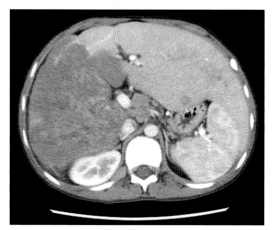

图 2-2-4 病灶浸润期 CT

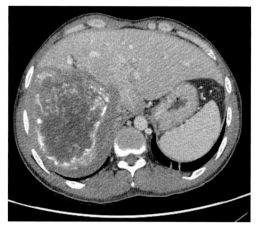

图 2-2-5 病灶钙化期 CT

病灶中心液化空洞期：肝泡型棘球蚴病在上述两期增殖外扩发展过程中逐渐形成巨块实变病灶，而病灶内部肝组织逐渐消失，血管闭塞，导致病灶中心部位缺血坏死，加之对肝内小胆管侵蚀形成灶内胆漏，则液化成胆汁样胶冻物，多在病灶中心形成不规则坏死液化空洞（图2-2-6、图2-2-7）。

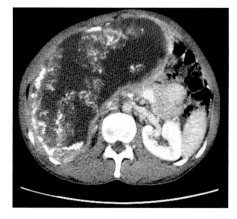

图 2-2-6 病灶液化空洞期 CT

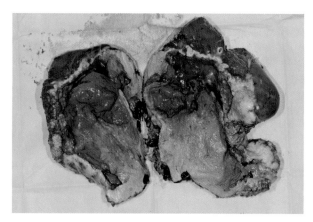

图 2-2-7 液化空洞期肝泡型棘球蚴病病灶

　　根治性肝切除术是目前治疗肝泡型棘球蚴病的首选方法，切除范围要求超过病灶边缘 1cm 以上的正常肝组织，以消除泡型棘球蚴病病灶活跃增生的"浸润带"。病灶侵犯肝门重要管道及肝后下腔静脉被认为"失去根治手术时机"。随着对肝脉管系统重建方式的深入研究及无血切肝术的日趋成熟，为部分晚期"失去机会"的肝泡型棘球蚴病患者创造根治性切除的希望。新疆医科大学第一附属医院在从姚秉礼 1965 年第一次诊断治疗肝泡型棘球蚴病患者后的 20 多年中，共收治了 97 例肝泡型棘球蚴病患者，其中仅 11% 的肝泡型棘球蚴病患者达到根治性肝切除目的。而 20 世纪 90 年代中期开始采用先进影像技术、肝门血流阻断和常温下全肝血流阻断结合、门静脉切除或肝后下腔静脉切除及修补等技术，实施了扩大半肝切除及高位胆肠吻合，成功治疗了部分被认为"晚期不可手术"的超过半肝及侵犯肝门的泡型棘球蚴病患者，大大提高了手术切除率和治愈率。2007 年温浩等报道肝泡型棘球蚴病肝切除术根治率达到了 65.5%，随访 10 年存活率 100%，令人鼓舞（图 2-2-8）。

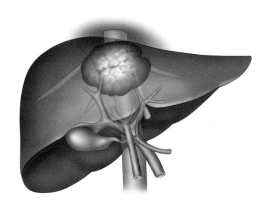

图 2-2-8　肝泡型棘球蚴病根治性肝切除术

　　虽然，先进影像技术、肝门血流阻断和常温下全肝血流阻断结合、门静脉切除或肝后下腔静脉切除及修补等技术，大大提高了手术切除率和根治率，但肝泡型棘球蚴病呈侵袭性生长，往往侵犯肝内重要管道出现梗阻性黄疸、门静脉高压、布 - 加综合征等并发症，致使就诊时仍有约 40% 泡型棘球蚴病患者常规手术无法切除和重建。肝移植被认为是终末期肝脏疾病的一种治疗方法，也成为晚期肝棘球蚴病的最终有效治疗手段。因此，从 20 世纪 80 年代中期开始探索以肝移植作为晚期肝棘球蚴病的终末期治疗手段。自 1986 年法国 Besancon 医学院肝移植中心率先实施了全球首例肝移植治疗肝泡型棘球蚴病，国内 2000 年 12 月新疆医科大学第一附属医院首次报道肝移植治疗肝泡型棘球蚴病手术获得成功，随后四川华西医院、中国人民成都军区总医院相继报道。至今国内外已有 20 多个肝移植中心相继实施了近 100 例终末期肝棘球蚴病肝移植术，5 年存活率达到 75%。临床实践认为肝移植可以作为终末期肝泡型棘球蚴病伴严重并发症的最终治疗选择，终末期肝泡型棘球蚴病是肝移植的适应证之一。但肝源缺乏、移植排斥反应、免疫抑制剂治疗后高复发和转移等问题成为其发展的"瓶颈"。新疆医科大学第一附属医院温浩教授团队率先提出对外科常规技术不能切除的终末期肝泡型棘球蚴病患者进行 ELRA 的治疗方法，并于 2010 年对 1 例患有终末期肝泡型棘球蚴病的患者实施世界首例自体肝移植治疗终末期肝泡型棘球蚴病获得成功。到目前为止，成功为 118 例终末期肝泡型棘球蚴病患者实施自体肝移植手术并取得良好疗效，提出终末期肝泡型棘球蚴病是自体肝移植术的最佳适应证。从根本上改变了传统肝脏外科的手术指征，扩大了肝移植手术适应证，为肝泡型棘球蚴病的根治性手术切除开辟了新的前景（图 2-2-9，表 2-2-1）。

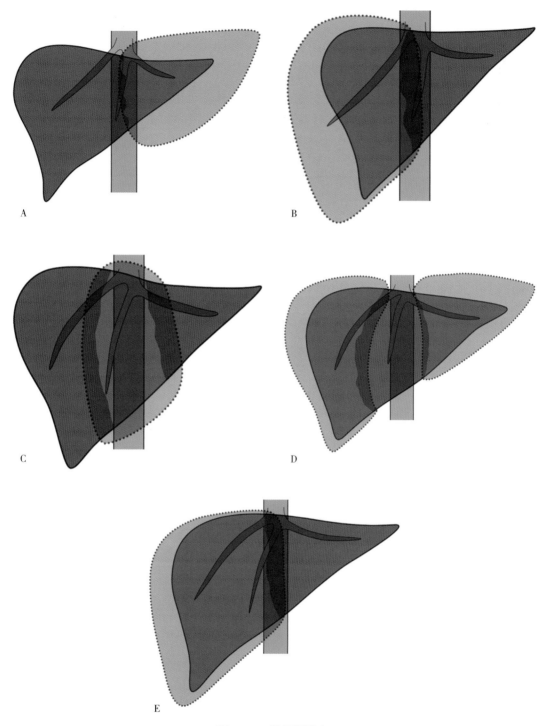

图 2-2-9　健侧肝增生

注：A. 右三叶病灶导致左外叶肝增生；B. 肝左叶病灶导致肝右叶增生；C. 左外叶和肝右叶病灶导致肝中叶 / 左内叶增生；D. 肝中叶 / 左内叶病灶导致左外叶和肝右叶增生；E. 左外叶病灶导致右三叶肝增生。

表 2-2-1　不同术式治疗晚期肝泡型棘球蚴病的优势和缺陷

外科术式	优势	缺陷
常规肝切 （肝门阻断）	常规技术； 技术和麻醉要求相对较低； 术后易于管理	有限的肝门阻断； 静脉出血难以控制； 对特殊部位病灶难以实施
常规肝切 （全肝血流阻断）	出血明显减少； 无气体栓塞风险	有限的阻断时间； 对特殊部位病灶难以实施； 引起血流动力学不稳定
自体肝移植	切除病灶、保证切缘、脉管重建不受时间限制； 无需服用免疫抑制剂,无需供肝全方位暴露病灶	需要娴熟的肝脏和显微外科技术； 精细的麻醉管理； 术后肝衰竭风险
异体肝移植	标准化技术； 根治性手术	供肝匮乏； 免疫药物相关并发症

一、肝泡型棘球蚴病的离体肝切除和自体肝移植术的适应证

位于肝脏深部、严重压迫和侵犯主肝静脉根部和 / 或肝后段下腔静脉的泡型棘球蚴病病灶,完整根治性切除病灶后可能造成肝静脉、下腔静脉等重要脉管系统较大缺损,需要修复重塑后进行吻合重建,而常温下单纯全肝血流阻断的安全时限内尚不足以从容完成者,宜采用 ELRA。需要指出的是该手术过程复杂,风险较高,须严格掌握手术适应证。适应证主要包括全身因素、远处转移因素及局部因素等,其中最重要的是病灶与重要血管脉管的关系(视频 1)。

视频 1　经典的自体肝移植术

1. 全身因素

(1)确诊肝泡型棘球蚴病患者。

(2)患者全身状况良好能耐受腹部手术创伤。

(3)肝脏目标病灶可完整根治性切除。

(4)预留肝脏脉管结构能够重塑修复完整及重建。

(5)剩余肝脏体积足够代偿。正常肝预计保留的自体移植物体积 >30% 肝脏体积；有胆汁淤积、肝纤维化者,预计保留的自体移植物体积 >40% 肝脏体积；有肝硬化但程度不超过中度或有脂肪肝但脂肪变性 ≤ 30% 的患者,预计保留的自体移植物体积 >50% 肝脏体积。

(6)肝脏储备功能良好。判定不同肝病背景的肝脏能耐受的最小剩余功能性肝脏体积,是行自体肝移植术决策的关键环节。肝脏储备功能指肝脏应对生理或病理负荷增加时可动员的额外代偿潜能。肝脏储备功能主要取决于功能性肝细胞群数量及其组织结构完整性。评估肝脏储备功能的目的是评估患者对自体肝移植术的耐受能力,为规划和施行安全手术提供依据,降低患者术后肝衰竭发生率。要求 Child-Pugh 改良分级评分为 B 级以上,吲哚菁绿试验的 15 分钟潴留率(indooyanine green retention at 15th min,ICG R15)<15%,如 ICG R15>20% 则视为手术禁忌证,但应排除胆道梗阻因素。

(7)梗阻性黄疸患者需行 PTCD 或其他措施以减轻或降低 TBil(<60μmol/L,为正常水平的 2 倍)。

2. 远处转移因素　肝外(如肺、脑等)远隔转移,经药物、介入、手术等综合个体化治疗得到肝外病灶根治或有效控制者,短期内不会威胁到生命,或可一并切除者。

3. 局部因素

(1)预留肝脏主肝静脉与下腔静脉汇合部受累,在体无法进行切除和重建(图 2-2-10)。

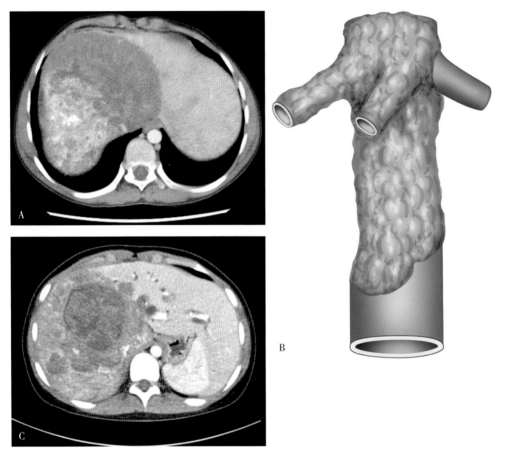

图 2-2-10　预留肝脏主肝静脉与下腔静脉汇合部受累

注:A. 腹部 CT 提示肝右三叶巨大病灶侵犯肝静脉 - 下腔静脉汇合部;B. 病灶侵犯肝右静脉全部、肝中静脉全部、肝左静脉主干部位、肝静脉 - 下腔静脉汇合部以及肝后下腔静脉;C. 肝右三叶的病灶侵犯第一肝门区域的胆管结构,涉及到左侧拟留左外叶肝脏的引流胆管主干。

(2)预留肝叶 / 段门脉及动脉主干受累,预计在切除和重建过程中出血难以控制、所需人肝血流阻断时间超过安全时限或受累脉管难以切除重建。

(3)在体暴露困难、根治性切除困难,体外肝切除能够有效降低手术风险为相对适应证。

ELRA 具有严格的手术指征,其中病灶与血管的关系是重要的一方面,有时候可直接决定是否进行该手术。新疆医科大学第一附属医院临床实践中提出对各血管事件的分型和评价方法,旨在通过挖掘血管事件的全方位信息,进一步优化评估方法,进而规范相关专业领域及推广新疆医科大学第一附属医院采用的手术指征。根据我们的经验,肝泡型棘球蚴病实施自体肝移植手术指征包括三方面:血管型、胆管型及占位型。其中血管型为其最主要的手术指征,简要概括为:①三条肝静脉同时受侵;②双侧门静脉二级及以上分支受侵;③下腔静脉的汇合部位受侵；④若不满足这些条件，可为它们仅次于上述侵犯方式所构成的多种组合，并且无法在体内状态下根切、重建或手术时间过长、失血过多、缺血再灌注损伤过重等（视频 2）。需要指出的是，既往推崇的下腔静脉的侵犯，现在越来越失去其重要性。此外，病灶侵犯血管的部位、程度和范围是三类重要的评价因素。为了便于量化评估及指导手术指征，我们针对血管被病灶侵犯程度（表 2-2-2）、血管的形态和功能影响程度（表 2-2-3）提出血管分型（表 2-2-4），并根据上述血管分型实施的血管外科处理方式分类，提出了血管因素构成的手术适应证（表 2-2-5）。

视频 2 肝上下腔静脉人工血管置换的半离体肝切除术

表 2-2-2 肝泡型棘球蚴病血管受侵的程度分类

血管	受侵的程度分类
HVs	O. 无明显侵犯证据（no evidence） A. 轻度侵犯：局部切除、缝合某侧壁后可以做到根治，也不影响形态和功能（reversible） B. 中度侵犯：切除血管至少半周或半长才能根切，有可能需要用补片修补（repairable） C. 重度侵犯：不论长度，需要切除全周血管壁，并行完全重建或替换（de nova reconstruction or replacement）
IVC	O. 无明显侵犯证据（no evidence） A. 轻度侵犯：局部切除、缝合某侧壁后可以做到根治，也不影响形态和功能（reversible） B. 中度侵犯：切除血管至少半周或半长才能根切，有可能需要用补片修补（repairable） C. 重度侵犯：不论长度，需要切除全周血管壁，并行完全重建或替换（de nova reconstruction or replacement） D. 延长重度侵犯：在 C 基础上，侵犯下达肾静脉水平和 / 或超过 HV 汇入部位上达膈肌环，并且无需重建肾静脉或切除膈肌环（still de nova reconstruction or replacement） E. 超延长重度侵犯：在 C 基础上，侵犯下达肾静脉水平并需要进行肾静脉重建，或侵犯进入纵隔上达心包或右心房等结构，需进行切除局部心包或右心房（wider de nova reconstruction or replacement）
PVs	O. 无明显侵犯证据（no evidence） A. 轻度侵犯：局部切除、缝合某侧壁后可以做到根治，也不影响形态和功能（reversible） B. 中度侵犯：切除血管至少半周或半长才能根切，有可能需要用补片修补（repairable） C. 重度侵犯：不论长度，需要切除全周血管壁，并行完全重建或替换（de nova reconstruction or replacement） D. 延长重度侵犯：在 C 基础上，侵犯达肝内二级以上分支或侵犯 PV 主干，需要进行超过 PV 左右分支范围的重建、搭桥或替换，或伴有门静脉海绵样变性（still de nova reconstruction or replacement）
HAs	O. 无明显侵犯证据（no evidence） A. 轻度侵犯：不超过半长的某侧壁侵犯，进行局部节段血管切除后不影响形态和功能（reversible） B. 中度侵犯：超过半长的某侧壁或全侧壁侵犯，根治性切除后需要借助动脉供血系统内其他动脉来进行重建后才能恢复其形态和功能（conversion） C. 重度侵犯：不论长度，但凡有必要进行搭桥、替换、嫁接本系统外动脉的重建方式（grafting or allocation）；

注：HVs. hepatic venous system，肝静脉系统（3 条 +X 支：肝静脉 + 开放增粗的肝短静脉）；IVC. inferior vena cava，下腔静脉（1 条：包含肝下 / 后 / 上段 + 纵隔段）；PVs. portal venous system，门静脉系统（1 干 +2 级支 +4 级支：肝外主干 + 肝内一级 / 二级分支）；HAs. hepatic arterial system，肝动脉系统（2/3 条 +X 支：肝内三干 + 变异供血动脉）。

表 2-2-3　肝泡型棘球蚴病血管受侵的形态和功能分类

血管	受侵的形态和功能分类
HVs	O. 形态和功能无明显改变（no evidence）
IVC	A. 轻度狭窄：至少留有一半的管腔横断面积且血运正常，无对应侧支形成（qualified）
PVs	B. 中度狭窄：残余不到一半的管腔横断面积和 / 或已形成对应侧支循环（unqualified or needs bilateral support） C. 重度狭窄：绝大部分管腔横断面积消失且基本无功能，或肝内形成交通支 / 肝内外形成相关侧支循环（dysfunctional and needs total support）
HAs	O. 无明显异常（no evidence） A. 被轻度压迫或侵犯导致供血部分受到影响，和 / 或借助其他动脉供血（qualified） B. 已经无功能，完全处在由其他动脉代替供血的状态（dysfunctional and needs total support）

注：HVs. hepatic venous system，肝静脉系统（3 条 +X 支：肝静脉 + 开放增粗的肝短静脉）；IVC. inferior vena cava，下腔静脉（1 条：包含肝下 / 后 / 上段 + 纵隔段）；PVs. portal venous system，门静脉系统（1 干 +2 级支 +4 级支：肝外主干 + 肝内一级 / 二级分支）；HAs. hepatic arterial system，肝动脉系统（2/3 条 +X 支：肝内三干 + 变异供血动脉）。

表 2-2-4　肝泡型棘球蚴病血管的外形受侵程度与重建方式分类

血管	外形受侵程度与重建方式分类
HVs	A. 无需进行特殊处理或局部切除，无修补或重建措施（cut or reload）
IVC	B. 用血管补片修补部分血管壁（repair with patch）
PVs	C. 完全重建、人造血管替换或放弃（de nova reconstruction or replacement）
HAs	A. 无需行特殊处理或阶段性切除，无修补或重建措施（cut or reload） B. 本系统内转换供血动脉（conversion） C. 搭桥、替换、嫁接本系统外动脉的重建方式（grafting or allocation）

注：HVs. hepatic venous system，肝静脉系统（3 条 +X 支：肝静脉 + 开放增粗的肝短静脉）；IVC. inferior vena cava，下腔静脉（1 条：包含肝下 / 后 / 上段 + 纵隔段）；PVs. portal venous system，门静脉系统（1 干 +2 级支 +4 级支：肝外主干 + 肝内一级 / 二级分支）；HAs. hepatic arterial system，肝动脉系统（2/3 条 +X 支：肝内三干 + 变异供血动脉）。

表 2-2-5　肝泡型棘球蚴病血管受侵因素与手术适应证

第 1 项	不论 IVC 或 PV，三条 HV 同时受侵犯，其中健侧 HV 在体根切及缝合 / 吻合 / 重建困难或耗时长（若合并第 2 项则慎重，或酌情考虑在准备供肝的前提下尝试）
第 2 项	不论 IVC 或 HV，双侧二级及以上 PV 分支受侵犯，其中健侧 PV 在体根切及缝合 / 吻合 / 重建困难或耗时长（若合并第 1 项则慎重，或酌情考虑在准备供肝的前提下尝试）
第 3 项	在 HV-IVC 汇合部的 IVC 受侵犯，在体根切此处 IVC 并吻合健侧 HV 至 IVC 时因暴露 / 切除 / 重建 / 置换 / 吻合操作困难或耗时长（若合并第 2 项则慎重，或酌情考虑在准备供肝的前提下尝试）
第 4 项	不论 IVC，健侧 HV、PV 未受侵犯或侵犯轻可剥离或较易于切除修补 / 重建，则首先考虑尝试在体切除病灶（IVC 对血管型指征的"贡献"低）

续表

第 5 项	当存在门静脉海绵样变时,经侧支入肝的门静脉血供的保护极为重要;当形成代偿性肝短静脉时需考虑其与三条 HV 的交通关系来判断是否保留;在第 2 项中,PV 可进行顺利的根切并重建,但要保证对应的动脉是否可以顺利地保留并重吻;当形成足够的代偿性 IVC 侧支循环血管时,可旷置肝后 IVC

注:HVs. hepatic venous system,肝静脉系统(3 条 +X 支:肝静脉 + 开放增粗的肝短静脉);IVC. inferior vena cava,下腔静脉(1 条:包含肝下 / 后 / 上段 + 纵隔段);PVs. portal venous system,门静脉系统(1 干 +2 级支 +4 级支:肝外主干 + 肝内一级 / 二级分支);HAs. hepatic arterial system,肝动脉系统(2/3 条 +X 支:肝内三干 + 变异供血动脉)。

二、肝泡型棘球蚴病的离体肝切除和自体肝移植术的禁忌证

下述情况不宜采用 ELRA,手术禁忌证包括全身因素、远处转移因素及局部因素。

1. 全身因素

(1)患者全身一般状况差不能耐受上腹部手术者;

(2)有脑、心、肺、肾等重要脏器的器质性病变,难以耐受手术者;

(3)肝功能不全伴有凝血功能障碍,有出血倾向的患者;

(4)胆道及液化坏死腔严重感染等引起全身败血症者;

(5)不可控制的心理疾病者;

(6)合并其他恶性肿瘤者。

2. 远处转移

(1)肝外有远处转移,尤其是脑部病灶,经药物治疗效果欠佳或无效者;

(2)肝外远处转移病灶合并严重并发症者,脑疝、肺部严重感染等;

(3)肝泡型棘球蚴病病灶已侵犯肝外重要脉管系统,无法全肝血管离断或无法重建者。

3. 局部因素

(1)全肝弥漫性肝泡型棘球蚴病患者;

(2)健侧肝脏代偿性增生不明显,功能体积低于标准肝体积的 40%;或健侧肝硬化或中、重度胆汁淤积者,经充分胆道减压引流不能缓解者;

(3)预留功能肝段脉管重建存在困难,尤其是肝段动脉肝内段无法分出或难以保证健康时,不应勉强行在体肝切除术;

(4)病灶侵犯门静脉并门静脉海绵样变,没有粗大的分支,无法经肝圆韧带及肝脏穿刺至肝内段门脉建立功能肝门静脉通道,不能保证离体后肝脏有效灌注的患者。

三、肝泡型棘球蚴病的离体肝切除和自体肝移植术的手术时机选择

近年来,仍有法国学者认为:虽然肝泡型棘球蚴病有"恶"性生长方式,但属于良性病变,况且发展较缓慢,侵袭性也主要表现在肝组织内。根治性 ELRA 手术风险极大,涉及到肝脏重要管道的成形修补,术后并发症亦较高。因而提出药物治疗控制病灶继续生长,或完整切除肝组织内病灶为前提,采用"贴邮票"式残留在肝主要管道的病灶需术后长期抗棘球蚴药物治疗,从而既可以大大降低手术风险,又可以基本达到"准根治"目的,接近"根治性"手术效果。新疆医科大学第一附属医院一项研究中"根治性"切除患者 11 例,肝叶切除加实施腔静脉重建、修补 3 例,门静脉重建 6 例,肝动脉和肝静脉重建各 1 例,而"准根治"

组 15 例患者均未实施肝重要血管重建，相比"根治组"，"准根治组"手术难度较低，手术风险及创伤较小，对医疗条件及手术要求不高，手术时间、术中出血量、围手术期并发症发生率明显低于根治性组，差异有统计学意义。但本研究根治性手术远期严重并发症的发生率，如梗阻性黄疸、病灶继续生长引起肝淤血及布 - 加综合征、腹腔内积液并感染，以及远期病死率均低于准根治性手术组，其中 5 例患者病灶继续发展最终选择了 ELRA，同时二次手术加大了手术难度；2 例患者再次实施胆肠吻合；2 例患者因肝静脉梗阻肝淤血进行肝静脉支架植入术；2 例患者来院时已出现严重感染和多器官功能衰竭，治疗无效死亡。故新疆医科大学第一附属医院团队认为如患者心、肺、肝、肾等重要脏器功能和凝血功能无异常，能够耐受手术及麻醉，无上述手术禁忌证，符合上述局部解剖适应证，应尽快实施 ELRA。如有功能肝体积小于标准肝体积的 40%、有梗阻性黄疸等相对禁忌证时，可通过积极胆道减压引流、门静脉选择性栓塞等方法提升功能余留肝脏"质"和"量"，一旦符合条件及时实施 ELRA。

（吐尔干艾力·阿吉　王文涛　温　浩）

第三节　肝外肿瘤的离体肝切除和自体肝移植术

　　ELRA 的主要优势有无需供肝、根治切除、全方位观察瘤体和避免使用免疫抑制剂。除了为常规肝切除无法切除的肝脏良恶性肿瘤提供根治的技术可能，还使得侵犯肝后下腔静脉和肝静脉 - 腔静脉汇合区的肝外肿瘤的根治性 R0 切除成为可能。截至目前，文献主要报道采用 ELRA 治疗下腔静脉平滑肌肉瘤、肾上腺肿瘤、后腹膜脂肪肉瘤等恶性肿瘤的临床经验，并显示具有较好的临床疗效。

　　平滑肌肉瘤是一种罕见的恶性肿瘤，发病率只有 1/100 000，常见于免疫功能低下的人群。下腔静脉平滑肌肉瘤多发于中年女性，病因尚不明确，可能与雌激素和孕激素相关。根据肿瘤累及下腔静脉的水平可分为三段：髂总静脉汇合处至肾静脉水平为肾下段，肾静脉至肝静脉水平之间为肾上段，肝静脉水平至右心房之间为肝上段。因为它位于腹膜后，位置较深，且有出血风险，肿瘤活检难以进行。同样由于其位置，只有当肿瘤侵犯邻近器官、变大时才会出现症状，如下肢水肿、腹部包块、背部或上腹部疼痛和体重减轻。下腔静脉平滑肌肉瘤预后较差，5 年总生存率仅为 20%~30%。

　　手术切除是治疗关键，一项 218 例患者的国际登记研究表明，根治切除后的 5 年和 10 年生存率分别为 49% 和 30%。对于无远处转移、一般情况良好的患者应积极手术。对于一些侵犯第二肝门三条肝静脉的下腔静脉平滑肌肉瘤患者可行自体肝移植术。

　　目前全球共有 8 例 ELRA 治疗下腔静脉平滑肌肉瘤的诊治经验。所有下腔静脉平滑肌肉瘤患者均有肝后下腔静脉和肝静脉 - 腔静脉汇合区受累。6 例患者术中行静脉转流技术，无肝期在 120~280min。所有患者均未出现围手术期死亡，术后随访时间为 6~53 个月，术后均生存，其中有 3 例患者出现术后复发（表 2-3-1）。新疆医科大学第一附属医院器官移植中心于 2018 年 1 月为 1 例 33 岁患有Ⅱ～Ⅲ平滑肌肉瘤的女性患者成功实施了联合右心房重建的 ELRA。

表 2-3-1　全球 8 例 ELRA 治疗下腔静脉平滑肌肉瘤情况表

患者	性别	年龄/岁	症状	病灶分区	无肝期时间/min	术后随访/月
1	男	64	下肢水肿	Ⅱ~Ⅲ	283	24
2	男	58	后背疼痛	Ⅱ~Ⅲ	145	—
3	男	55	后背疼痛,下肢水肿	Ⅱ~Ⅲ	NG	53,复发
4	女	40	下肢水肿	Ⅰ~Ⅲ	180	6
5	女	52	下肢水肿,呼吸困难	Ⅰ~Ⅲ	NG	12,复发
6	女	53	腹胀,下肢水肿	Ⅱ~Ⅲ	166	14,复发
7	女	58	腹部包块	Ⅰ~Ⅱ	120	24
8	女	33	腹胀,下肢水肿	Ⅱ~Ⅲ	128	32

注:NG. 未提供。

　　鉴于下腔静脉平滑肌肉瘤、肾上腺肿瘤和后腹膜脂肪肉瘤等恶性生物学行为,术后复发仍是值得关注的问题,其长期预后需要大量样本的临床验证。

（吐尔洪江·吐逊　赵晋明　温 浩）

参 考 文 献

［1］吐尔干艾力,邵英梅,温浩.肝泡状棘球蚴患者术前可根治性切除判断的综合评估[J].肝胆外科杂志,2006, 14 (2): 154-156.

［2］阿依甫汗·阿汗,吐尔干艾力,邵英梅等.肝包虫病的外科治疗现状[J].肝胆外科杂志,2009, 17 (1): 13-14.

［3］温浩,邵英梅,赵晋明,等.肝两型包虫病诊断与治疗专家共识(2015 版)[J].中华消化外科杂志,2015, 14 (4): 253-264.

［4］温浩.包虫病学[M].北京:人民卫生出版社,2015: 32-36.

［5］PICHLMAYR R, GROSSE H, HAUSS J, et al. Technique and preliminary results of extracorporeal liver surgery (bench procedure) and of surgery on the in situ perfused liver [J]. Br J Surg, 1990, 77 (1): 21-26.

［6］HANNOUN L, PANIS Y, BALLADUR P, et al. Ex-situ in vivo liver surgery [J]. Lancet, 1991, 337 (8757): 1616-1617.

［7］SAUVANET A, DOUSSET B, BELGHITI J. A simplified technique of ex situ hepatic surgical treatment [J]. J Am Coll Surg, 1994, 178 (1): 79-82.

［8］WEN H, DONG J H, ZhANG J H, et al. Ex vivo liver resection followed by autotransplantation for end-stage hepatic alveolar echinococcosis [J]. Chin Med J (Engl), 2011, 124 (18): 2813-2817.

［9］AJI T, DONG J H, HUANG J F, et al. Ex vivo liver resection and autotransplantation as alternative to allotransplantation for end-stage hepatic alveolar echinococcosis [J]. J Hepatol, 2018, 69 (5): 1037-1046.

［10］DONG J, YANG S, ZENG J, et al. Precision in liver surgery [J]. Semin Liver Dis, 2013, 33 (3): 189-203.

［11］KERN P, WEN H, SATO N, et al. WHO classification of alveolar echinococcosis: Principles and application [J]. Parasitol Int, 2006, 55 (Suppl): S283-S287.

［12］OLDHAFER K J, PREIM B, DORGE C, et al. Acceptance of computer-assisted sur-gery planning in visceral (abdominal) surgery [J]. Zentralbl Chir, 2002, 127 (2): 128-133.

［13］OLDHAFER K J, LANG H, MALAGO M, et al. Ex situ resection and resection of the in situ perfused liver: are there still indications？［J］. Chirurg, 2001, 72 (2): 131-137.

［14］RAHBARI N N, ZIMMERMANN J B, KOCH M, et al. IVCCLAMP: infrahepatic inferior vena cava clamping during hepatectomy-a randomised controlled trial in an interdisciplinary setting [J]. Trials, 2009, 10: 94.

［15］YE Q, NORBERT S. The consensus on liver autotransplantation from an international panel of experts [J]. Hepatobiliary Pancreat Dis Int, 2017, 16 (1): 10-16.

［16］HEMMING A W, REED A I, LANGHAM M R J R, et al. Combined resection of the liver and inferior vena cava for hepatic malignancy [J]. Ann Surg, 2004, 239 (5): 712-719, 719-721.

［17］PICHLMAYR R, BRETSCHNEIDER H J, KIRCHNER E, et al. Ex situ Operation an der Leber. Eine neue Möglichkeit in der Leberchirurgie [J]. Langenbecks Arch Chir, 1988, 373 (2): 122-126.

［18］OLDHAFER K J, LANG H, SCHLITT H J, et al. Long-term experience after ex situ liver surgery [J]. Surgery, 2000, 127 (5): 520-527.

［19］HANNOUN L, DELRIVIERE L, GIBBS P, et al. Major extended hepatic resections in diseased livers using hypothermic protection: preliminary results from the first 12 patients treated with this new technique [J]. J Am Coll Surg, 1996, 183 (6): 597-605.

［20］MEHRABI A, FONOUNI H, GOLRIZ M, et al. Hypothermic ante situm resection in tumors of the hepatocaval confluence [J]. Dig Surg, 2011, 28 (2): 100-108.

［21］YE Q, ZENG C, WANG Y, et al. Long-term outcomes of ante-situm resection and auto-transplantation in conventionally unresectable hepatocellular carcinoma: a single-center experience [J]. Ann Transplant, 2018, 23: 81-88.

［22］叶啟发, 范晓礼, 明英姿, 等. 36 例自体肝移植的临床疗效 [J]. 中华消化外科杂志, 2013, 12 (9): 676-680.

［23］RAAB R, SCHLITT H J, OLDHAFER K J, et al. Ex-vivo resection techniques in tissue-preserving surgery for liver malignancies [J]. Langenbecks Arch Surg, 2000, 385 (3): 179-184.

第三章
离体肝切除和自体肝移植术的
围手术期评估

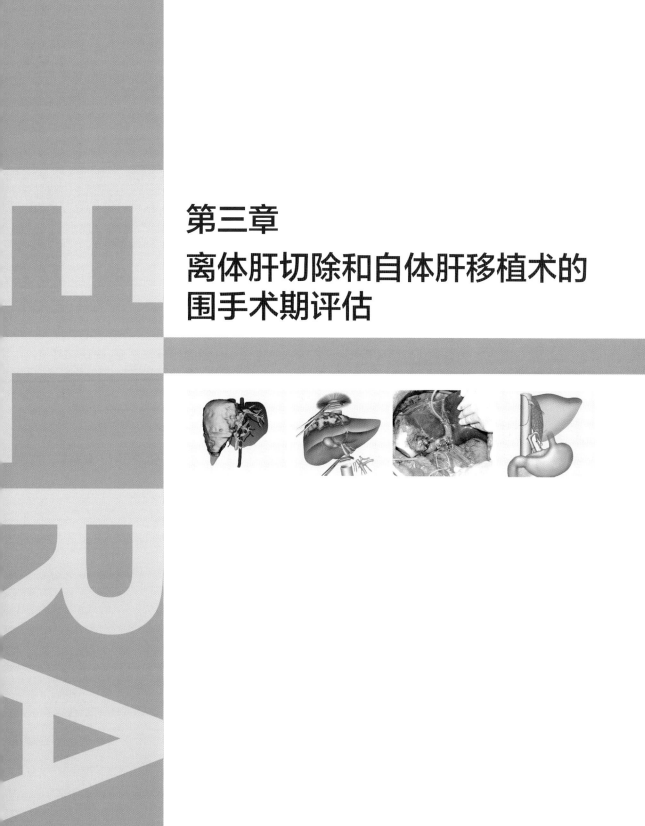

　　ELRA 的围手术期评估和准确处理是该手术成功的最重要环节之一,包括术前临床、影像、心理、营养评估及术前三维可视化技术制定和实施虚拟手术规划等。

第一节　离体肝切除和自体肝移植术的临床评估

　　肝泡型棘球蚴病生物学特征为慢性浸润性生长,健侧肝脏呈代偿性增大,而多呈现出足够体积量的肝组织增生,可成为自体肝移植术的有效适应证之一。ELRA 是集肝移植、血管外科、冷灌注、冷保存等技术为一身的现代肝脏外科综合性手术技术,手术过程复杂且难度高,患者往往同时合并梗阻性黄疸、胆汁淤积性肝硬化、门静脉高压等相关并发症,所以需要我们认真细致地进行围手术期常规准备工作,以精准肝脏外科理念为基础做好术前精准评估:①确定彻底去除肝泡型棘球蚴病病灶的根治切除范围;②确定保证剩余肝脏功能的"质"和"量";③保护和提升预留肝脏体积和功能;④设定最佳的肝实质分割平面,确认需要切除、重建的脉管结构,确保预留肝的结构完整;⑤确定手术流程、关键技术,评估手术难点、手术风险并制订相应处理对策及替代方案。

一、术前常规准备工作

　　1. 术前病毒免疫学检测,是否有肝炎,或合并乙型病毒性肝炎者,经抗 HBV 治疗,HBV DNA ≤ 1×10^3 拷贝 /ml。

　　2. 肝活检(或影像学)判断是否有脂肪肝、肝硬化。

　　3. 合并细菌、真菌、病毒感染者,必须在感染灶控制后方可施行手术治疗。

　　4. 活动性结核者,必须在结核活动控制后方可进行手术治疗,并且术后需继续抗结核治疗。

　　5. 胃肠道溃疡,必须将溃疡控制在休止期。

　　6. 合并糖尿病者,必须将血糖控制在正常范围后方可施行手术治疗。

　　7. 患者无精神性疾患,且手术依从性好,做好心理评估(详见第三节)。

　　8. 术前营养评估(详见第四节)。

　　9. 完善颈静脉、双下肢静脉、髂静脉超声。

　　10. 完善 CT、MRI、正电子发射计算机体层显像仪(positron emission tomography and computed tomography,PET/CT)检测、三维成像,评估病灶定位、定性、与重要脉管的关系及肝外转病灶。

　　11. 术前多学科讨论　自体肝移植不仅对术者有很高的要求,更需要术前各相关学科对患者的手术风险进行充分讨论,包括麻醉科、输血科、呼吸内科、消化内科、内分泌科、肾内科、营养科、心理医学科、重症医学科、血液转流团队、肝脏转流团队、影像学科等。

二、术前对供肝"量和质"的评估

　　1. 术前结合泡型棘球蚴病病理特点、生长方式、病史、预留肝病理结果及影像资料充分评估根治性切除的可能性,部分患者准备预处理方案,心脏死亡供者(donor of cardiac death,

DCD)或活体备肝(新疆医科大学第一附属医院团队认为符合 ELRA 治疗的晚期肝泡型棘球蚴病患者中近 15% 患者需要备肝)及异体血管移植。国内外均有文献报道自体肝移植术中失败转而行异体肝移植,德国 R.Pichlmayr 报道自体肝移植术中有 8 例因手术失败而改行异体肝移植,因此术前应充分评估门静脉海绵样变大量侧支建立、长期布 - 加综合征肝脏淤血、长期胆道梗阻和胆道感染等因素,常规 DCD 备肝,术中预约快速病理,一旦自体肝移植不成功,应立即进行异体肝移植。新疆医科大学第一附属医院患者自体肝移植中根据术前综合评估,7 例患者准备预处理方案,其中 DCD 备肝 6 例,活体 1 例的前提下实施自体肝移植术,其中 3 例(43%)手术中根据预留肝病理结果、手术难度、预后等因素综合评估确定改为异体肝移植(DCD 备肝 2 例,活体 1 例)。另有 7 例患者因没有充分把握能够成功完成自体肝移植术,经过介入(肝静脉气囊扩张,肝静脉支架植入,胆道引流等)和口服抗棘球蚴药物的同时等待肝源。

2. 术前要充分估计肝泡型棘球蚴病全肝切除的难度,病灶巨大及周围广泛浸润会给手术带来难以预料的困难。一些患者移植前往往已有一次或多次姑息性手术史,使病灶与周围粘连成一体缺乏明显层次,手术视野及操作空间窄小、分离时有可能损伤大血管或分破膈肌、手术创面大且时间冗长。

3. CT、MRI、PET/CT、三维成像及血管造影(图 3-1-1),须充分了解患者肝脏病变及全肝血管重要解剖变异情况。通过 CT 扫描结合三维可视化虚拟手术软件技术在术前多角度"透视"肝脏的解剖结构、病灶及其与周围重要结构的关系,更精确地确定肝段解剖位置,精确计算肝切除的安全范围及病灶切除后剩余质量。根据三维立体重建图像预先制订出手术方案,进行计算机可视化虚拟肝切面,制订最佳的脉管重建方式(胆肠吻合,胆管端端吻合,下腔及肝静脉人造血管、异体血管、自体血管等重建,动脉及门脉吻合),有效支撑临床医师充分估计术中可能遇到的困难和及时寻找解决方法。如需要进一步了解下腔静脉被病灶侵犯程度及侧支循环建立情况,可以行下腔静脉造影,这是术中决定是否需要下腔静脉重建和旷置的依据(图 3-1-1D)。新疆医科大学第一附属医院 88 例肝移植患者中,41 例患者评估为病灶对下腔静脉及三个肝静脉侵犯严重范围广,用自体血管无法完成重建;5 例等待 DCD 捐肝后,利用异体静脉血管修复肝后下腔及肝静脉;29 例利用备好的人造血管重建下腔静脉同时自体血管修复肝静脉;7 例下腔静脉旷置。

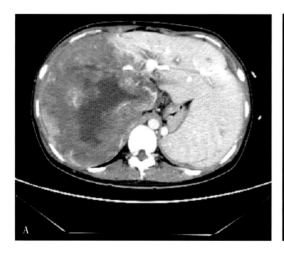
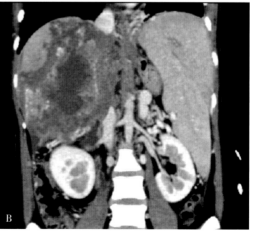

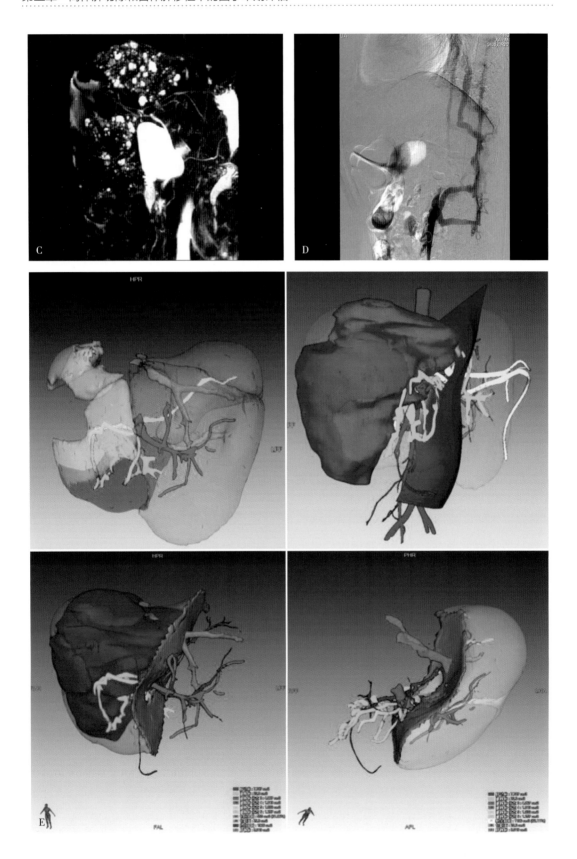

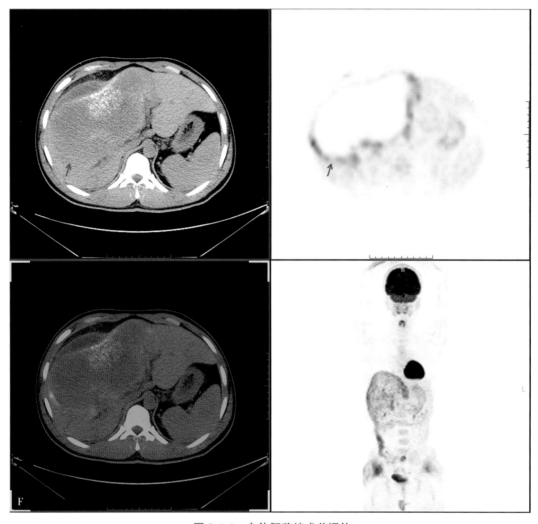

图 3-1-1　自体肝移植术前评估

注：A. 术前完善 CT 横断位片；B. CT 冠状位片；C. 术前完善 MRCP；D. 术前完善 DSA
静脉造影检查；E. 术前三维重建手术规划；F. 术前完善 PET-CT 检查。

4. 评估肝脏储备功能。对肝泡型棘球蚴病需要大面积肝切除患者，尤其是术前有长期化疗史，有黄疸、门静脉高压等并发症者，术前肝脏储备功能的评价非常重要。虽然传统的 Child-Pugh 改良分级评分方法简单，但有时难以准确反映肝脏的储备功能。目前应用最多的是 ICG 清除试验。本研究 82 例患者术前肝功能 Child-Pugh 改良分级评分 42 例 A 级，17 例 B 级，23 例 C 级，经术前 PTCD、PVE、保肝处理后，肝功能 Child-Pugh 改良分级评分达到 61 例 A 级，19 例 B 级，2 例 C 级。CT 和 / 或 MR 三维成像技术测量肝脏解剖学体积，测定具备良好动脉和门静脉血供，以及回流状态的功能性剩余肝体积，再根据肝脏储备功能评估患者是否可以耐受手术。术前计算移植功能肝体积（graft volume，GV）和受体标准肝体积（standard liver volume，SLV）比（GV/SLV）来判断所需的自体供肝最低切取量，目前认为正常功能肝 GV/SLV 最少应 >30%。新疆医科大学第一附属医院 82 例患者 GV/SLV 在 40.8%~73.2% 之间。在高选择性病例中，当健侧肝的体积不足以独立支撑患者所需肝功能时,可在满足一定条件下考虑实施辅助性部分自体肝移植术(视频3)。

5. 肝泡型棘球蚴病类似肝癌可逐步浸润周围组织,增殖芽脱落进入血液继发远处器官(肺、脑)转移。通过术前影像技术了解肝外转移情况,不但能够诊断是否有肝外转移灶,还能判断病灶活性情况,指导手术切除范围(图3-1-1F)。如肺转移限于一个肺段或肺叶,可切除肺段或肺叶,后行肝移植。脑转移患者一般认为已失去手术时机,药物为其主要治疗手段。新疆医科大学第一附属医院9例患者中8例患者评估为伴有肝外泡型棘球蚴病病灶。2例存在脑多发病灶的患者经手术和药物治疗后病灶稳定;6例患者存在肺多发病灶,3例患者经药物治疗后病灶稳定,2例患者术中一并切除,1例患者的病灶虽有活性但范围小、肺功能良好,术后药物治疗观察(图3-1-1)。

视频3　辅助性部分自体肝移植术

三、术前提高功能肝的"量"

1. 术前选择性 PVE

对于侵犯单侧肝门脉管的肝中叶泡型棘球蚴病的患者,如果 GV/SLV<30%,术前应选择对拟切除肝叶作 PVE,以达到拟切除肝叶萎缩、待预留肝脏的体积和功能恢复后再行手术的目的。可有效提高切除率和减少术后肝衰竭及小肝综合征的发生率。如预留侧肝胆管有梗阻,实施 PVE 前需先行胆道引流以利于其肝脏再生。新疆医科大学第一附属医院 88 例患者中 4 例患者病灶位于肝 Ⅰ、Ⅴ、Ⅷ段及部分Ⅳ、Ⅶ段,GV(左外叶)/SLV 分别约为 25.8%、16.5%、15.0% 和 13.7%,故先行门静脉右支栓塞术,3~10 个月后残余肝左外叶明显代偿性增生,GV/SLV 分别达到39.4%±7.2%,再实施自体肝移植术治疗(图3-1-2)(视频4)。

视频 4　门静脉栓塞联合自体肝移植术

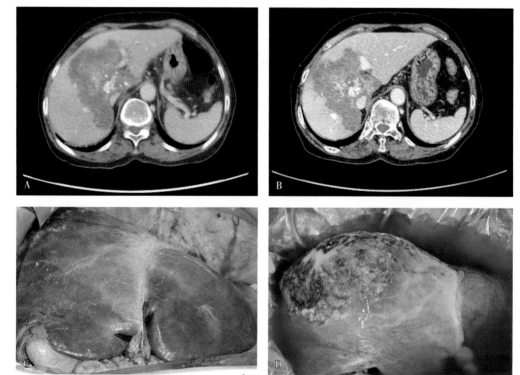

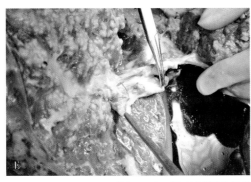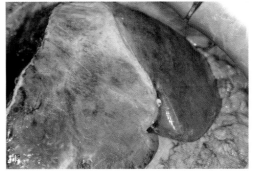

图 3-1-2 PVE 后行自体肝移植术治疗肝泡型棘球蚴病

注:A.选择性门静脉右支栓塞前;B.门静脉右支栓塞后 3 个月;C.在体全肝;
D.离体全肝;E.门静脉右支内弹簧栓;F.功能肝原位移植后。

2. 分期肝切除

肝内多发泡型棘球蚴病病灶的患者,应先行边缘病灶切除,等肝组织再生后,再行二次中央型病灶的离体切除和原位移植。新疆医科大学第一附属医院 88 例患者中 1 例患者共 3 个病灶,分别位于肝左外叶、右后叶,肝尾状叶,1 例患者共 2 个病灶,分别位于肝左外叶、右后叶。虽评估 GV/SLV 为均大于 40%,但如同期全部病灶切除后功能肝再移植,真正剩余的功能肝无法满足 GV/SLV>30%,第 1 例患者先行肝左外叶和右后叶病灶切除,另 1 例患者先行肝左外叶病灶切除和右后叶病灶部分切除,分别在 10 个月和 15 个月后再行自体肝移植术治疗,术中 GV/SLV 分别为 56.2% 和 49.7%(图 3-1-3)。此外,ALPPS 技术也可以很好

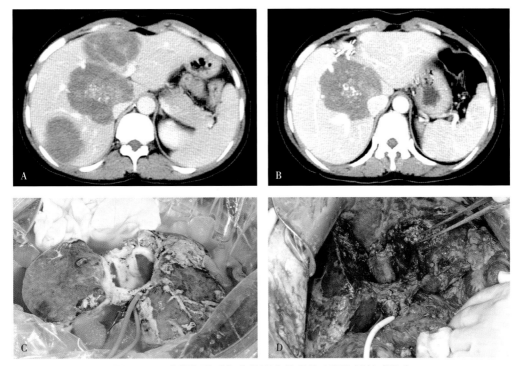

图 3-1-3 分期切除后行自体肝移植术治疗肝泡型棘球蚴病

注:A.分期切除前肝内多发病灶图;B.两侧边缘病灶切除 10 个月后;
C.中央病灶离体切除后功能肝及各脉管系统;D.功能肝原位移植后。

的实现分次肝切除以解决小肝综合征和根治性切除多发病灶的目的(视频5)。

视频5
ALPPS 联合
自体肝移
植术

四、术前提高功能肝的"质"

1. 术前控制感染

对于合并感染或胆管炎的液化空洞型肝泡型棘球蚴病患者,需要穿刺引流合并感染的病灶液化腔、胆道减压、抗感染。尤其是对年龄大、总胆红素水平高、感染持续时间长、长期抗感染治疗效果不佳、体能和营养状况差的患者,术前控制感染可以有效降低术后严重感染、胆管并发症、围手术期死亡率。常规行引流胆汁和液化腔液进行细菌培养有利于指导围手术期抗生素的应用。

2. 术前胆道减压

对于合并梗阻性黄疸时间长或伴有胆管炎、营养不良、且需大范围肝切除(切除肝叶>60%)的肝泡型棘球蚴病患者术前胆道引流减黄是必要的,要求总胆红素降到至少正常值2倍以内。R.Pichlmayr 报道了 24 例 ELRA 患者,其术后早期急性肝衰竭的发生率较高,其与术前胆汁淤滞导致的肝脏损伤有关。术前引流可降低总胆红素或缓解胆管炎,提高预留肝脏的储备功能,纠正严重的营养不良和凝血功能异常;通过引流导管进行胆道造影,尚有助于术前准确评估胆管树的受累程度。因为梗阻性黄疸不利于肝脏再生,故选择性门静脉栓塞之前也需行拟保留侧肝叶胆道引流。胆道与液化空洞型肝泡型棘球蚴病液化腔相通者,引流同时也要穿刺液化腔引流。胆道引流首先行 PTCD 方法。温浩等报道 1 例中度黄疸患者(TBil 为 267μmol/L)经积极 PTCD 2 个月后,再接受自体肝移植,取得了良好效果(图 3-1-4)。新疆医科大学第一附属医院 88 例患者中 23 例患者术前中重度黄疸,经 PTCD

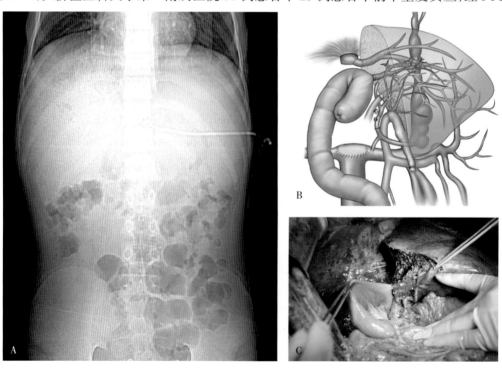

图 3-1-4 术前行 PTCD 改善功能肝的"质"

注:A. 术前 PTCD 治疗型胆道引流;B. 自体肝移植重建;C. 自体供肝植入行胆肠吻合。

引流胆红素降到正常值 2 倍以内再实施自体肝移植术,尚无肝衰竭临床表现。

3. 促进肝脏再生及修复

①术前营养支持、保肝治疗提供肝脏细胞膜结构成分以促进肝脏细胞再生和修复;②提供肝细胞代谢所需要的能量物质以减轻肝脏负担;③补充肝脏合成代谢物质以部分替代肝功能;④改善肝脏微循环,纠正肝脏缺血缺氧状态,以利肝细胞修复和功能发挥;⑤以血浆和白蛋白为主的机械人工肝疗法,也是广义的保肝(详见第四节)。

五、术中维护功能肝

1. 有效肝脏灌注与缩短无肝期时间

康斯特液和威斯康星大学液对移植供肝的保存效果一致,但康斯特液较威斯康星大学液价廉、低钾、低黏度,可以快速均匀灌注并对修肝操作影响较小,因此对自体肝移植更具有优势,新疆医科大学第一附属医院患者后期大部分均选用康斯特液灌注。为了更好地减少预留肝脏的损伤,要注意以下方面:①有效的灌注并非灌注量增多、灌注液流速及压力增加,缓慢、均匀的灌注是减轻肝脏损伤的可靠保障,保持灌注液 0~4℃;②修肝过程中操作要轻柔,减少对功能肝脏的直接接触及挤压;③始终保持肝组织浸泡在保存液中,减轻局部升温带来的肝细胞损伤;④大的液化腔病灶切除后及时更换保存液,避免保存液稀释或囊腔内大量坏死组织液及胆汁带来对肝细胞的损伤;⑤保存的肝脏在 8 小时左右可发生肝细胞水肿和肝窦内皮细胞损伤,显著加重微循环障碍,所以缩短无肝期时间非常关键。全肝离体后,一组医师手术台实施人造血管下腔静脉重建及下腔与门静脉转流,修肝台游离出 IVC 后,这组医师补 IVC 的同时,另一组行离体肝切除,实行分组分工操作,可有效缩短无肝期。新疆医科大学第一附属医院 4 例患者无肝期超过 8 小时,最长 1 例达到了 11 小时。

2. 有效控制出血

术后大出血多由于术后肝断面渗血或血管结扎线松脱所致,创面渗血多是因为肝功能未启动或启动不全。病灶切除以超声抽吸刀完成,肝切面各管道系统逐一结扎或缝扎,可避免肝血流开放后创面出血或渗血。新疆医科大学第一附属医院 88 例患者中 13 例(14.8%)未输血,输血最多的 1 例患者术中术后静脉滴注 20 单位红细胞悬液,其余患者均因游离肝过程的出血和恢复肝脏血流是肝断面的出血,仅静脉滴注 3~6 单位红细胞悬液。这支持了自体肝移植术虽技术复杂,但却可有效控制出血的结论。

3. 临时腔 - 腔 - 门静脉转流稳定无肝期血流动力学和内环境

体外静脉转流作为一种保持无肝期血流动力学和内环境稳定的技术,已常规应用于离体外科手术中。目前体外静脉转流技术手段较多,但常规静脉转流装置较为复杂,且需要较长的建立时间,显著增加患者的手术和麻醉时间。鉴于董家鸿团队猪肝试验和半离体肝切除初步实验,新疆医科大学第一附属医院协同创新研究,首次利用人造血管将肝上下腔静脉与肝下下腔静脉临时接通,保留下腔静脉血流,再用门腔血管进行临时移植期分流(图 3-1-5)。既可有效减少门静脉淤血导致肠道代谢产物堆积对机体的损害、维持血液生化与水电解质平衡、改善凝血功能、促进体温调节,也可为术者提供足够的时间和清晰的术野;通过此方法不但简化了操作,还规避了体外循环的不利因素,有效降低了术后并发症发生率。2019 年 9 月,累计 101 例 ELRA 全部采用"临时性搭桥"方法,其效率证实了安全有效和低并发症。

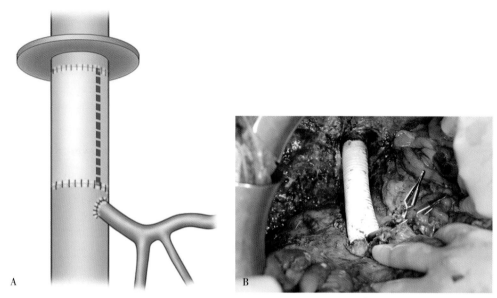

图 3-1-5　无肝期人造血管临时架桥重建下腔静脉，腔静脉与门静脉吻合以保证患者血流动力学稳定

注：A. 在无肝期门静脉 - 下腔静脉(临时型人工血管搭桥状态)采用端侧吻合的方式临时实现静脉 - 静脉转流；B. 在无肝期门静脉 - 下腔静脉(临时型人工血管搭桥状态)采用端侧吻合的方式进行临时实现静脉 - 静脉转流。

4. 个体化设计修复及重塑脉管系统

采用经典式原位肝移植技术，行肝周各管道端端吻合，完成离体肝的再移植，各个管道的吻合重建是手术中的重要步骤。血管和胆道重建存在多样性和复杂性，常常需要根据每一例患者的特点进行个性化的设计。肝泡型棘球蚴病自体肝移植术主要适应证就是侵犯肝后下腔静脉及肝静脉，肝离体后需要人造血管、异体血管、自体血管(颈静脉、大隐静脉、脐静脉、髂静脉等)等重建成形，尤其肝右后叶再移植可能涉及多个肝静脉的成形，肝静脉流出道的重建及肝脏最佳位置的固定，确切排除吻合口狭窄、扭曲、压迫等因素是移植肝真正变为有功能肝的关键环节，也是手术成功的关键。新疆医科大学第一附属医院 82 例患者均不同程度地利用自体血管(颈静脉、大隐静脉、脐静脉、髂静脉、废弃的门静脉、肝静脉、腔静脉等)修补重建功能肝静脉，其中最常用的是脐静脉和废弃的部分腔静脉。41 例患者存在病灶对下腔静脉及三个肝静脉侵犯严重、范围广、用自体血管无法完成重建，其中 5 例等待 DCD 捐肝后利用异体静脉血管修复肝后下腔静脉及肝静脉，29 例利用备好的人造血管重建下腔静脉同时自体血管修复肝静脉，7 例下腔静脉旷置只修补成形肝静脉。

六、术后维护功能肝

患者术后早期急性肝衰竭的发生率较高，完善、准确的术前评估和充分的术前准备是预防自体肝移植术后患者发生急性肝衰竭的关键。而且术后并发症的发生可以影响手术成功率，需要及时发现并积极有效处理(详见第六章)。

（吐尔干艾力·阿吉　温　浩）

第二节　离体肝切除和自体肝移植术的影像学评价

一、影像学应用

影像学检查在 ELRA 前、后评价中具有不可替代的作用。术前影像学研判是决定可否进行手术的首要内容,影像学检查可用于评估肝脏脉管系统的侵犯程度、测量剩余健侧肝体积,以及制定虚拟手术规划;术后在血管、胆管并发症的诊断中发挥着极其重要的作用。

1. ELRA 中 X 线技术的应用

(1)术前常规 X 线胸部检查:能发现肺部潜在的感染和占位(图 3-2-1),现逐渐被胸部 CT 取代。术后早期,患者不适宜转运,床旁 X 线检查便成为评估胸腹部并发症的常规影像评价方法。可发现肺不张、气胸、胸腔积液、感染渗出、肺水肿、肠梗阻等并发症(图 3-2-2)。

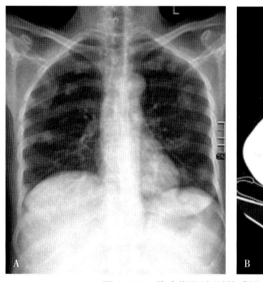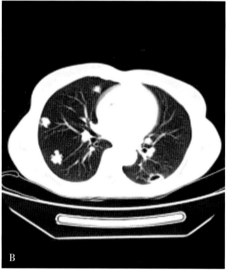

图 3-2-1　终末期肝泡型棘球蚴病患者胸部影像表现

注:A. 胸部正位平片显示双肺多发球形病灶;B. 胸部 CT 平扫肺窗显示
双肺多发形态不规则的实性结节,进一步证实为泡型棘球蚴病转移灶。

(2)胃肠道造影检查较少用于术前评估:术后胃肠道造影检查主要用于研判是否存在肠道吻合口漏及漏口部位,须知检查时对比剂只能用水溶性碘剂,禁用钡剂。

(3)术前 X 线胆管造影检查:目前多由磁共振胰胆管成像(magnetic resonance cholangiopancreatography,MRCP)取代;PTCD 或 ERCP 在明确胆道梗阻部位、梗阻程度的同时可进行胆管引流减黄(图 3-2-3);术后通过留置的引流导管直接进行胆道造影,简便易行,能够清晰显示胆道并发症。

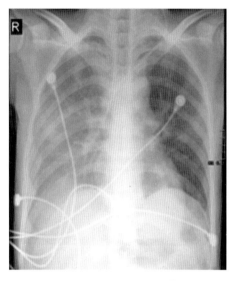

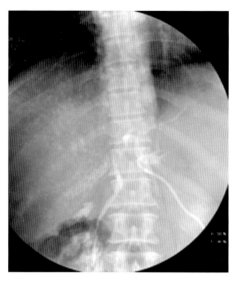

图 3-2-2 自体肝移植术后第 3 日
患者胸部影像表现

注:床边胸部 X 片显示右肺野密度均匀增高,左下肺及右侧片状影,提示右侧胸腔积液,右肺及左下肺炎症。

图 3-2-3 肝右叶巨大肝泡型棘球蚴病患者
PTCD 减黄术后 6 个月胆管造影影像表现

注:经 PTCD 引流管造影显示肝左叶胆管及胆总管显影,肝右叶胆管未见显影,肝左管走行迂曲,粗细不均匀。

(4)数字减影血管造影(digital subtraction angiography,DSA):是术前 X 线检查的重要内容,肝动脉及门静脉血管造影常用于术前介入栓塞治疗;下腔静脉造影检查可准确判断血管侵犯的范围、周围侧支血管等情况。术后血管造影检查是处理血管并发症的重要组成部分。

2. ELRA 中 CT 技术应用

CT 检查是自体肝移植术前、术后首选的影像学评价方法。CT 血管成像(computed tomography angiography,CTA)、胆管成像和容积测量技术已成为自体肝移植术前、术后重要的"一站式"检查手段。

(1)扫描范围上界应包括右心房,下界达到双肾静脉下方,以免遗漏肝上下腔静脉、右心房及肾静脉的病变。

(2)CT 扫描应包括 CT 平扫和多期增强扫描,包括肝动脉期、门静脉期和平衡期,根据不同患者血管成像的差异,决定是否进行延迟扫描。

(3)CTA 可以清晰地显示病变与肝动脉、门静脉、肝静脉和下腔静脉的空间构象关系(图 3-2-4),对手术计划的制订具有重要意义。术后各种血管并发症是引起健侧残余肝肝衰竭的重要原因,利用 CTA 无创性可确诊肝动脉、门静脉狭窄或血栓,以及肝静脉流出道受阻等血管并发症,同时也能显示肝内、外继发性损害,为临床采取有效治疗提供佐证。术前 CT 能够准确测量健侧残余肝的体积,对于保证手术成功和减少术后并发症具有重要意义;术后肝脏体积的测量有助于评价健侧再移植肝的再生情况。

3. ELRA 中 MRI 技术应用

MRI 具有多参数、多方位成像的优势,MRCP 是目前评价胆道系统最佳的检查方法之一,磁共振血管成像(magnetic resonance angiography,MRA)是 CTA 的有益补充,磁共振的功能成像及磁共振特异性对比剂的应用,能够反映肝细胞的功能状态,实现在活体状态下无创性评价肝脏贮备功能。

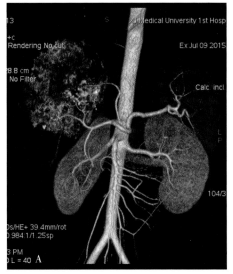
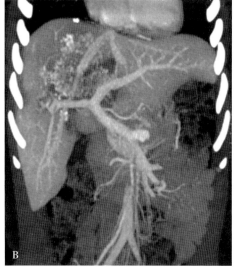

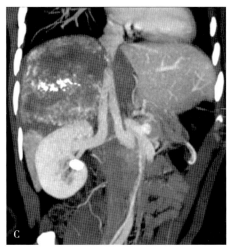

图 3-2-4　自体肝移植术患者术前 CT 三维血管重建

注:A. 动脉期容积再现图,显示肝左动脉变异,胃左动脉发出副肝左动脉;B. 门静脉期最大密度投影图,显示门静脉左、右支与肝内病变关系;C. 最大密度投影图,显示肝段下腔静脉被病变包埋。

（1）常规肝脏 MRI 检查应包括 T_2WI,脂肪抑制 T_2WI,化学位移双回波 T_1WI,弥散加权成像（diffusion-weighted imaging,DWI）,对于拟行 ELRA 的病例推荐进行钆对比剂肝脏增强扫描,依据具体情况考虑使用肝细胞特异性对比剂。磁共振对比剂作用于血管的时间长于碘对比剂,对肝脏的静脉回流系统——肝静脉及下腔静脉的显示优于 CTA,能弥补 CTA 的不足。

（2）MRCP 属于磁共振水成像技术,利用静态液体具有长 T_2 弛豫时间的特点,使用重 T_2WI 成像,使胆汁、胰液等流动相对缓慢或相对静止的液体呈高信号,而 T_2 较短的实质脏器和流动液体则表现为低信号,其优势是对于扩张的胆管树结构能够清晰、立体显示,肝细胞特异性对比剂在肝胆期的胆管成像是 MRCP 技术的有益补充。

二、术前影像学评估

1. 健侧新肝体积的影像学评估

超声、CTA、MRI 和核素功能显像等均可用于自体肝移植术的剩余健侧肝体积的测量，但 CT 肝脏体积测量更为成熟，临床上运用最为广泛。测量需在 CT 薄层图像上进行，选取清楚显示肝脏轮廓和血管最佳的扫描期相并且多使用手动勾画法，手工在各层扫描图像上勾画出健康剩余肝段轮廓，计算机测量出各层面积，剔除大血管结构，再进行叠加，得到剩余健侧肝体积。手动勾画结果准确，但费时费力；现通过计算机辅助分析软件，可以极大程度提高工作效率。例如数字化三维重建软件系统，将 CTA、MRI 扫描的医学数字成像和通信（digital imaging and communications in medicine，DICOM）格式文件输入系统，进行自动分析、计算出各个肝段的体积，生成三维立体图像，其对体积测量的准确性不逊色于手动勾画法。

2. 肝血管的影像学评估

ELRA 过程复杂，术前影像学的核心价值是影像医师及外科医师共同依据影像资料对每一例患者肝脏脉管进行个性化的设计重建（图 3-2-5）。移植外科医师对自体肝移植术前血管受侵的评价需要更加精准，其对肝脏血管系统的关注也进一步促进影像评价体系的建立和改进。

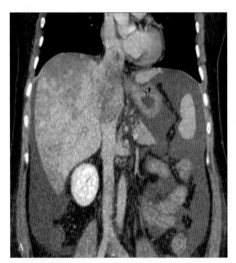
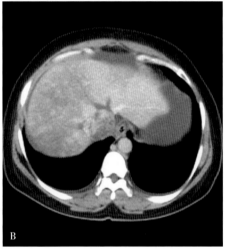
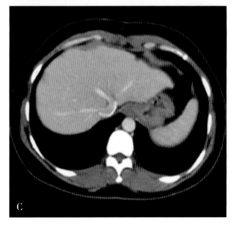

图 3-2-5 下腔静脉平滑肌肉瘤的个性化血管手术设计

注：A. CT 冠状位重建图像显示肝段、肝上段下腔静脉受累并侵犯右心房；B. 术前 CT 横断位图像显示肝脏右叶淤血显著，肝静脉增宽，依据术前影像检查患者进行了自体肝移植术，完整切除肿瘤，进行了大范围的下腔静脉人工血管置换；C. 术后 CT 片显示肝右叶淤血表现消失。

（1）肝动脉：肝动脉的受侵不能单独作为 ELRA 的适应证。移植外科医师对肝门部动脉血管的关注在于明确有无血管变异、判断病变受累的范围及吻合动脉的管径匹配程度。自体肝移植通常将剩余健侧肝叶或肝段的动脉与肝固有动脉吻合，亦可考虑使用肝动脉左支或右支与剩余健侧肝动脉吻合。CTA 对肝动脉显示优于 MRA。由于肝动脉较为纤细，影像对受侵犯动脉血管严重程度的判别较难，肝动脉、门静脉及胆管共同在 Glisson 鞘内，影像学出现胆管扩张往往提示动脉血管受侵犯。

（2）门静脉：CTA 能够清楚显示门静脉 4~5 级分支，能够显示门静脉血管受侵犯的范围、血管狭窄程度、管腔内是否有充盈缺损以及周围侧支循环，尤其是继发门静脉海绵样变等（图 3-2-6）。自体肝移植术过程中，病变侧门静脉血管多不予保留，剩余健侧肝的门静脉系统必须进行血管重建。通常情况下门静脉主干与次级分支进行端端吻合，如剩余健侧肝叶血管缺损严重，则需要血管补片或桥接血管等方式进行血管重建。基于新疆医科大学第一附属医院对 101 例肝泡型棘球蚴病手术切除的经验，门静脉一级分叉或主干受侵犯 + 患侧门静脉受侵犯达三级分叉 + 健侧门静脉受侵犯达二级分叉显著提示为 ELRA 的适应证。

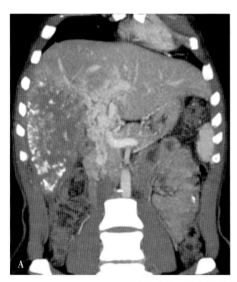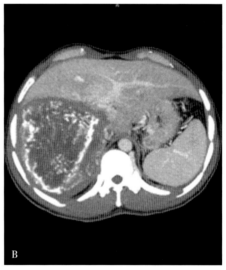

图 3-2-6　肝右叶占位，门静脉主干受侵犯
注：A.继发门静脉海绵样变；B.门静脉左支横部及远端血管未受侵犯，肝脏离体后
无法经门静脉进行肝脏灌注，转而经肝圆韧带内脐静脉灌注肝脏。

（3）肝静脉：CTA 对肝静脉显影的影响因素较多，特别是静脉血管受侵犯后，静脉血管显影最佳成像时间难以把握，MRI 常规的 T_1WI、T_2WI 因血管流空效应可使血管呈现低信号。由于钆对比剂作用于血管时间较长，MRA 对肝静脉显影优于 CTA，可作为 CT 检查的有益补充。肝静脉的血管壁较薄，易受到侵犯，血管与病变相贴即提示血管受侵。根据新疆医科大学第一附属医院对 101 例肝泡型棘球蚴病离体肝切除 / 在体切除病例的回顾分析，三支肝静脉同时受侵是离体肝切除的手术适应证，且剩余健肝回流静脉受侵犯程度越重、范围越大，手术难度越大。

（4）下腔静脉和肝 - 腔静脉汇合部：ELRA 前需要对下腔静脉受侵犯的长度和严重程度进行评价。CTA 能够显示病变累及下腔静脉的范围、长度，但由于变异（如扁平下腔静脉）

以及病变本身的影响,有时下腔静脉CTA成像并不理想,MRA可作为重要补充。影像显示下腔静脉变窄不能作为血管壁受侵的直接征象,下腔静脉的环形缩窄、血管完全闭塞／无对比剂通过及管腔内见肿物是血管壁全层受侵犯的可靠征象,CTA容易过高预判血管受侵犯的严重程度。对于肝段下腔静脉重度狭窄甚至完全闭塞,同时伴有周围广泛侧支循环血管建立的患者,术前DSA是显示下腔静脉狭窄程度及周围侧支循环情况的十分必要的影像评估方法(图3-2-7)。新疆医科大学第一附属医院对肝泡型棘球蚴病手术病例的分析显示下腔静脉受侵犯不能作为离体肝脏切除的必要影像指标,而三支肝静脉与腔静脉汇合处均受侵犯是离体肝切除的绝对适应证。

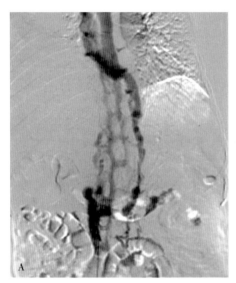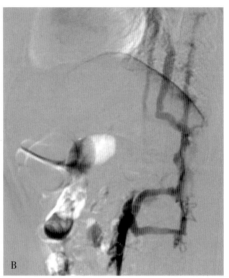

图 3-2-7　终末期肝泡型棘球蚴病患者下腔静脉造影表现

注:A.下腔静脉造影检查,显示下腔静脉平 L2 椎体处及以上,
未见显影;B.腰丛侧支循环建立,对比剂直接回流至右心房。

3. 胆管影像学评估

自体肝移植胆道重建的基本方式有 2 种:一是肝管-胆总管端端吻合,二是 Roux-en-Y 胆总管空肠吻合。MRCP 是自体肝移植术前最简便、安全无创的评价胆道系统的影像学方法。目前介绍两种 MRCP 方法:①三维容积扫描。最大密度投影重建,其成像特点是获得的 MRCP 图像有原始薄层图像,能够对胆道系统的病变进行详细的观察,同时结合最大密度投影重建可以进行 360° 旋转,不同角度观察胆道形态。缺陷是不能在一次屏气内完成,需要进行呼吸导航,患者的呼吸均匀程度影响成像质量,远端胆管显示能力较差。②单层面厚层采集。其优势是扫描时间短,一次成像仅需 2~5 秒便可获得一层完整的胆道系统容积 MRCP 图像,从不同角度进行多次扫描。其优点是对肝内胆管远端的显示度较好;而其缺点是缺乏原始图像,故推荐使用三维容积 MRCP 联合单层多角度采集,相互取长补短。肝细胞特异性对比剂成像,可利用肝胆期排入胆道的对比剂缩短 T_1 弛豫时间来进行胆道成像,为 MRCP 检查的有益补充(图 3-2-8)。肝胆期胆管成像的优点:①分辨率高,可以清晰显示肝内胆管;②一次屏气内即可完成,从而避免不同呼吸周期的影响,且伪影较少;③不受肠道内液体信号的干扰。

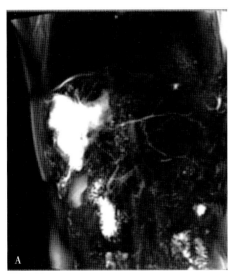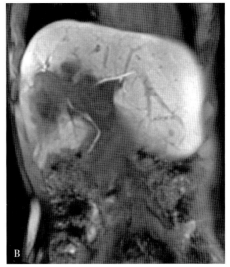

图 3-2-8 终末期肝泡型棘球蚴病患者胆管磁共振显像

注：A. MRCP 显示肝门部胆管受侵犯，显影中断；B. T_1WI 肝胆期胆管成像
对胆管树显示的对照，肝胆期图像对胆管及周围结构显示更为清晰。

4. 功能肝影像学评估

肝脏功能评估是自体肝移植术前评估的另一项重要内容。吲哚菁绿清除试验是目前临床最常用的术前评估方法。近年来影像学方法评估肝脏储备功能有了迅猛发展。肝细胞特异性 MRI 对比剂钆塞酸二钠注射液经静脉注射后，由肝细胞膜上有机阴离子转运多肽 1B1 和 1B3 摄取进入肝细胞内，并通过多药耐药蛋白 2 经胆道排泄，其肝细胞摄取并排泄与吲哚菁绿清除试验机制类似。肝细胞摄取对比剂的能力反映 T_1 弛豫时间缩短的程度，从而实现肝贮备功能的精准评估；DWI 反映微观水分子的自由运动、微观组织成分及细胞内外水平衡等信息，可评价肝纤维化，间接反映肝脏功能状态；MRI 血氧水平依赖成像反映了肝脏血流动力学变化、能量代谢和氧耗状况，从而间接反映肝细胞代谢功能。影像学对肝脏贮备功能的评估能够实现对肝段功能的评估，更符合自体肝移植对剩余健肝功能的精准评估。

三、术后影像学诊断

1. 血管并发症的诊断

自体肝移植术后血管并发症的发生并不少见，主要发生部位为肝动脉、门静脉或肝静脉的吻合口处。①肝动脉并发症：肝动脉并发症包括狭窄、血栓形成、假性动脉瘤和肝动脉破裂。术后早期检查以床旁超声检查为主，超声检查可疑肝动脉并发症时，应尽快进行 CTA 或动脉造影明确诊断。②门静脉并发症：门静脉血栓形成及门静脉狭窄少见，二者都好发于血管吻合处。门静脉并发症常伴发门静脉高压、静脉曲张，移植术后早期仍以超声检查为主，CTA 能够直观显示血管狭窄的程度、血栓范围及周围侧支循环情况；DSA 有兼顾确诊和治疗作用。③肝静脉及下腔静脉并发症：下腔静脉并发症（图 3-2-9）并不少见，人工腔静脉血管植入是腔静脉血栓的高危因素，围手术期后应重视影像学随访。CTA 能够直观显示血管狭窄的部位、血栓的范围，为进一步的临床干预方案提供参照。肝静脉狭窄好发于与腔静脉吻合处,当肝静脉回流障碍肝脏发生淤血时,肝静脉在 CTA 中多数显影差,MRA 则能够为静脉血管并发症的评价提供有益补充。

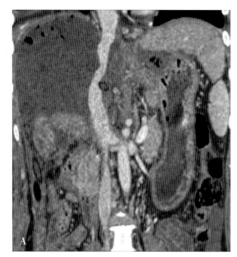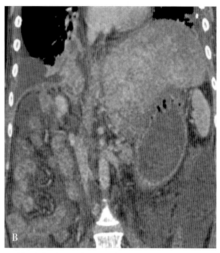

图 3-2-9　自体肝移植术后下腔静脉并发症的 CT 检查

注:A. 自体肝移植术后 9 个月,CT 冠矢位显示下腔静脉血栓形成;图 B. 矢状位重建图像显示血栓。

2. 胆道并发症的诊断

自体肝移植术后,胆道并发症主要是胆漏和胆管阻塞。其临床表现和实验室检查无特异性,因而影像学检查是发现胆道并发症最主要的手段。①胆漏:胆漏常发生于术后早期,影像诊断主要采用胆道造影,通过术后留置的胆道引流管造影检查是最常用的方法,超声和 CT 胆道显像也可以作为诊断方法。MRI 如果发现剩余健侧肝边缘、胆道吻合口周围不规则的长 T_1、长 T_2 信号区域,则提示有胆漏。②胆管阻塞:移植术后的胆管阻塞往往由于胆管狭窄、胆汁淤积、结石、留置支架、引流管阻塞等原因引起。胆管狭窄是胆管阻塞的最常见原因。可分类为吻合口狭窄和非吻合口狭窄。而后者常常由缺血性胆管损伤造成,需要 CTA 成像对肝动脉血管进行评估。CTA 及 MRI 检查均能显示移植术后的胆管狭窄及远端胆管扩张。胆道引流管未拔出前直接胆道造影最为便捷有效,经皮穿刺肝胆道成像(percutaneous transhepatic cholangiography,PTC)或 ERCP 可在确诊胆道并发症的同时实施微创治疗。

(王　健　刘文亚)

第三节　离体肝切除和自体肝移植
术前患者的心理评估

离体肝切除和自体肝移植术技术复杂、治疗风险高、手术时间长及其他因素会导致患者心理和精神方面的问题,因此如何准确地对患者进行心理评估,及时发现患者存在的心理和精神方面的问题尤为重要。

一、心理特征

许多患者在 ELRA 术前和术后存在不同程度的心理问题及负性认知和情绪反应,包括恐惧、焦虑、易激惹、自责、抑郁等,甚至出现自伤、自杀行为,这些负性认知和情绪反应削弱免疫功能,严重影响患者的手术效果、疾病预后和术后恢复。

1. 认知活动特征

ELRA 的复杂性和风险性、较多术后并发症及昂贵治疗费用,对患者心理造成严重不良影响,容易出现负性认知观念和主观感觉异常,尤其对身体生理活动,包括呼吸、血压、心率(heart rate,HR)、胃肠蠕动及体位等的感觉都异常敏感。患者长期住院,容易出现肢体有蚁爬感、时间知觉异常和空间知觉异常等。患者饱受病痛的折磨,势必产生歪曲的认知,并出现不同程度的记忆力异常,继发明显的记忆减退。患者思维活动也可受到一定的影响,导致分析判断能力下降,不能正确判断身边的事物。严重的患者会出现认知功能损害,甚至出现意识障碍。

2. 情绪特征

ELRA 患者住院时间相对较长,病痛的折磨使患者易产生焦虑、失眠、烦躁、情绪不稳定,自我控制能力下降,容易激惹。尤其是对疾病、手术结果和费用的担心使其容易出现焦虑、抑郁及恐惧的情绪。

(1)焦虑:患者焦虑的原因主要是对 ELRA 的性质、并发症及预后不明确,同时对手术的费用、医院的环境和术前紧张氛围感到担心和害怕,患者长期处于高度警觉状态中容易产生焦虑的情绪反应,同时伴有明显的生理反应,主要表现为自主神经紊乱引起的呼吸系统、心血管系统和消化系统症状。

(2)抑郁:由于长期病痛折磨、较重经济负担,患者常常表现出情绪低落、活动减少、兴趣缺乏、忧心忡忡、闷闷不乐,感到悲观压抑、自悲自责,对周围事物反应迟钝,失去生活兴趣,还会出现严重顽固的失眠及多种躯体不适、社会功能下降。

(3)恐惧:患者对疾病和手术产生恐惧,尤其害怕术后并发症和后遗症影响工作和生活,而且对医师的技术水平和术后护理缺乏足够的认识。他们常伴有自主神经功能紊乱症状,如心悸、出汗、四肢发抖,甚至大小便失禁等,更甚者出现回避行为。

3. 意志行为特征

长期住院和病痛折磨使患者意志行为活动减退、缺乏主动性、对他人的依赖性增加、不能按医师的要求完成治疗,甚至出现行为退化的现象,显得幼稚。患者可退回到婴幼儿时期的模式,发出呻吟、哭泣,甚至喊叫,以引起周围人的注意,获得关心与同情;自己能料理的日常生活也要依赖他人去做,希望得到家人、朋友、医护人员无微不至的照顾与关怀。

4. 人格特征

一般来说人格特征是比较稳定的,通常不会随时间和环境的变化而发生改变,但在患病情况下部分自体肝移植者会出现人格特征的变化。自体肝移植患者可表现为独立性降低而依赖性增强,被动、服从、顺从,缺乏自信等。尤其对患者的生活影响很大,他们常常很难适应新的行为模式,以致改变了原有的一些思维模式和行为方式,使人格特征发生了改变。如一些患者在术后变得自卑、自责、冷漠,甚至孤僻和退缩。

二、心理评估内容

首先,了解患者目前的心理状态,掌握患者在认知、情感、意志方面的情况,必须采用纵向对比和横向对比的方式,检查和判断患者言语、思维和行为是否异常,如果异常,则应确定存在哪些精神症状,明确精神症状内容和性质以及对患者日常生活、工作的影响程度,确认其具有临床诊断意义。其次,临床医师应获得全面、准确、可靠的病史资料,对患者的家属、同事、朋友进行详细的调查,充分评估患者的精神状态和准确地了解既往精神疾病的病史。对于自知力完好的精神患者,可以采取直接面谈的方式了解病史,由其他知情人进行补充。现将主要内容分述如下:

1. **精神疾病史**　病史的采集内容需特别注意精神疾病治疗史、药物依赖、酒瘾史、颅脑外伤及抽搐病史、自杀或自伤史等神经系统疾病的病史。

2. **个人史**　尤其是个性特征、成长环境和受教育情况、工作情况、婚姻状况和家庭社会支持系统。

3. **家族史**　注重家庭成员的人格特点,和患者本人的关系,以及家庭成员中有无精神病、癫痫、智力障碍、自杀、吸毒、酒瘾、犯罪等情况。

4. **体格检查和神经系统检查要点**　应建立在认真、全面地评估躯体情况的基础上,进行全身体格检查和神经系统检查。

5. **意识障碍的判断**　若患者存在明显的意识障碍,如昏迷状态,临床上判断并不困难。但精神科常见的是轻度的意识障碍,如意识模糊、谵妄,其判断则有一定困难,因此应特别注意。

6. **精神状况检查**　是检查者通过与患者的交谈和对患者的观察来全面了解患者精神状况的检查方法,主要有以下内容。①观察患者的一般状态及接触的主动性和合作程度。②观察患者意识状态,注意接触主动性、合作程度及其对周围环境的态度,时间、地点、人物定向及自我定向。③询问日常生活,包括饮食、大小便及睡眠等方面的情况。④检查患者有无错觉、幻觉及感知觉综合障碍。⑤通过观察患者谈话速度的快慢,言语的条理性、逻辑性等情况,以了解有无思维联想、思维内容及思维逻辑方面的问题。⑥观察患者注意力是否集中,有无注意增强、注意涣散、注意转移。⑦检查记忆力和智力状况,根据患者的文化程度与水平检查其一般常识、记忆力、计算力、理解力以及分析综合概括能力。⑧情感检查主要是通过观察患者的外在表现,如表情、言语、举止和通过交谈了解其内心体验。注意患者表情变化,情感障碍的种类、性质、强度、出现时间、持续时间、对社会功能的影响、与其他精神症状的关系,还要注意患者情感的稳定性,对周围人或事物的态度变化等。⑨意志行为主要是观察患者是否有意志减退或病理性增强,有无本能活动的减退或亢进,是否有精神运动兴奋、抑制以及一些怪异行为、冲动行为、自伤及自杀行为。对于意识不清、缺乏自知力或其他精神症状影响的不合作患者,他们不能配合检查,医务人员也无法和其进行有效交谈。此时的精神检查只能通过检查者的观察来进行。观察项目有一般情况、意识状态、言语和书写、表情和情感反应、动作和行为及日常生活表现。

7. **评估手段和方法**　为了比较客观评定和判断自体肝移植者精神症状及其变化,采用心理评定量表对患者的精神症状进行标准化和定量化的评估,确定症状是否存在,并判断其严重程度,可更全面地了解患者的病情,便于更有效的治疗。常用的评定量表如下:

（1）汉密尔顿抑郁量表（Hamilton depression scale，HAMD）是临床上评定抑郁状态时应用最为普遍的量表，现使用的是 24 项版本量表。项目和评分标准：HAMD 大部分项目采用 0~4 分的 5 级评分法。这项量表由经过培训的两名评定者对患者进行 HAMD 联合检查，一般采用交谈与观察的方式，检查结束后，两名评定者分别独立评分；在手术前后进行评分，可以评价病情的严重程度及治疗效果。按照 Davis JM 的划界分，总分超过 35 分，可能为严重抑郁；超过 20 分，可能是轻或中度抑郁；如小于 8 分，患者就没有抑郁症状。

（2）汉密尔顿焦虑量表（Hamilton anxiety scale，HAMA）包括 14 个项目。项目和评定标准：HAMA 所有项目采用 0~4 分的 5 级评分法，应由经过训练的两名评定者进行联合检查，采用交谈与观察的方式，检查结束后，两评定者各自独立评分。在手术前后进行评分，可以评价病情的严重程度及治疗效果。按照全国精神科量表协作组提供的资料，总分超过 29 分，可能为严重焦虑；超过 21 分，肯定有明显焦虑；超过 14 分，肯定有焦虑；超过 7 分，可能有焦虑；如小于 7 分，便没有焦虑症状。

（3）焦虑自评量表（self-rating anxiety scale，SAS）用于评定患者焦虑的主观感受及其在治疗中的变化。SAS 适用于具有焦虑症状的成年人，具有广泛的应用性。焦虑是心理咨询门诊中较为常见的一种情绪障碍，因此 SAS 可作为咨询门诊中了解焦虑症状的自评工具，按照中国常模结果，SAS 标准差的分界值为 50 分，其中 50~59 分为轻度焦虑，60~69 分为中度焦虑，69 分以上为重度焦虑。

（4）抑郁自评量表（self-rating depression scale，SDS）包含 20 个项目，采用 4 级评分方式，使用方法简便，能相当直观地反映患者抑郁的主观感受及严重程度。目前多用于患者的筛查、情绪状态评定以及调查等。指标为总分。将 20 个项目的各个得分相加，即得粗分。标准分等于粗分乘以 1.25 后的整数部分。总粗分的正常上限为 41 分，标准总分为 53 分。抑郁严重度 = 各条目累计分 /80。结果：0.5 以下者为无抑郁；0.5~0.59 为轻微至轻度抑郁；0.6~0.69 为中至重度抑郁；0.7 以上为重度抑郁。

（5）艾森克人格问卷（Eysenck personality questionnaire，EPQ）是由英国心理学家 Eysenck HJ 根据其人格三个维度的理论，于 1975 年编制，在国际上被广泛应用，实施方便，是我国临床应用最为广泛的人格测验。艾森克人格问卷具有较高的信度和效度，用其所测得的结果可同时得到多种实验心理学研究的印证，因此它亦是验证人格维度的理论根据，该问卷能较好反映不同人格倾向的肝移植患者在手术前后情绪适应的差异。

（6）90 项症状检核表（symptom check-list-90，SCL-90）测查 10 个心理症状因子：躯体症状、强迫、人际敏感、抑郁、焦虑、敌对、恐怖、偏执和精神病性，以及附加因子。因子分用于反映有无各种心理症状及其严重程度。每个项目后按"没有、很轻、中等、偏重、严重"等级以 1~5 分 5 级选择评分，由被试者根据自己最近的情况和体验对各项目选择恰当的评分。SCL-90 能比较好地了解移植患者的多项躯体症状，采用 10 个因子分别判定移植患者 10 个方面的心理症状情况，按全国常模，总分超过 160 分，或阳性项目数超过 43 项，或任一因子分超过 2 分，需考虑筛选阳性，进一步检查。

三、心理干预

1. 治疗目的为减轻痛苦和恢复社会功能　这类治疗常称为支持性心理治疗，是用于帮助自体肝移植术后出现心理问题的患者，或者是帮助有应激性问题但不能完全自己解决的患者,所有自体肝移植患者均应该给予支持性心理干预。

对 ELRA 术前或术后出现焦虑情绪的患者,医护人员首先应与患者建立良好的医患关系,积极主动地与患者及家属进行交流、沟通,对患者进行健康教育,了解患者产生焦虑的原因,了解患者对自体肝移植的态度,了解其焦虑的程度及心理承受能力。及时向患者和家属提供有关 ELRA 的信息,介绍此项手术的过程及预后情况,可以帮助患者了解 ELRA 的意义、程序和可能引发的并发症;及时征求患者的意见,解除其疑虑,取得患者的理解和配合,减少患者的恐惧感,给予患者适当安慰和鼓励,增加患者的安全感,消除顾虑。也可进行放松治疗、生物反馈治疗、行为治疗,如必须用药物治疗,尽量使用最小剂量。

对 ELRA 术前或术后出现抑郁情绪的患者,医护人员必须鼓励、引导患者看到自身存在的价值,其存在对亲属、子女、家庭的重要意义,帮助患者寻求多方面心理支持。对于有抑郁心理的患者应以心理治疗为主,主要采用支持治疗、认知疗法、人际心理治疗等给予患者心理上的支持和治疗,必要时可小剂量应用抗抑郁药。

医护人员术后应及时与患者沟通,耐心地与患者交谈,在病情允许的情况下,尽可能减少干预性的检查和治疗次数,减少体内插管,恢复正常的生活节律,病情稳定后及时转出重症病室。出现精神症状的患者,在心理治疗无效的情况下,可应用药物治疗,如应用苯二氮䓬类缓解患者焦虑、烦躁、失眠等。家属提供的支持系统有助于缓解患者焦虑。总之,由于术后患者的心理康复直接关系到患者的预后,越来越引起人们的重视。医护人员应该详细了解患者的性格特点,采取针对性措施。心理治疗的重点是帮助患者术后恢复、建立信心。治疗患者的同时,必须争取患者亲属、朋友的合作,正确对待患者,创立一个和谐、友好、互助的环境,家庭、同事、朋友、医护人员共同组成一个真诚关爱的社会支持系统,这对患者的心理康复极其重要。同时,鼓励患者参加适当的社会活动,使患者摆脱被遗弃感,以健康的心态面对生活。

治疗中 ELRA 患者与治疗医师之间关系极其重要,关系良好会有助于术后恢复,反之,关系紧张会阻碍康复。一旦建立了良好的医患关系,治疗医师可采取下列一些步骤:

(1)倾听:安排充分的时间来听患者的问题,让患者感到医师在关心他和理解他。这种倾诉常能减轻患者的不良情绪,减少患者的精神负担,缓解心理痛苦,提高生活质量,树立战胜疾病的信心。

(2)解释和指导:就患者有关 ELRA 相关心理问题给予解释和知识教育,矫正不正确的认识或卫生知识,并给予有效的指导和必要的健康教育。

(3)减轻痛苦或逆遇:通过鼓励 ELRA 患者情绪表达来减轻苦恼或心理逆遇,告诉患者,许多人遇到棘手的问题或挫折时都会有既悲观绝望,又愤怒敌对的混合情感体验,即使知道无法解决,但讲出来仍会好许多。

(4)提高自信心:帮助 ELRA 患者回顾自己患病过程中仍保留的一些优点和兴趣爱好。即使存在疾病或不良反应所致的严重损害,患者也仍然要保持一些功能和乐观,应该鼓励他们认识到这一点,并学会使用和自娱自乐。

(5)鼓励自我帮助:自我帮助的目的是帮助 ELRA 患者在配合常规临床治疗需要和继续保持原有功能之间建立一恰当的平衡,这是支持性心理治疗的一个最重要目的。

2. 治疗目的为重新适应 ELRA 患者在治疗过程中会出现各种不同的心理反应,通过心理治疗可帮助患者缓解和减轻消极心理反应,这类治疗的目的是帮助患者解决心理、社会应激性问题,使得他们能更好地适应生活。躯体疾病和心理因素的交互作用会导致病情加重,构成心理冲击,出现严重消极情绪,患者一时难以应对与处理,则产生严重的情绪问题,对于有严重情绪问题患者的处理方法则称为心理干预。

(1)咨询:与患者建立良好的关系,积极给予解释和心理指导,鼓励患者表达其感受、增强信心,帮助患者尽快适应自己的心理反应,减轻心理痛苦,提高生活质量,树立战胜疾病的信心,在术前采用适当的心理咨询常常是有效的。

(2)干预:干预包括心理干预、药物治疗和物理治疗等。当患者面临自体肝移植可能出现激烈的情绪波动时可用心理干预。治疗的目的是纠正错误的认知,应用认知疗法改变患者对手术及预后的不合理和歪曲的认知,运用放松训练、系统脱敏等治疗处理焦虑症状。心理干预并不强调改变长期存在的各种负性认知和心理问题,而是着重恢复到正常的情绪状态或心理平衡,使得患者能更好地应对将来可能出现的危机。心理干预的主要目标为减轻焦虑、抑郁和改善睡眠,一般通过鼓励患者宣泄和表达出自身感受。

心理干预的同时可以给予药物治疗,可以使用选择性 5- 羟色胺再摄取抑制剂、5- 羟色胺和去甲肾上腺素再摄取抑制剂和小剂量第二代抗精神病药,患者睡眠问题比较严重时候给予弱抗焦虑药及导眠剂,近年来也推荐使用经颅磁刺激治等物理治疗方法。

(伊琦忠 安治国)

第四节 离体肝切除和自体肝移植术的
临床营养评估和干预

肝脏是人体内脏里最大的代谢器官,参与人体生命活动。肝移植围手术期的患者术前因肝功能异常,机体葡萄糖、蛋白质和脂肪代谢紊乱,多数伴有不同程度的营养不良(营养不足),明显影响了 ELRA 的结局。据报道,经典肝移植受者术前营养不良的发生率高达80%~100%,中、重度营养不良的发生率达 60%~70%,我国肝移植患者的营养状况与国外相似。ELRA 患者中,80% 的肝病患者存在营养不良,肝泡型棘球蚴病患者入院前营养不良的发生率可达 17.8%,其不良营养状态会增加移植术后并发症的发生率,而术前的营养状态对手术成败及术后康复可产生重要的影响。总体而言,ELRA 手术时限长,吻合更为复杂,准确评估围手术期患者的营养状况,制定适宜的营养治疗方案尤为重要。

一、营养风险筛查和营养状况评价

应用不同营养评价方法对肝移植围手术期患者进行营养评价,检出存在营养风险的比率不同。由于各评价法所反映的机体组分、营养状况不同,加之不同肝脏病变患者营养情况受诸多因素的影响,因而导致上述差异的出现。所以,临床上应采用综合方案进行营养评估,以提高其准确性。

1. 营养风险筛查工具 营养风险筛查能有效、快速地被医务人员使用,可评估 ELRA 患者是否存在营养风险,并根据筛查结果结合临床,制定相应的营养治疗方案,本节主要介绍营养风险筛查 2002(nutritional risk screening 2002,NRS 2002)(表 3-4-1)。是欧洲肠外肠

表 3-4-1　营养风险筛查 2002

患者资料	
姓名	住院号
性别	科室
年龄	床号
身高 /m	体重 /kg
体重指数（BMI）	白蛋白 /（g/L）
临床诊断	

风险筛查（以下一项答"是"，则进入最终筛选；答"否"，应每周重复调查一次）

是否 BMI<20.5？（体重 / 身高^2, kg/m^2）	是□否□
患者在过去 1~3 个月有体重下降吗？	是□否□
患者在过去的 1 周有进食减少吗？	是□否□
患者有严重疾病吗（如 ICU 治疗）？	是□否□

营养风险筛查评估（疾病状况评分 + 营养状况评分 + 年龄评分）总分：

A. 疾病状态

疾病状态	分数	若"是"请打钩
骨盆骨折或者慢性病患者合并有以下疾病：肝硬化、慢性阻塞性肺疾病、长期血液透析、糖尿病、肿瘤等	1	
腹部重大手术、卒中、重症肺炎、血液系统肿瘤等	2	
重度颅脑损伤、骨髓移植、危重病患者［急性生理学和慢性健康状况评价（acute physiology and chronic health evaluation，APACHE）>10 分）］等	3	

B. 营养状态

营养状况指标	分数	若"是"请打钩
正常营养状态	0	
3 个月内体重减轻 >5% 或最近 1 个星期进食量（与需要量相比）减少 20%~50%	1	
2 个月内体重减轻 >5% 或 BMI18.5~20.5 或最近 1 个星期进食量（与需要量相比）减少 50%~75%	2	
1 个月内体重减轻 >5%（或 3 个月内减轻 >15%）或 BMI<18.5（或人血清白蛋白 <35g/L）或最近 1 个星期进食量（与需要量相比）减少 75%~100%	3	

C. 年龄

年龄	分数	若"是"请打钩
<70 岁	0	
≥ 70 岁	1	

D. 处理

□总分 ≥ 3 分：患者有营养风险，需营养治疗

□总分 <3 分：无营养风险，可每周重新评估其营养状况

筛查时间：　　　　　　　　　　　　　　　　记录者：

内营养学会(European Society for Parenteral and Enteral Nutrition,ESPEN)工作小组根据近20年发表的128个随机对照试验(randomized controlled trial,RCT)开发的营养风险筛查工具,也是我国中华医学会肠外肠内营养学分会推荐的营养风险筛查工具。由国际上第一个采用循证医学方法开发并为住院患者进行营养风险筛查的方法,其信度和效度均已得到验证。该评分量表具有简便、无创、费用低等优点,目前广泛应用于临床,同样适用于 ELRA 患者术前营养风险的筛查。

2. 营养状况评价　营养评定(nutrition assessment)通过膳食调查、人体测量、临床检查、实验室检查及多项综合营养评价方法等手段,判定人体营养状况,确定营养不良的类型及程度,估计营养不良的危险性,并监测营养治疗的疗效。

(1)主观全面评定(subjective global assessment,SGA):是目前临床上使用最广泛的一种通用临床营养状况评价工具。大量的临床研究证明了 SGA 对于住院时间、死亡率和并发症发生率有着较好的预测效度,亦适用于不同年龄的 ELRA 患者的营养状况评估。

(2)人体测量:是静态的营养评价方法,能够客观地反映机体情况,临床最常用的人体测量学指标包括:体重、三头肌皮褶厚度(triceps skinfold thickness,TSF)、上臂肌围(mid-arm muscle circumference,MAMC)和握力。

体重是评价机体营养状况的一项重要指标,标准体重(kg)=身高(cm)−105。评价标准实测体重占标准体重百分数 ±10%,为营养正常;>10%~20%,为过重;>20%,为肥胖;<10%~20%,为消瘦;<20% 为严重消瘦。BMI 是评价肥胖和消瘦的良好指标,BMI 计算公式为:$BMI(kg/m^2)=$ 体重$(kg)/$ 身高$^2(m^2)$ (表 3-4-2)。

表 3-4-2　我国成人 BMI 评定标准

等级	BMI 值 /(kg/m²)
消瘦	<18.5
正常	18.5~23.9
超重	24~27.9
肥胖	≥ 28

注:若存在腹水等体液潴留现象,体重及 BMI 多不能准确反映营养状况。

TSF 是间接判断体内脂肪储存量的一项指标。可用三头肌皮褶厚度测量计钳夹肩峰与尺骨鹰嘴连线中点处的上臂伸侧皮肤及皮下脂肪,连测 3 次,取平均值。正常值范围:男性 11.3~13.7mm;女性 14.9~18.1mm。测量值占正常值的 90% 以上为正常;80%~90% 为轻度营养不良;60%~79% 为中度营养不良;<60% 为重度营养不良。

MAMC 用于判断骨骼肌或体内瘦体重。先测量上臂中点周长,利用公式计算:MAMC(cm)= 上臂围(cm)−3.14 × TSF(cm)。正常值范围:男性 2.28~2.78cm;女性 2.09~2.55cm。测量值占正常值的 90% 以上为正常;80%~90% 为轻度肌蛋白消耗;60%~79% 为中度肌蛋白消耗;<60% 为重度肌蛋白消耗。

握力与机体营养状况密切相关,是反映肌肉功能十分有效的指标。通常使用握力计进行握力测定。正常值范围:男性握力 ≥ 30kg;女性握力 ≥ 20kg。

（3）人体成分测定：人体成分测定利用生物电阻抗法分析机体内细胞内液、细胞外液、蛋白质、脂肪以及矿物质的含量是否正常，以其客观、无创、准确等优势在临床疾病动态检测中得到广泛应用。

（4）实验室检查：借助生化、生理实验手段发现机体临床营养不足、营养储备水平低下或营养过多，以便较早掌握营养失调征兆及动态变化，及时采取必要的干预措施，对于进行ELRA 患者营养评价以及营养素缺乏病的正确诊断和有效措施制订均有重要意义。

血浆蛋白包括血浆白蛋白、转铁蛋白、血清前白蛋白及视黄醇结合蛋白。

免疫功能包括总淋巴细胞计数、Ⅳ型变态反应、T 细胞亚群、NK 细胞等。

综合上述指标发现，营养及代谢指标可受多种因素影响，故对 ELRA 患者，并非单项指标就可明确，需要多项指标综合考虑。

二、围手术期的营养支持

ELRA 患者术前因慢性肝病引起长期肝脏代谢功能障碍，大多存在胃肠功能障碍、食欲不佳导致能量摄入减少，机体蛋白质、脂肪、糖类代谢紊乱。糖原储存功能受损使糖异生能力减低，导致机体利用脂肪和蛋白质作为替代的能量来源，进一步加重脂肪组织和肌肉的分解。因此，患者肌肉和储存的脂肪均伴随不同程度的消耗，导致营养不良的发生。营养不良是影响 ELRA 患者预后的重要因素，合理的营养支持具有积极的作用，且适用于肝移植的每个阶段。

营养支持建议

（1）术前营养支持：肠内营养能够促进胃肠道血液供应、增加肠蠕动、改善肠道淤血状态、调节胃肠道激素，同时能够改善门静脉血流，因此，肠内营养能更有效地维护肝脏功能。ELRA 患者术前应尽可能采用肠内营养，由营养医师为患者制订膳食营养治疗方案，尽量减少因食欲不佳和腹胀对进食造成的影响，若经口进食不足时，可采用口服营养补充（oral nutritional supplement，ONS）或留置肠内营养管给予营养。总体来讲，补充的能量应该是基础能量消耗的 1.2 倍，糖类供能比例应占 60%~70%。为避免肝性脑病的发生，蛋白质的来源应以植物蛋白为主，每天摄入量为 1~1.2g/kg。同时应注意适当补充维生素及矿物质等。对于食欲很差或不能经口进食及极重度营养不良患者，可采用肠外营养。

（2）术前肠道准备：术前 6~8 小时给予患者碳水化合物饮品 800ml，术前 2~3 小时给予碳水化合物清饮 400ml，可改变患者在空腹情况下的能量储存和保持糖类代谢，降低术后胰岛素抵抗，缓解术前口渴、饥饿和焦虑，提高患者术后主观症状改善，减少瘦弱患者的体重丢失，缩短术后住院时间。

（3）术后营养支持：综合依据 ESPEN 在 2006 年、2009 年、2018 年针对肝病的肠内营养和肠外营养指南、国际肝性脑病和氮质代谢协会的《2013 肝硬化患者肝性脑病营养管理》《中国肝性脑病诊治共识意见（2013 年，重庆）》以及《外科临床营养指南》中的建议，营养不良是影响移植术预后的主要因素，因此建议对营养状况进行监测。对营养不良患者，建议给予额外的 ONS 甚至经管饲补充（专家共识）；在对等待移植的患者进行监测时，必须定期评定营养状况和给予合理的膳食指导建议；肝移植术后，建议在 24 小时内尽早摄入正常食物或进行肠内营养；肝移植术后只要生命体征稳定即可开始营养支持（A）；给予营养支持时，优先考虑肠内途径，对肠内途径不能满足营养需求（不足需求量的 60%）者，辅以肠外营养（C）；

当禁食时间大于 72 小时或肠内营养不能实施时,应给予患者肠外营养,推荐总能量摄入量为 1.3 × 静息能量消耗(resting energy expenditure,REE),葡萄糖为 2~3g/(kg·d),葡萄糖提供能量占非蛋白质能量的 50%~60%,葡萄糖应配合胰岛素使用。同时给予水溶性维生素、微量元素等。推荐肝移植术后给予含益生菌(如乳酸杆菌)的含纤维肠内营养制剂(B)。对肝移植术后患者应进行长期的营养状况监测和饮食指导(C)。在基本供给原则下,可依据个体病情和治疗特点加以调整(表 3-4-3)。

表 3-4-3 ELRA 患者术后能量和营养素的推荐量

能量和营养素	术后早期推荐量	出院后推荐量
总能量	从 20~30kcal/(kg·d)开始,逐渐增加至 30~40kcal/(kg·d)(基础能量消耗的 120%~130%)	一般为基础能量消耗的 120%~130%,依据活动量大小调整
糖类	占总能量的 50%~70%	占总能量的 50%~70%,限制单糖摄入
脂肪	以中长链为宜,占总能量的 30%,不能超过 50%	控制在总能量的 30% 以下,饱和脂肪酸控制在总能量的 10% 以下
氮	从 0.1~0.15g/(kg·d)开始,逐渐增加至 0.2~0.4g/(kg·d)	无需额外补充
钙	800~1 200mg/d	1 000~1 500mg/d,必要时补充维生素 D
钠	2~4g/d	3~4g/d
镁和磷	鼓励进食富含镁、磷的食物,必要时补充镁、磷制剂	鼓励进食富含镁、磷的食物,必要时补充镁、磷制剂
钾	根据血钾水平补充或限制摄入	根据血钾水平补充或限制摄入

注:1kcal=4.18kJ。

(李 莉 陈培培)

第五节 三维可视化技术在离体肝切除和自体肝移植术中的应用

三维可视化(3-dimensional visualization,3DV),又称三维重建(3-dimensional reconstruction,3DR)主要包括:从 CTA、MRI、PET/CT 图像中获取特征参数和进行三维重建和可视化展示的过程,根据手术需要还可以提供虚拟手术和术后移植肝的随访等技术支持(图 3-5-1)。它是展示、描述、解读组织和器官的三维解剖学信息和形态学特征的技术,并为临床决策提供直观、立体、准确的方法。由于 ELRA 存在严格的适应证,术前应用超声、超声造影(ultrasound contrast)、CT、MRI 和 DSA 等手段进行手术规划的同时,借助 3DV 评估肝脏的"量与质"及病灶周围结构特点是必要手段,并在终末期肝占位性病变实施 ELRA 的诊断、治疗和随访等各个环节中发挥愈来愈重要的作用。

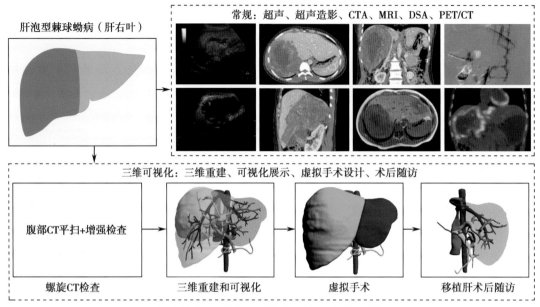

图 3-5-1　ELRA 术前常规及三维可视化评估

注：肝泡型棘球蚴病肝右叶病灶常规采用超声、超声造影、CTA、MRI、DSA、PET/CT 进行系列评估，此后采用三维可视化技术进行三维重建（包括测量）、可视化展示、虚拟手术设计。此外，三维可视化还可以被用于术后随访。

新疆医科大学第一附属医院作为国内最早将 3DV/3DR 技术应用于肝泡型棘球蚴病外科治疗和开展 ELRA 术式的医院，应用三维可视化技术提供手术决策和效果评价。既往 3DV 技术主要应用于计算未来移植肝（future liver remnant，FLR）的肝脏各部分体积，然而同时不能忽视传统影像技术的在评价血管病灶侵犯方面的作用。因此，CT 和 MRI 结合 3DV/3DR 的方法是提出最佳决策的重要方式。临床实践证明，3DV 在肝切除术前评估、虚拟肝切除术、测量肝脏各部位体积、血管形态学特征等方面的有效性以及 3DV 结合血流动力学参数所带来的监测门静脉高压的新诊断措施已成为实施 ELRA 不可缺少的创新方法。

本节以肝泡型棘球蚴病病为例，主要阐述 3DV 技术在 ELRA 领域的工作流程、技术要点、提高临床决策能力、术后随访观察移植肝等过程，强调对肝脏疾病和患者本身的实用性内容。

一、三维可视化技术流程

1. **二维影像后处理**　完成 CT 扫描后，获得动脉期、门脉期、延迟期断层图像，应用图像处理工作站进行二维影像后处理，得到冠状位、矢状位图像和 CTA 血管显像等图像。在所获得和构建的二维图像上评价肝脏、病灶、各脉管系统的同时，针对肝静脉、下腔静脉、门静脉、肝动脉、侧支循环系统血管进行后处理，包括多平面重组（multiplanar reformation，MPR）、最大密度投影（maximum intensity projection，MIP）、容积成像技术（volume roaming technology，VRT）等（图 3-5-2）。

此后，使用常规阈值分割方法移除肋骨和脊椎骨的同时尽可能保留肝脏脉管或其他组织。完成动脉、静脉及病灶大致位置的三维显示。CTA 图像重构及处理完毕后,由一名影像科医师和一名临床医师共同完成肝脏体积测量工作:选择肝实质强化最明显的门静脉期图像,自肝顶部每四层描记肝脏形态轮廓,应用工作站计算功能软件得出各层面积并累加,获得全肝体积、病灶体积;由临床医师设计手术拟切除平面,进行 FLR 体积的估算。最终将所有患者的 CTA 检查结果、3DV 图像及其原始数据以常规图像和医学数字成像和通信(digital imaging and communication in medicine,DICOM)格式分别存储。

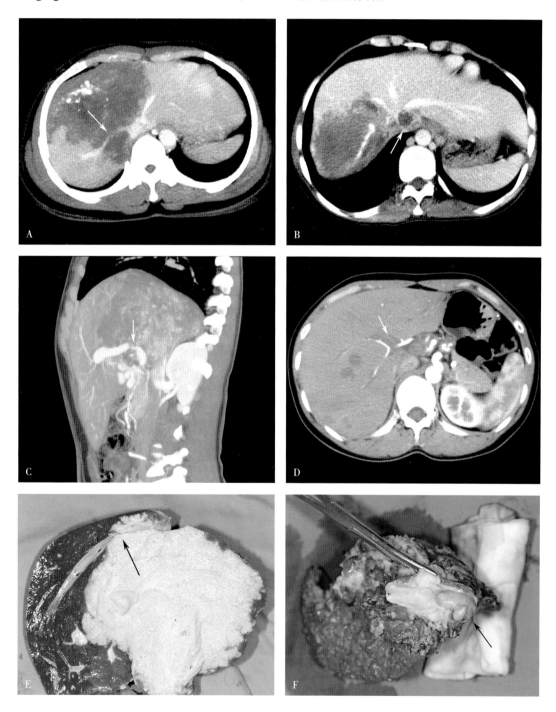

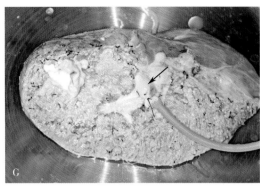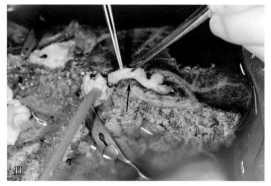

图 3-5-2　ELRA 术前二维影像后处理及术中吻合度

注：A、E. 术前影像后处理显示肝右静脉根部的侵犯在术中得到证实；B、F. 术前影像后处理显示肝静脉 -
下腔静脉汇合部的病灶栓子在术中得到证实；C、G. 术前影像后处理显示门静脉分叉部侵犯在术中得到
证实；D、H. 术前影像后处理显示肝动脉分支侧壁侵犯并在术中得到证实。

2. 三维重建（3DR）及三维可视化（3DV）　将 CT 扫描数据以 DICOM 格式导入数字化
肝脏三维重建软件，软件自动识别肝脏重建出血管的空间结构，与原始二维 CT 图像融合进
行准确性的校验，对个别三维重建模型与二维有差异的病例进行部分手工修改（图 3-5-3）。
最后，将所得的三维重建图像与二维图像进行准确性校验，进一步纠正重建效果（图 3-5-4）。

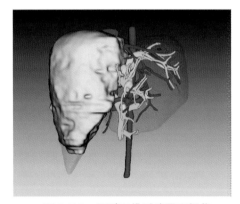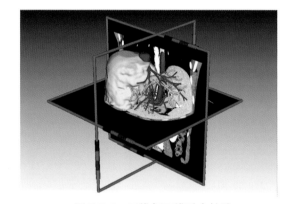

图 3-5-3　肝脏三维重建及可视化　　　　　　图 3-5-4　二维与三维融合校验

明确病灶所累及肝段位置，并进行记录与统计。将重建处理后的数据以静态图像或动
态文件进行保存。运用三维重建系统中测量工具对肝脏三维模型进行全肝体积、病灶体积、
各重要管道内径等参数的测量。明确病灶与肝静脉、门静脉的关系，分析第一、第二肝门及
肝后下腔静脉受侵犯情况。

二、虚拟手术设计与手术指导

三维平面内交互式观察肝内病灶位置，根据门静脉流域个体化肝段分割结果，精确判
断病灶位置，观察病灶与第一肝门、第二肝门重要管道结构的位置关系，结合 CTA 图像判断
肝后下腔静脉受侵犯情况以及通畅程度，利用软件的测量工具，测量管道受侵长度，以及主
要管道管径（图 3-5-5）。将肝后下腔静脉受侵情况定义为四种类型。Ⅰ 型：病灶紧贴于 IVC

生长,IVC 受压变形,管径变细,管腔通畅;Ⅱ型:病灶包绕 IVC 管壁生长,包绕角度 <180°,IVC 受压变形,管径变细,管腔通畅尚可;Ⅲ型:病灶包绕 IVC 管壁生长,包绕角度 >180°,IVC 管腔内受侵犯,管径明显变细,管腔部分病灶阻塞;Ⅳ型:病灶包绕 IVC 管壁生长,包绕角度 >180°,管腔完全闭塞,奇静脉半奇静脉开放,侧支循环形成。肝后下腔静脉侵犯长度定义为两型。a 型:病灶侵犯长度 <2cm;b 型:病灶侵犯长度 >2cm。

软件的肝脏分割工具,对肝内病灶进行切除虚拟手术设计,在根治性手术切除病灶的前提下,设定手术切除安全边界为 2cm,根据病灶位置以及管道受侵情况,进行不同切除平面的设计,包括以下方案。①方案 1:肝部分切除(局限于肝脏一叶的病灶部分切除或肝段切除);②方案 2:半肝切除;③方案 3:扩大半肝切除。根据术中是否需要行 IVC 人造血管替换分为:方案 A 和方案 B。根据上述虚拟手术切割结果,进行拟切除肝脏体积以及剩余肝脏体积的测算,计算 FLR 与全肝体积(total liver volume,TLV)比值(RLV/TLV);同时计算 RLV 与标准肝体积(standard liver volume,SLV)比值(RLV/SLV)(图 3-5-6)。虚拟手术方案根据病灶情况,设计不同切除平面,优化手术设计后,从而制定最终手术方式,并在 101 例 ELRA 临床实践中得到有效证据佐证。

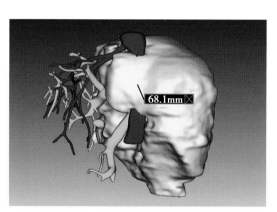

图 3-5-5　虚拟手术和体积测算

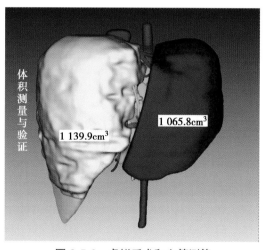

图 3-5-6　虚拟手术和血管测算

（阿卜杜萨拉木·艾尼　何翼彪　温　浩）

参 考 文 献

［1］ 吐尔干艾力·阿吉,温浩,邵英梅.肝泡状棘球蚴术前可根治性切除的综合评估 [J].肝胆外科杂志,2006,12 (2): 154-156.

［2］ 吐尔洪江·吐逊,阿卜杜萨拉木·艾尼,李玉鹏,等.非原位肝切除技术安全性、可行性和有效性的系统评价 [J].中华医学杂志,2016,96 (28): 2251-2257.

［3］ PICHLMAYR R, BRETSCHNEIDER H J, KIRCHNER E, et al. Ex situ operation on the liver. A new possibility in liver surgery [J]. Langenbecks Arch Chir, 1988, 373 (2): 122-126.

［4］ WHO Informal Working Group on Echinococcosis. Guidelines for treatment of cystic and alveolar echinococcosis in humans [J]. Bull World Health Organ, 1996, 74 (3): 231-242.

［5］ MANTION G A, VUITTON D A. Auto-versus allo-transplantation of the liver for end-stage alveolar echi-nococcosis？[J]. Chin Med J (Engl), 2011, 124 (18): 2803-2805.

［6］ PICHLMAYR R, GROSSE H, HAUSS J, et al. Technique and preliminary results of extracorporeal liver surgery (bench procedure) and of surgery on the in situ perfused liver [J]. Br J Surg, 1990, 77 (1): 21-26.

［7］ WEN H, DONG J H, ZHANG J H, et al. Ex Vivo Liver Resection and Autotransplantaion for End-Stage Alveolar Echinococcosis: A Case Series [J]. Am J Transplant, 2016, 16 (2): 615-624.

［8］ KOCH S, BRESSON-HADNI S, MIGUET J P, et al. Experience of liver transplantation for incurable alve-olar echinococcosis: a 45-case European collaborative report [J]. Transplantation, 2003, 75 (6): 856-863.

［9］ RAAB R, SCHLITT H J, OLDHAFER K J, et al. Ex-vivo resection techniques in tissue-preserving surgery for liver malignancies [J]. Langenbecks Arch Surg, 2000, 385 (3): 179-184.

［10］ MOMII S, KOGA A. Time-related morphological changes in cold-stored rat livers: a comparison of Euro-Collins solution with UW solution [J]. Transplantation, 1990, 50 (5): 745-750.

［11］ 吐尔干艾力·阿吉，邵英梅，赵晋明，等. 肝泡型包虫病自体肝移植中提升功能肝"量与质"的临床实践：附 12 例临床病例分析 [J]. 中华医学杂志, 2017, 97 (4): 270-275.

［12］ LI H, XIAO Y, WANG S, et al. TWIST-VIBE five-arterial-phase technology decreases transient severe motion after bolus injection of Gd-EOB-DTPA [J]. Clin Radiol, 2017, 72 (9): 800. e1-800. e6.

［13］ CAI L, YEH B M, WESTPHALEN A C, et al. 3D T_2-weighted and Gd-EOB-DTPA-enhanced 3D T_1-weighted MR cholangiography for evaluation of biliary anatomy in living liver donors [J]. Abdom Radiol, 2017, 42 (3): 842-850.

［14］ HE Y B, BAI L, JIANG Y, et al. Application of a Three-Dimensional Reconstruction Technique in Liver Autotransplantation for End-Stage Hepatic Alveolar Echinococcosis [J]. J Gastrointest Surg, 2015, 19 (8): 1457-1465.

［15］ GEISEL D, LEMANN L, HAMM B, et al. Imaging-based liver function tests—past, present and future [J]. Rofo, 2015, 187 (10): 863-871.

［16］ SUMIYOSHI T, SHIMA Y, TOKORODANI R et al. CT/99mTc-GSA SPECT fusion images demonstrate functional differences between the liver lobes [J]. World J Gastroenterol, 2013, 19 (21): 3217-3225.

［17］ HAMM B, HIOTIS SP, LABOW D, et al. Phase I clinical evaluation of Gd-EOB-DTPA as a hepatobiliary MR contrast agent: safety, pharmacokinetics, and MR imaging [J]. Radiology, 1995, 95 (3): 785-792.

［18］ NARITA M, HATANO E, ARIZONO S, et al. Expression of OATP1B3 determines uptake of gd-eob-dtpa in hepatocellular carcinoma [J]. J Gastroenterol, 2009, 44 (7): 793-798.

［19］ WIBMER A, ALIYA Q, STEININGER R et al. Liver transplantation: impaired biliary excre-tion of gadoxate is associated with an inferior 1-year retransplantation-free survival [J]. Invest Radiol, 2012, 47 (6): 353-358.

［20］ HAIMERL M, VERLOH N, FELLNER C et al. MRI-based estimation of liver function: Gd-EOB-DTPA-enhanced T_1 relaxometry of 3T vs. the MELD score [J]. Sci Rep, 2014, 4: 5621.

［21］ SANDRASEGATAN K, AKISIK F M, LIN C, et al. Value of diffusion-weighted MRI for assessing liver fibrosis and cirrhosis [J]. AJR Am J Roentgenol, 2009, 193 (6): 1556-1560.

［22］ CHUNG S R, LEE S S, KIM N, et al. Intravoxel incoherent motion MRI for liver fibrosis assessment: a pilot study [J]. Acta Radiol, 2015, 56 (12): 1428-1436.

［23］ GUO Y, JIN N, KLEIN R, et al. Gas challenge-blood oxygen level-dependent (GCBOLD) MRI in the rat Novikoff hepatoma model [J]. Magn Reson Imaging, 2012, 30 (1): 133-138.

［24］ 陆林. 沈渔邨精神病学 [M]. 北京：人民卫生出版社, 2017.

［25］ 张明圆. 精神科评定量表手册 [M]. 长沙：湖南科学技术出版社, 1993.

［26］ 李明滨. 医学的人性面：情绪与疾病 [M]. 台北：金名图书公司, 2003.

［27］姚树桥 . 医学心理学 [M]. 北京：人民卫生出版社，2013.

［28］NICHOLS K A. Psychological care in physical illness [M]. 2nd ed. london: Chapman&Hall, 1993.

［29］SELYE H. Stress in Health and Disease [M]. Boston: Butterworths, 1976.

［30］CUI X, BRAY S, BRYANT DM, et al. A quantitative comparison of NIRS and fMRI across multiple cognitive tasks [J]. Neuroimage, 2011, 54 (4): 2808-2821.

［31］DAN H, DAN I, SANO T, et al. Language-specific cortical activation patterns for verbal fluency tasks in Japanese as assessed by multichannel functional near-infrared spectroscopy [J]. Brain Lang, 2013, 126 (2): 208-216.

［32］LIU X M, SUN G X, ZHANG X Q, et al. Relationship between the prefrontal function and the severity of the emotional symptoms during a verbal fluency task in patients with major depressive disorder. Amulti-channel NIRS study [J]. Prog Neuropsychopharmacol Biol Psychiatry, 2014, 54: 114-121.

［33］MERLIM, GIUSTOM, GENTILIF, et al. Nutritional status: its influence on the outcome of patients undergoing liver transplantation [J]. Liver Int, 2010, 30 (20): 345-348.

［34］MEHRABI A, FONOUNI H, WENTE M, et al. Wound complication following kidney and liver transplantation [J]. Clin Transplant, 2006, 20 (17): 97-110.

［35］LEON S M, VALERO Z M A. Nutritional assessment and management in liver transplantation [J]. Rev Esp Enferm Dig, 2006, 98 (1): 1-5.

［36］FANG C H, LIU J, FAN YF, et al. Outcomes of hepatectomy for hepatolithiasis based on 3-dimensional reconstruction technique [J]. J Am Coll Surg, 2013, 217 (2): 280-288.

［37］XIE A, FANG C, HUANG Y, el al. Application of three-dimensional reconstruction and visible simulation technique in reoperation of hepatolithiasis [J]. J Gastroenterol Hepatol, 2013, 28 (2): 248-254.

［38］温浩 . 包虫病学 [M]. 北京：人民卫生出版社，2015: 32-36.

［39］AJI T, DONG J H, HUANG J F, et al. Ex vivo liver resection and autotransplantation as alternative to allo-transplantation for end-stage hepatic alveolar echinococcosis [J]. J Hepatol, 2018, 69 (5): 1037-1046.

［40］DONG J, YANG S, ZENG J, et al. Precision in liver surgery [J]. Semin Liver Dis, 2013, 33 (3): 189-203.

［41］KUNERT W, STORZ P, KIRSCHNIAK A. For 3D laparoscopy: a step toward advanced surgical navigation: how to get maximum benefit from 3D vision [J]. Surg Endosc, 2013, 27 (2): 696-699.

［42］WAGNER Q J, HAGEN M, KURMANN A, et al. Three-dimensional vision enhances task performance independendy of the sursicat method [J]. Surg Endose, 2012, 26 (10): 2961-2968.

［43］KONG SH, OH BM, YOON H, et al. Comparison of two and three-dimensional camera systems in laparoscopic performance: a novel 3D system with one camera [J]. Surg Endosc, 2010, 24 (5): 1132-1143.

［44］KERN P, WEN H, SATO N, et al. WHO classification of alveolar echinococcosis: Principles and application [J]. Parasitol Int, 2006, 55 (Suppl): S283-S287.

［45］ATANASOV G, BENCKERT C, THELEN A, et al. Alveolar echinococcosis-spreading disease challenging clinicians: a case report and literature review [J]. World J Gastroenterol, 2013, 19 (26): 4257-4261.

［46］温浩，邵英梅，赵晋明，等 . 肝两型包虫病诊断与治疗专家共识 (2015 版)[J]. 中华消化外科杂志，2015, 14 (4): 253-264.

［47］OLDHAFER K J, PREIM B, DORGE C, et al. Acceptance of computer-assisted sur-gery planning in visceral (abdominal) surgery [J]. Zentralbl Chir, 2002, 127 (2): 128-133.

［48］阿卜杜萨拉木·艾尼，邵英梅，吐尔干艾力·阿吉，等 . CT 和 3D 重建在肝泡型包虫病离体肝切除和自体肝移植术前评价重要血管中的作用 [J]. 中华器官移植杂志，2019, 40 (4): 205-210.

第四章

离体肝切除和自体肝移植术的
麻醉与重症医学

第一节　离体肝切除和自体肝移植术的麻醉

一、麻醉前评估

（一）麻醉前处理

70% 需行 ELRA 的患者并发脏器功能紊乱，需要在行自体肝移植成功后数日甚至数周才能纠正，但是随时威胁患者生命的严重病理变化，如心血管疾病、急慢性肺部综合征、严重胸腔积液引起的低氧血症。行 ELRA 的患者心脏往往呈高排低阻型动力学改变，同时血管活性物质灭活障碍；坏死肝脏毒性物质释放增加（肝切除后症状好转）。肝脏疾病患者中约有 3% 合并严重的冠状动脉疾病。接受 ELRA 的患者均存在不同程度的代谢紊乱和酸碱失衡，这些可导致心律失常。长期利尿治疗可致低血容量和电解质紊乱（低钠血症、低钾血症）。肝脏疾病患者低蛋白血症导致与蛋白结合的药物减少，血浆中游离的药物增多而使药物作用增强。血浆药物代谢和清除率的变化随着肝脏血流的变化和肝细胞色素 P450 系统的活性变化而降低。

1. 手术床要垫变温毯，输血输液要配加温器，否则进入新肝期患者体温会过低。

2. **备好各类常用和急用药物，准备好监测设备**　①高度抗干扰的心电监测；②直接动脉测压，较无创测压准确可靠；③连续的中心静脉压；④脉搏血氧饱和度；⑤尿量；⑥体温，包括鼻咽温和直肠温。

3. **其他**　必备的有关实验检查仪器：①便携式血气分析仪，可定时监测血液电解质、pH、血红蛋白和红细胞比容的变化；②袖珍血糖仪；③监测凝血功能的凝血功能分析仪，或血栓弹力图（thromboelastography，TEG）等。如条件允许还应持续监测血流动力学变化［心排血量（cardiac output，CO），肺动脉楔压（pulmonary arterial wedge pressure，PAWP），小血管阻力（small vessel resistance，SVR），肺血管阻力（pulmonary vascular resistance，PVR）］，或经食管超声心动图检查（trans-esophageal echocardiography，TEE）监测心脏结构和功能变化（对肝硬化门静脉高压的患者放置 TEE 探头应特别小心，防止损伤食管曲张静脉引起大出血）。实施麻醉和肌松药监测以便麻醉医师能维持患者于快通道最佳麻醉状态。

（二）麻醉前评估

存在顽固性的终末期肝脏疾病、对其他治疗无效、预期存活率少于 1~2 年的需要行 ELRA 的患者，需进行大量的检查，以排除自体肝移植术不能改善的其他脏器的致命性病变。

大部分晚期肝脏疾病的病变只有通过移植才可得到纠正。因此认识病变及其严重程度，并且只对威胁诱导麻醉安全的病变进行治疗。例如，术前通常不纠正凝血障碍，除非其十分严重并引起活动性出血；合并胸腔积液可导致低氧血症，在诱导麻醉前进行必要的胸腔穿刺；严重的低钠血症需要在术前纠正，以防止可能的中枢脑桥脱髓鞘。

对凝血病变进行充分的检查十分重要。必要的检查包括国际标准化比值（international normalized ratio，INR）、凝血酶原时间（prothrombin time，PT）、活化部分凝血活酶时间

（activated partial thromboplastin time，APTT）、纤维蛋白原和血小板计数。此外可直接评估凝血能力的 TEG 检查对指导自体肝移植术也极有价值。TEG 的结果常可指导成分输血。

拟行自体肝移植术的患者随着病情的发展，肝功能会进一步恶化，对所有的器官和系统都会有一定程度的影响。术前评估患者状况是很困难的，此时的病情并不能代表移植时病情。因此对行自体肝移植术的患者病情的评估应间隔一段时段，单独进行两次。第一次评估应该在入院后完善相关检查后进行。

血浆肌酐水平是预测术中或术后死亡的最准确指标，即术前肌酐水平大于 1.7mg/L 预示着其死亡率将高达 79%。腹水、肝性脑病、白细胞计数升高、辅助淋巴细胞和 T 淋巴细胞比率降低、血浆肌酐水平及胆红素升高等都与死亡危险的增加有关。对行 ELRA 的患者若术前就进入 ICU，其脓毒症的发生率和死亡率（32.6%）均高于非 ICU 住院患者（15.8%）或直接从家里来住院的患者（11.9%）。多学科会诊应该主要集中在心血管系统、呼吸系统、泌尿系统、代谢及血液系统功能障碍等方面。

第二次评估应在 ELRA 术前即刻进行。任何病情不稳定的患者都应在术前排除脓毒症，因为它几乎是致命的危险因素。

二、术前准备

在施行 ELRA 前即刻对评估期间所作的全部检查进行仔细回顾，做好充分的麻醉前准备（表 4-1-1）。努力鉴别患者在围手术期是否有过量出血的高度危险，其在围手术期变化多端，并且极难预测。同时应将手术计划和有大出血可能性通知备案到血库，准备充足的血源以满足大量输血的需要。有些患者除增加浓缩红细胞外，还应备有新鲜冰冻血浆。某些严重贫血或凝血障碍的患者，在手术开始前就应输入血液制品，并应将液体容量负荷调整到最佳状态。手术前麻醉评估重点关注心脏功能、肺功能、肾功能，手术前肝脏功能评估包括术前胆红素水平、肝泡型棘球蚴病病灶直径、肝门侵犯程度、周围器官受侵程度和功能肝质量五个方面。对于首次就诊时已有黄疸，并伴肝内胆管梗阻性扩张的患者行 PTCD。采用上腹部三维血管增强 CT 或 MRI 等影像学工具评估肝泡型棘球蚴病病灶的直径、肝门侵犯程度和周围组织（如膈肌、右肾、右肾上腺等）受侵程度，以及评估是否需联合切除或修补等。

表 4-1-1　离体肝切除和自体肝移植术麻醉前准备

序号	麻醉前准备工作
1	复习首次评估的结果
2	复查血液学检查和心电图
3	复评 ELRA 的危险因素
4	手术前尽量将容量调整到最佳水平状态
5	存在有活动性出血倾向，则开始纠正凝血功能障碍
6	通知血库备血

三、麻醉方法与术中监测

(一) 麻醉诱导及维持

静吸复合麻醉诱导可采用常规的快速麻醉诱导,以对循环无明显抑制的药物为首选。麻醉维持以吸入七氟烷较为常用。避免应用氧化亚氮(nitrous oxide,N_2O),因易于产生肠腔胀气,无肝期前可能增加肠腔淤血、循环不良;大血管操作如有空气进入会造成严重的空气栓塞。可持续或间断输注咪达唑仑或异丙酚、芬太尼和肌松药。

静吸复合麻醉辅以硬膜外麻醉可应用于无明显凝血功能障碍的患者,行硬膜外阻滞再复合静吸麻醉。其优点有:①减少全身麻醉药用量;②使麻醉更趋稳定;③术后可进行镇痛。

麻醉诱导病情Ⅰ~Ⅱ级的患者在到达手术室后才给予标准监测,而行 ELRA 的患者术前 ASA(American Society of Anesthesiologists)分级一般为Ⅰ~Ⅲ级。如尚未建立静脉通路,可插入 14~16G 的静脉导管。在给予任何药物之前,就应开始监测呼气末氧浓度以保证有足够的预充氧。药物结合蛋白水平的降低可导致机体对静脉麻醉药物的敏感性增加,而分布容积的增加又可引起机体对肌松药的耐受性增加。除非肝功能障碍很严重,药动学一般不会有明显的变化。如有反流和误吸的可能,可使用全麻快速诱导。通常应首先给予 4~6μg/kg 的芬太尼;然后依次缓慢静脉滴注咪达唑仑 10~40μg/kg、丙泊酚 1~2mg/kg 及罗库溴铵 0.4~0.6mg/kg。如果预计血流动力学不太稳定,则可给予氯胺酮 1~2mg/kg;但如诱导前交感神经张力已升高,氯胺酮有时也可引起心血管系统的抑制。

在用手术单覆盖患者之前,应仔细检查患者的体位,以便保证身体各部位没有受压点及静脉通路没有被阻塞。患者的上肢应用软物衬垫,通常将上肢紧贴着放在身体两侧;如有再建立静脉通路的可能性,则将一侧上肢放在托手架上,其外展幅度越小越好。在诱导后及围手术期应经常用吸引器抽吸胃管,以便能使胃减压并有利于术野的暴露。

麻醉维持可选用在体内很少被代谢的挥发性麻醉剂,如七氟烷,并吸入空气和氧气的混合气。应避免使用 N_2O,因为它有轻度的心肌抑制效应,并有可能加重空气栓塞,而空气栓塞在再灌注期或静脉转流时最易发生。肌松药应使用长效肌松药,如泮库溴铵或哌库溴铵;如合并有肾功能不全,最常使用的是维库溴铵或罗库溴铵,阿曲库铵并不常应用,尽管它具有独特的霍夫曼消除途径,即不需经过肝、肾就可消除。在围手术期及大出血的情况下,为了维持血液中足够的抗生素水平,应分几次静脉滴注合适的抗生素。

(二) 术中监测

术中所需监测的项目,取决于患者有无手术史、到达手术室时的状况、手术方式及预计失血量。尽管高度危重患者在术前就已开始进行监测,并在运送手术室途中也使用手提式监测仪,但通常是在手术室才开始连续监测。如果有创监测通道已经放置了一段时间或有感染的迹象时,应在其他部位重新置入。标准监测项目包括脉搏血氧饱和度、中心体温、心电活动、呼气末二氧化碳浓度及尿量。心电图应常规监测Ⅱ导联和Ⅴ导联,S-T 段也应监测。大多数情况下在全身麻醉诱导后才进行桡动脉穿刺置管,但如果病情不稳定,应在麻醉诱导前进行桡动脉穿刺置管。一般只使用一条动脉通道;而有些移植中心则使用两条动脉通路,一条用于测定动脉压,另一条则用于采集动脉血标本。如肝动脉吻合期间需阻断主动脉的话,股动脉置管的用途则不大;如预计需使用左腋静脉作静脉转流,则桡动脉穿刺置管应选择在右侧桡动脉,因须暴露左腋窝以便穿刺置管。应备有两条 16G 的外周静脉通路,而右颈内静脉可置入 7F 的三腔静脉导管;还应常规使用肺动脉导管,以便监测中心静脉压(central venous pressure,CVP)、肺动脉压(pulmonary artery pressure,PAP)、肺动脉楔压(pulmonary arterial wedge pressure,PAWP)、混合静脉血气、心脏指数(cardiac index,CI)及经计算的小血管阻力(small vessel resistance,SVR)。如需经皮穿刺静脉通路施行静脉转流,应在左颈内静脉置入中心静脉导管,以便右颈内静脉被用作静脉转流环路的回流端。如术前有凝血功能障碍,则很少使用锁骨下静脉通路,因为此部位无法压迫止血。应尽量避免长期使用股静脉,但对肾功能受损害的患者来说,可以插入股静脉导管,以便能监测肾脏灌注压,例如,在无肝期应维持肾脏灌注压在 60mmHg 以上。由于手术方式的不同,根据患者的病情需要选择最适合的监测手段。

实验室检查对行 ELRA 的患者安全管理相当重要,因此应在手术室备有便携式生化分析仪,以便在 2 分钟内就能提供结果。值得特别关注的项目包括血红蛋白、血小板计数、INR、APTT、血钙、血钾、血糖及血气。也可监测纤维蛋白原和其他的凝血因子,尽管它们对术中管理作用不大,但有大出血和大量输液时还是有一定意义。应在诱导后、肝脏游离期、阻断下腔静脉和门静脉前、无肝期的早、中及后期、下腔静脉和门静脉开放之后及再灌注期等时间点抽取血标本。除了肺动脉导管监测体温外,还应使用咽部或食管探头监测中心体温。空气对流引起的热量丢失、大量的输血输液及冰冷的供体器官都可导致低体温,而低温又可引起心律失常、凝血功能障碍、肾功能不全及降低心肌收缩力。在 ELRA 期间,应用快速加温系统、使用非传导性物质包裹患者头和肢体及强力加温系统均有助于维持体温,并可能传导热量给患者从而使其体温升高。

四、围手术期麻醉管理若干问题与对策

ELRA 根据手术不同阶段分为三期:无肝期前期、无肝期及新肝期(修复重塑健侧新肝期)。

(一) 无肝期前期

从麻醉诱导开始,到钳夹门静脉、下腔静脉及肝动脉、人造血管临时重建肝后 IVC 之前为无肝期前期。在麻醉诱导后静脉滴注抑肽酶 200 万 U,以后在整个手术期间都需静脉滴注抑肽酶(15 万 U/h),这是一种丝氨酸蛋白酶抑制剂,可以减少凝血酶和纤维蛋白溶解原的生成,而具有抗纤溶作用。抑肽酶具有抗感染作用。为了维持一定的尿量,可使用多巴胺、甘露醇和呋塞米。在游离和牵拉下腔静脉时,常发生心律失常和阵发性低血压,当然也可见于低钙血症和低镁血症或两者并存,可经中心静脉通路缓慢注入氯化钙和镁剂。在阻断大血管之前,应试探性地暂时阻断下腔静脉和门静脉,观察心血管系统的反应,以确定是否需要静脉转流。容量负荷足够的患者,如阻断大血管后,平均动脉压(mean arterial pressure,MAP)下降超过 30% 或心脏指数降低 50% 以上,应考虑施行静脉转流。TEE 可用来监测心室充盈状况、是否有栓子及心瓣膜功能是否正常。在阻断大血管之前,可使用甘露醇、小剂量的多巴胺及维持足够的肾脏灌注压,并可应用静脉转流,以保护肾功能。

阻断下腔静脉可导致患者回心血量降低 50%~60%,CI、MAP、PAWP 及 CVP 显著下降,而 HR、体循环阻力指数(systemic vascular resistance index,SVRI)及肺血管阻力指数(pulmonary vascular resistance index,PVRI)则明显增加。虽然此时心排血量仍较阻断前低

50%以上,但通过代偿机制,MAP通常在阻断下腔静脉后10分钟内部分恢复。手术搬动肝脏时,压迫、扭曲、暂时阻断静脉回流,可致一过性的低血压,此时不必即刻干预,调整肝脏位置后,多可恢复。

凝血功能状况的评价:运用血栓弹性描记仪,监测凝血功能,观察术野的出血情况,并采集血液标本送实验室检测。除非有过多的失血,否则不应过度纠正凝血障碍。低钠血症、低钾血症不必积极处理,尤其是开放前。除非是重症患者,一般不需补充葡萄糖。根据血红蛋白含量静脉滴注红细胞悬液,使其维持在80g/L以上,以免血液过度稀释而造成携氧能力的降低,同时应避免低血压的发生,必要时可给予多巴胺3~5μg/(kg·min)微泵输注。同时补充白蛋白纠正低蛋白血症。

(二) 无肝期

无肝期开始的标志是钳夹门静脉、下腔静脉及肝动脉、人造血管临时重建肝后IVC。随着外科手术的进步,目前98%的患者在无肝期都可采用人造血管临时重建肝后IVC和门静脉-下腔静脉(portal vein-inferior vena cava,PV-IVC)临时转流,其血流动力学可逐渐恢复至无肝期前期水平。需警惕重建IVC早期,全身血流重新分布,阻断下腔静脉期间所产生的酸性代谢产物快速大量回到右心房,同时外周血管扩张,SVR显著降低和出现一定程度的心肌抑制,这些均可导致明显心动过缓,甚至心搏骤停。如果心排血量的增加不足以代偿血管的扩张时,低血压会持续,常伴有肺动脉高压,重者导致急性右心衰竭。在实施自体肝移植术中一名患者就在重建IVC后早期发生了急性右心衰竭导致心搏骤停,在此汲取教训,对IVC重建后开放时应与外科医师共同协作,在稳定血压的同时,先开放1/3 IVC,待血流动力学平稳后再次开放1/3 IVC,直至完全开放。随着无肝期时间的延长,血流动力学水平应逐渐恢复至术前水平。

与同种异体肝移植比较,ELRA的最大特点是无肝期持续时间较长,虽然外科医师采用修复肝脏创面和临时重建下腔静脉分工操作,可减少无肝期时间。静脉-静脉旁路应用的优点在于它能够维持正常的肾脏灌注压、减少小肠淤血和出血;缺点是可导致体温进一步降低、空气栓塞、血栓危险,以及意外损伤和脱管。在IVC未重建前肾脏的血液回流基本中断,肾脏无灌注而致无尿。下腔静脉回流受阻导致下腔静脉淤血、组织缺氧及酸中毒。无论从生理学或技术层面来说,肝移植过程中最困难、最危险的时期均为无肝期。在离体肝切除和修复肝脏创面期间,患者术中更易发生酸碱及电解质的变化。自体肝移植术的长无肝期主要影响有:①由于长时间缺乏肝脏的代谢功能,大量酸性代谢产物造成代谢性酸中毒,循环中的酸性代谢产物与游离钙结合,引起体内钙含量显著下降。在肝移植手术中对低钙血症的积极治疗,可用5~10mg/kg的氯化钙或者15~30mg/kg的葡糖酸钙。②无肝期阻断门静脉和下腔静脉致使部分血容量阻滞在下腔静脉、麻醉药物引起的血管阻力下降以及术中失血等造成的回心血量下降,导致血压明显下降,进而使部分组织缺氧,无氧代谢增强,乳酸堆积,更加重酸中毒,可以在阻断前微量泵入血管活性药物如去甲肾上腺素维持血流动力学稳定。③在无肝期末再灌注前预防性补充最佳的血容量,调节酸碱和电解质平衡,维持一定的低钾血症状态(3.0mmol/L)直到新肝移入期。无肝期体温显著下降可能是由于手术创面大、无肝期肝脏糖代谢的缺失、冷灌洗液及冰水的共同作用所致。可通过提高室内温度解决,加温及输液加温仪的应用亦是解决低体温的有效方法。由于无肝期肝脏糖代谢的缺失,组织糖利用的减少,故此阶段血糖水平变化并不显著。

阿片类药物主要经肝脏代谢,代谢产物则由肾脏排出,无肝期理论上麻醉药物极少代谢和排泄,对麻醉药和肌松药的需求则极少。亦有报道在无肝期对芬太尼和舒芬太尼的需要量无明显变化。大量输液输血导致的低体温、血液稀释、凝血功能障碍和出血是无肝期最常见的并发症,通过积极保温措施、提高血浆胶体渗透压可以逆转。如果在下腔静脉未重建前输入过多的液体,在下腔静脉开放后则会极大加重心脏负担,可以在阻断前调节患者体位于头低位,促进下半身的血液回流。血管活性药物在阻断大血管后低血压的处理中具有重要的作用。可使用 α 受体激动剂,如去甲肾上腺素和去氧肾上腺素(苯肾上腺素)。

(三) 新肝期

新肝期根据剩余健侧肝修整后的肝动脉(hepatic artery,HA)和门静脉(portal vein,PV)及胆管情况,应选择合适的重建方式。术中重建顺序依次为 IVC、肝静脉、PV、HA 及胆道。若离体肝切取的正常自体血管不足以重建 IVC,可取患者单侧和/或双侧大隐静脉、人工血管或异体血管代替 IVC。当门静脉吻合完毕,血管开放后,就进入了新肝期。血容量变化剧烈与手术复流方式和失血量有关。开放门静脉使肝脏充盈和肝静脉出血,可加重回心血量不足。下腔静脉开放后,原本淤积于下半身的血流进入循环,会导致一系列的病理生理变化。回心血量的骤增使心脏前负荷明显增加。在下半身的淤血中,含有大量的无氧代谢产物乳酸,以及由于酸中毒导致的血浆钾离子浓度的明显增高。酸性含高钾的冷保存液突然进入循环,会导致酸中毒、电解质紊乱。中心静脉温度短暂快速下降可作为肝脏灌注良好的指标。致命性高钾血症如发生,需用钙剂和碳酸氢钠来治疗。剧烈地血流动力波动可导致严重低血压、心率减慢、体循环阻力降低、肺动脉压增高。在门静脉开放后动脉收缩压下降超过 30mmHg、时间超过 5 分钟情况下发生上述变化及其表现即称为再灌注综合征。再灌注后综合征的治疗可用血管收缩剂和肾上腺素能受体激动剂。在门静脉开放前,应适当提高血压、纠正酸碱电解质平衡紊乱;在门静脉开放后,将患者置于头高位,避免来自于下半身的血液过快地进入循环。提高每分通气量,适度过度通气可部分代偿代谢性酸中毒。

随着健侧新肝功能的逐渐恢复,所有血流动力学指标也逐渐恢复至术前水平。开放肝上、下腔静脉前,必须用林格溶液或人体白蛋白(500~1 000ml)冲洗出移植肝脏中的保存液、空气和碎屑,并用适量的门静脉血冲洗肝脏后再缓慢开放下腔静脉。肝上、下腔静脉开放后,由负性心脏活性介质或静脉空气栓塞所致的心肌抑制需要正性肌力支持。严重低血压时,快速补充血容量,适当使用缩血管药,如以 0.01~0.1μg/(kg·min) 的速度持续静脉滴注去甲肾上腺素或单次静脉注射 50~100μg 去氧肾上腺素。注意纠正酸中毒和低血钙。高钾血症时可静脉滴注胰岛素和葡萄糖。严重心律失常时应对症处理,备好除颤器。严密监测MAP,注意肺动脉高压、急性右心衰竭和肺栓塞的发生。

移植肝功能良好的指标:钙需求减少、酸中毒好转、尿量增加、中心体温上升、胆汁出现。下腔静脉开放后,肾脏的再灌注恢复,肾功能也应逐渐恢复。通常给予呋塞米和甘露醇。但甘露醇有可能导致肾间质水肿反而造成肾损害。

在 ELRA 早期,如果对肝脏创面细小管道和血管进行相应的修补、结扎等处理不细致,多会导致新肝早期肝脏断面的渗血,可能发生不易控制的大出血,甚至出血性休克。故应建立足够的静脉通道以满足大量紧急输血的需要。输血输液的目的并不是维持血细胞比容于正常值,而是要维持在一个可以接受的相对较低的水平。而对于心肺功能较差,而且存在心肌缺血的老年患者,血细胞比容维持在 30% 以上则更为合理。输入的液体和血液应加热。

输入的液体最好不含乳酸,因为患者肝功能不良,有可能形成乳酸酸中毒。使用渗透利尿剂和袢利尿剂使患者保持足够的尿量。枸橼酸的代谢能力受到损害时,应严密监测血浆钙离子的水平。静脉滴注陈旧库血和浓缩红细胞时,应特别注意血清钾离子的监测,以免术中高钾血症给患者造成危险。

五、麻醉后相关处理

ELRA 创面大,术中出血难以精准估计。手术过程中出血和输血量越多,新肝再灌注后凝血异常和出血倾向就越严重。输入大量冷冻的库存血越多,对患者机体内环境干扰越大(如稀释性凝血障碍)、纤溶激活越严重,还有枸橼酸中毒、高钾血症、低钙血症和低温等不利影响,甚至面临棘手的"非切割或缝扎缺陷"的广泛渗血。许多肝移植专家的经验指出采取减少出血、合理成分输血和保护凝血功能等保护血液的措施,是维持血流动力学稳定和手术顺利的重要手段,也是麻醉管理重要内容之一。减少出血措施是多方面的:①手术者技术熟练,切除病肝时基本上可以做到出血甚少;②麻醉医师采用低中心静脉压技术配合使手术失血更少;③对凝血功能障碍的患者,为了防止手术创面渗血,主张在切皮前静脉滴注重组人凝血因子Ⅶ1IU(1.2mg×4支),甚至 2~4IU;④术前输注 3 袋冷沉淀,或应用大剂量抑肽酶抑制纤溶,收缩微小血管,减少毛细血管通透性和保护血小板功能而达到减少术中失血。现在新疆医科大学第一附属医院在行 ELRA 时出血甚少,基本上可以做到约 10% 的患者不输血。当然,如果病肝粘连严重,分离病肝和剥离肝门很难不失血,如发现失血较多应及时适量输血,或静脉滴注浓缩红细胞以维持手术患者的血细胞比容 >26%、血红蛋白 >60~80g/L、血小板 >1.0mmol/L。术后患者送至 ICU 监护,用呼吸机维持。一般在术后数小时或次日拔管后返回病房。这样处理是为了保证患者没有活动性出血,心血管系统稳定,并有足够的自主呼吸和气体交换。少数患者在没有明显禁忌证的状态下,可手术后立刻拔管。这种立即拔管法能够减少费用而不影响预后。

(叶建荣　王　江　洪　毅)

第二节　离体肝切除和自体肝移植术的重症阶段管理

ELRA 主要用于常规手术难以根治性切除的肝内良恶性病变。ELRA 将复杂的肝切除技术、器官低温灌注、体外静脉转流技术及健侧新肝血管吻合技术集成应用,推动了肝脏外科创新技术的发展,其手术操作复杂、难度系数高、手术时限长,术后并发症的诊治直接关系到患者的预后,这对自体肝移植术后的重症监护治疗提出了新的要求与挑战。

一、常规监护

关注术后患者的各项生命体征变化,连续动态监测血压、脉搏、呼吸,对低血压、缺氧、出血、少尿等情况需高度警惕。密切观察体温变化。手术时间长及大量失血等可使机体处于低体温状态,术后体温的高低可直接反映术后肝功能的恢复情况;低体温也不利于患者凝血功能恢复,因此此后转回 ICU 后应持续动态监测核心体温。血流动力学改变是术后早期的常见情况,术中大量体液丢失以及大量输血均可造成患者血流动力学改变,甚至部分自体肝移植术需要在体外循环支持下完成,为维持稳定有效的血流动力学,术后需持续心电监护,应用有创血压监测、持续中心静脉压监测,必要时进行血流动力学监测。严密监测呼吸。自体肝移植术时限长、病灶常侵犯膈肌,而且受到牵拉刺激等原因,术后易发生肺部感染、肺不张、胸腔积液等并发症,因此呼吸功能恢复后鼓励并协助排痰、做深呼吸、尽早帮助患者坐起或下地都是预防术后肺部并发症的有力措施。自体肝移植术后早期常因移植肝脏不稳定需要严格限制体位,限制了早期肺部康复锻炼,术后需要综合评估患者肌力、意识、循环、血气分析、自主呼吸试验(spontaneous breathing trial,SBT)等指标,以期能够早期脱机拔管及早期肺部康复锻炼治疗。

离体肝切除术中有一段无肝期,多采用人工血管临时性静脉分流,门静脉和肝动脉的低温灌注均可导致不同程度的肝脏灌注性损伤。表现为移植术后谷丙转氨酶(alanine aminotransferase,ALT)、谷草转氨酶(aspartate aminotransferase,AST)及总胆红素升高,应对上述指标进行严密监测,对有关肝功能的化验检查应经常复查,了解肝功能的恢复情况,如有异常,应及时处理。因患者长期患有肝脏疾病,自身凝血因子合成减少,手术创伤、术中术后大量输血等也可加重患者凝血功能紊乱。因此自体肝移植术后出血及凝血异常十分常见,术后48小时内监测出血及凝血功能尤为重要,应密切观察术区引流管引流量、颜色、性状变化。各引流管应妥善固定、保持通畅、按时更换、严格无菌,避免引起感染。此外,注意观察伤口有无明显渗血情况,全身皮肤有无瘀斑、出血点。严密监测 PT、APTT、纤维蛋白原及国际标准化比率等凝血指标,发现异常及时处理。

二、重症管理

ELRA 后早期精准全面的重症管理是患者安全过渡和顺利康复的有力保证,其基本管理原则和要点如下。

(一)肝脏循环与血流动力学管理

1. **肝脏循环**　肝脏的血液供应有两套系统,其一源于肝动脉,另一源于门静脉系统。门静脉血流与肝动脉血流在肝血窦间隙中汇合,其后的血流逐渐汇入肝小叶中央静脉,最终通过肝静脉汇入下腔静脉。进入肝脏的血流占整个心排血量的 20%~25%,因此针对全身氧耗而言肝脏也占据全身氧耗的 20%~25%。肝动脉与门静脉两者相互依赖调节,当门静脉血流改变时肝动脉会代偿性增加,以保证肝脏总的血流灌注,这一现象被称为"肝脏的缓冲反应"。这也是肝动脉血流的内在性调节的主要机制。在完全去神经的肝脏中,肝动脉缓冲反应仍然存在。刺激肝脏交感神经,肝动脉也会发生收缩、阻力增加和血流量降低。自体肝移植相对异体肝移植肝脏循环改变较大,更增加了其管理的难度与复杂性。

2. **肝脏循环与心排血量**　肝脏系统血流的灌注量本质上是受到心排血量的影响,如严重感染时心排血量增加,各类型休克状态均可导致肝脏缺血缺氧性损伤,进而出现肝脏功能障碍。低血容量常常是损害肝脏系统血流灌注的重要影响因素,低血容量状态下,为保证重要器官血液供应,心排血量重新分配,会导致局部血管阻力增加和肝脏系统血流量的降低,因此自体肝移植术后保证适当的有效循环血量并避免休克发生对肝功能的恢复非常重要。

3. **肝脏循环与静脉回流**　静脉血液由外周回到心脏的流量取决于循环系统平均充盈压(mean circulatory filling pressure)和右心房之间的压力差,从容量静脉到右心房尽管压力差数值很小但非常重要,它是将静脉血推送回心脏的主要驱动力。右心房压力一方面由心脏来调定,另一方面也受呼吸等多种因素影响。临床中常常使用 CVP 来反映右心房压力,因此当 CVP 升高超过正常水平时,可导致静脉回流障碍,肝脏可发生淤血肿胀,充血肿胀肝脏的血量可增加一倍,导致肝细胞氧供降低和肝细胞受损。自体肝移植术过程中经历了下腔静脉和门静脉的阻断和开放以及无肝期的低血容量和恢复血流后的高动力状态,引起了血流动力学的明显变化,而血流动力学的剧烈变化可引起肝灌注的失衡,严重影响移植肝功能的恢复,同时还可造成其他器官的损伤。CVP 是间接反映器官静脉回流的重要下游指标,理论上维持较低水平的 CVP 有利于移植肝功能尽早恢复。

4. 容量管理　自体肝移植术后的容量管理至关重要,基本原则需要根据肝病患者术前容量状态及手术过程的出入量情况,以血流动力学监测指标指导患者的液体治疗。患者移植前容量状态与术前原发病及液体治疗有关,手术复杂程度及术中出血情况均会影响术后的容量状态。一般来说,移植后手术创伤、出血等常会伴有明显的全身炎症反应综合征,会导致全身毛细血管通透性增加,术后出入量经常为正平衡,术后初期也有可能因为有效循环容量的不足,导致液体正平衡。但随着全身情况的好转,外周血管张力恢复、血管通透性恢复、组织间隙等细胞外液的再吸收等会对心血管及肾脏系统带来较大负担,可能出现容量超负荷状态,因此术后早期对于有效循环血量不足的患者,不应一味给予大量液体扩容,补液同时,适当应用血管活性药物将有助于保证有效循环血量及肾脏灌注,适当条件下少即是多,尽早实现适当的液体负平衡有助于患者的恢复。

液体治疗的目标是为了达到个体最佳的循环功能状态,基于血流动力学为指导的个体化术后液体目标导向治疗已成为重症患者移植术后液体治疗的重点。因此通过血流动力学监测如脉搏指示持续心排量监测(pulse indicate contour cardiac output,PICCO)为指导,合理的调节自体肝移植术后患者的血流动力学将有助于降低患者的术后并发症及病死率。

(二)感染防治与营养支持

1. 感染防治　ELRA 术后早期感染可影响肝功能恢复,若控制不佳,可造成患者死亡。自体肝移植不同于同种异体肝移植,不涉及供体感染及免疫抑制等相关因素,但患者术前基础疾病状态(如合并糖尿病、肾功能障碍、营养不良及术前感染情况)会影响术后的感染诊治。手术时间长、大量输血、再次手术、无肝期时间长、血管及胆肠吻合不理想是术后感染的危险因素。术后机械通气时间长、术后神志恢复差、术后肝功能恢复延迟等是术后发生感染的高危因素。

术前基础状况差,长期住院及使用抗生素,术中对于肝脏血流系统的阻断导致机体内环境紊乱,术后长时间置管和抗生素的不合理暴露,都是造成患者术后发生严重感染的危险因素。要建立预防感染重于治疗感染的管理理念,为了更好地防控感染,应做到以下几点:①严格无菌操作;②待病情平稳后尽早拔除各种插管,并做细菌培养和药敏试验;③术后定时翻身拍背,雾化吸入,防止肺不张、坠积性肺炎;④早期肠内营养,预防肠源性感染;⑤预防继发性感染,合理使用抗生素;⑥早期床旁康复治疗。

2. 营养支持　自体肝移植术后患者的分解代谢和合成代谢均处于较高水平,若无早期临床干预,可出现严重的低蛋白血症、消瘦甚至恶病质。患者术后营养的补充对于促进肝功能恢复和提高存活率有重要的作用。不同的营养方式,如肠内营养和肠外营养,对于预后也有一定影响。

肠内营养:维护内环境及血流动力学的稳定对促进自体肝移植术后肠道功能尽早恢复至关重要。术后早期肠内营养的重要性不仅仅是提供营养底物,更重要的是能够降低机体高分解代谢反应和胰岛素抵抗,减少炎症因子释放、促进合成代谢和机体恢复,维护肠黏膜屏障及免疫功能,防止肠道菌群移位。大量临床研究及国际、国内指南均推荐无法自主经口进食的高营养风险患者,应在术后 24 小时内开始启动肠内营养支持治疗。术后急性期患者能量的目标需要量一般为 25~30kcal/(kg·d) 或 1.3~1.5 倍静息能量消耗,供能物质中糖类供能应在非蛋白能量的 50%~70%,脂肪占 30%~50%,蛋白质的供给量为 1.5~2g/(kg·d)。对不能早期开始经口营养摄入、经口摄入不足 >7 天且有管饲指征的患者,可在术后 24 小时内放置鼻胃管或鼻肠管。在常规肠内营养的同时,添加益生菌能进一步降低肝移植患者的感染和并发症发生率。自体肝移植术后应根据患者营养评估结果以及胃肠道功能状态调整营养补充方案。

肠外营养:进行肠外营养时,会增加患者的液体负荷,导致钠水潴留。全肠外营养可导致维生素 B_1 缺乏,出现畏光、眼震等视觉障碍,还会伴有输注部位局部感染或静脉炎,导致血流感染率增加。脂肪乳中的亚油酸经代谢转化为花生四烯酸,促进炎症因子释放,过量摄入可引起肝脏慢性炎症,导致胆汁淤积和肝纤维化。因并发症发生率较高,目前临床上不再主张以肠外营养为主的治疗方案。自体肝移植患者早期对营养物质的代谢能力有限,过多的能量物质和高氨基酸的摄入会显著增加肝的代谢负荷,应用肠外营养时应适当增加支链氨基酸的供给量,帮助纠正重症肝功能障碍与肝性脑病的氨基酸代谢紊乱,同时还可减少肝脂肪变性,有利于患者营养状况的改善。

三、术后并发症的重症管理

(一) 肝脏相关并发症

1. **小肝综合征(small for size syndrome,SFSS)** SFSS 是由于植入肝脏体积过小,难以在功能上满足患者需要而出现的一种临床综合征。SFSS 的发生与植入肝脏体积相对较小、门静脉高灌注、肝固有动脉低灌注及流出道受阻密切有关。术前应精准评估根治切除术后剩余肝体积,术中在保证根治性切除病灶的同时尽可能保留功能肝的"量",并注意加强血管流出道的重建,避免因吻合口过小、流出道扭转、缺乏属支等原因引起血流受阻,导致功能肝的淤血坏死,诱发 SFSS 或导致肝功能障碍的恶性循环。术后可根据腹胀、大量腹水、肝功能指标异常等临床表现,尽早给予对症处理,避免 SFSS 的发生及进展。

2. **早期肝移植物功能不良与原发性移植物无功能** 早期肝移植物功能不良(poor early liver graft function)是自体肝移植术后早期的一种并发症,发生多与术前健侧肝组织胆汁淤积、缺血引起的潜在损害及术中的冷缺血、复温损伤、缺血/再灌注损伤有关。早期肝移植物功能不良临床表现不同,以不同程度的肝性脑病、肾衰竭伴乳酸血症、胆汁分泌减少、黄疸以及凝血功能异常为主要表现。早期肝移植物功能不良应以预防为主,术后根据临床表现积极对症综合治疗。原发性移植物无功能由早期肝移植物功能不良不可逆性进展而来,其临床表现可概括为术后排除其他原因的,以急性肝衰竭引起的肝性脑病、体温不升、凝血功能障碍、血流动力学波动,并伴发转氨酶急剧升高及多器官功能衰竭为主要特点的连续过程。目前再次肝移植为唯一有效的治疗手段,否则将因肝衰竭而死亡。

3. **血管并发症** 自体肝移植术后发生血管并发症是术后早期导致肝功能衰竭及患者

死亡的常见原因,早期诊断及治疗是重症管理的重点。

肝动脉狭窄与栓塞:肝动脉狭窄若不经治疗,约超过半数患者6个月内会进展为肝动脉栓塞。根据发生时间的不同,肝移植后肝动脉血栓形成(hepatic artery thrombosis,HAT)可分为早期肝动脉血栓形成(术后30天内发生,early hepatic artery thrombosis,E-HAT)和晚期肝动脉血栓形成(术后30天后发生,late hepatic artery thrombosis,L-HAT)。早、晚期肝动脉血栓形成的发生率和临床表现各不相同。由于胆道血液供应全部来源于肝动脉,因此胆道并发症的发生率在E-HAT和L-HAT患者均非常高。HAT患者并发症多且病死率高,早期诊治HAT可以显著降低相关并发症。目前诊断HAT的主要手段包括①术后血清转氨酶水平和胆红素水平是早期诊断的重要指标。②血管造影术是诊断HAT的金标准。③多普勒超声可以有效检测动脉通畅度,是有力的筛查手段。多普勒超声最常发现肝动脉血流信号缺失或动脉阻力指数升高。④多探测器计算机断层血管造影是一种可以精确、快速诊断血管并发症的无侵袭影像学检查手段。一旦确诊HAT,应立即给予积极治疗。目前肝移植后HAT患者的治疗方式主要包括四种,即再次肝移植、外科血管重建、血管内血管再通和保守治疗。

4. **胆管并发症(biliary complications,BC)** 主要包括胆管瘘、胆管狭窄、胆泥形成以及胆石症。精准的外科操作及缺血性损伤预防是防止术后发生胆管并发症的重要措施。应充分认识肝移植术后BC的发病特点及危险因素,积极预防高危因素。肝移植术后BC的治疗包括药物治疗、内镜治疗、介入治疗、外科手术治疗,但这些治疗方法会降低术后患者的生活质量,增加患者的住院时间、住院费用、术后死亡率。为尽可能提高肝移植患者BC的预后,应根据患者BC的类型、严重程度及胆管重建方式选择合理的治疗方法。

5. **肝衰竭与人工肝治疗** 自体肝移植术后肝脏相关并发症若不能得到良好处理,最终会进展为肝衰竭,通常需要行人工肝治疗。人工肝通过一个体外的机械、理化或生物装置,清除各种有害物质,补充必需物质,改善内环境,暂时替代衰竭肝脏的部分功能,为肝细胞再生及肝功能恢复创造条件或等待机会再进行肝移植。人工肝可分为非生物型和生物型人工肝。

(二)肝外器官相关并发症

1. **出血与凝血功能障碍** 出血在自体肝移植术后非常常见,多数由手术本身原因造成。重点关注患者血流动力学稳定状态以及有无活动性出血,及时判断是否需要再次手术探查止血。应经常检查腹腔引流管是否通畅,若引流物很少,应认真检查引流管是否已被周围组织封闭、堵塞,应注意放置位置是否恰当,这也是早期引流失败的主要原因。常规影像学检查对确定出血位置帮助不大,超声微气泡造影技术在确定出血部位方面具有一定应用前景。患者术后早期还可合并上消化道出血,常为应激性溃疡出血,出血多在术后两周内发生。重症管理期间必要时需要胃镜或DSA检查止血,若移植后24小时内出血量大并引起循环不稳定,应考虑动脉出血,常需及时手术止血。自体肝移植术后凝血功能紊乱常影响患者预后,及时有效的凝血功能监测尤为重要。除了常规的凝血功能监测外,血栓弹力图(TEG)的应用为临床评估患者凝血功能、指导术中输血、术后溶栓抗凝治疗等提供了重要参考。

2. **肝肾综合征(hepatorenal syndrome,HRS)** 是指在肝衰竭的基础上出现以肾功能损害、肾血流灌注减少和内源性血管活性物质异常为特征的临床综合征。在肾内表现为肾血管显著收缩导致的肾小球滤过率降低,在肾外则表现为因动脉舒张占主导地位的总体循环血管阻力和动脉压下降。目前认为它属于急性肾损伤的一部分,属于排除诊断。HRS分为Ⅰ型和Ⅱ型,Ⅰ型起病急,表现为急进性肾衰竭,平均生存时间为2周。Ⅱ型进展速度达不到Ⅰ型标准,平均生存时间6个月。治疗包括针对病因治疗(肝移植)、抗感染、血液净化、白蛋白与血管活性药物、特利加压素、经颈静脉肝内门腔内支架分流术(transjugular intrahepatic portosystemic stent-shunt,TIPSS)等。

(王　毅　于湘友)

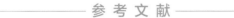

参 考 文 献

［1］沙朦, 童颖, 孙汉勇, 等. 超米兰标准肝癌行肝移植术的研究进展与展望 [J]. 实用器官移植电子杂志, 2019, 7 (1): 13-15.

［2］卡地尔丁·艾海提, 吐尔干艾力·阿吉. 肝移植术后胆管并发症的危险因素及防治进展 [J]. 医学综述, 2019, 25 (5): 928-933.

［3］王伟, 叶啟发, 胡晓燕, 等. 肝移植术后肝动脉栓塞的诊治进展 [J]. 中华肝胆外科杂志, 2018, 24 (3): 211-213.

［4］段帅, 邵英梅. 离体肝切除自体肝移植治疗终末期肝泡型棘球蚴病的研究进展 [J]. 医学综述, 2018, 24 (18): 3638-3642.

［5］付贞, 明英姿, 王彦峰, 等. 自体肝移植技术研究进展 [J]. 中华肝胆外科杂志, 2015, 21 (5): 354-357.

［6］BECKSCHIMMER B, BOnvini J M, Schadde E, et al. Conditioning With Sevoflurane in Liver Transplantation: Results of a Multicenter Randomized Controlled Trial [J]. Transplantation, 2015, 99 (8): 1606-1612.

［7］PIARDI T, LHUAIRE M, BRUNO O, et al. Vascular complications following liver transplantation: a literature review of advances in 2015 [J]. World J Hepatol, 2016, 8 (1): 36-57.

［8］PULITANO C, JOSEPH D, SANDROUSSI C, et al. Postreperfusion microcirculatory derangements after liver transplantation: Relationship to hemodynamics, serum mediators, and outcome [J]. Liver Transpl, 2017, 23 (4): 527-536.

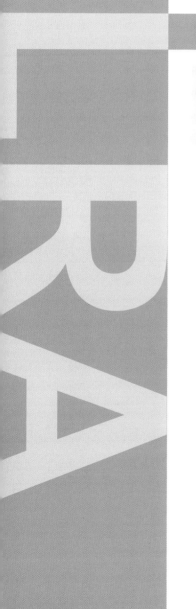

第五章
离体肝切除和自体肝移植术

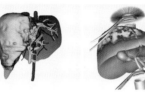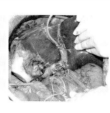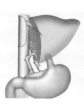

ELRA 具有肝切除和肝移植两大技术特征,是基于全肝血液转流、肝脏低温保存及同种异体肝移植血管吻合技术,对隐匿于肝脏背部、侵犯肝静脉汇入肝后腔静脉段而采用常规方法不能切除的肝脏良恶性肿瘤进行精准的切除,同时对受累的脉管系统进行部分切除、修复和重建,可有效提高病变肝脏切除的安全性、准确性和根治性的手术方式。该手术是一类侵袭性大、操作繁复、技术要求高、手术风险大的手术,需要术者除精心术前准备和规划外,术中更要精细准确操作,尤其是个体化修整重塑脉管系统,是该手术有别于异体肝移植的特有的步骤,需要术者具备精准肝脏外科解剖及显微外科技术。

第一节　离体肝切除和自体肝移植术的步骤

ELRA 的步骤包括探查、游离肝脏、切除全肝脏、植入人造血管并门 - 腔静脉转流、离体状态下肝病灶切除、个体化修整重塑脉管系统、新肝回植等。

一、手术切口

患者一般取常规平卧位,麻醉达成后,放置胃肠减压管,留置导尿管,对双侧乳头平面以下会阴部以上的腹部进行消毒,两侧消毒平面达到腋中线。手术切口首选右侧肋缘下斜切口,先进行探查预留肝组织质地再取组织病理,如无特殊则延长切口至双侧肋缘下,一般右侧可偏长,左侧可略短一些,形成上腹“人”字形切口(图 5-1-1)。根据患者肋弓角大小、胖瘦,以及术中实际术野暴露情况决定切口大小,如肝脏紧压第二肝门,显露十分困难可考虑胸腹联合切,险要部位能最大限度地敞开和显露,适用于病灶侵犯肝上下腔静脉或膈肌而必须膈上心包内阻断肝上下腔静脉者(图 5-1-2)。

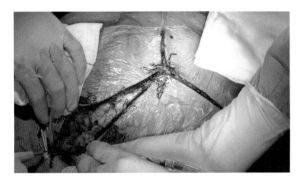

图 5-1-1　上腹“人”字形切口

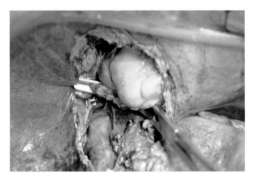

图 5-1-2　胸腹联合切口

二、术中探查

采用“二步法”即手法触摸和术中超声检查结合进一步确定有无肝转移病灶和肝脏病灶的大小、部位、脉管侵犯程度。探查预留肝内动脉、门静脉、肝静脉流速及走行是否侧支等。如需要,术中可行胆道造影来明确胆道,尤其是肝内余留肝胆管系统的准确定位和走行。

三、解剖第一肝门

首先细心分离解剖第一肝门,将肝动脉、胆总管、门静脉逐一分离;远心端分离出左右肝动脉,因为肝动脉解剖变异较多,术前应精准跟踪和评估肝动脉,防止提前离断"病灶侧"动脉,确保预留肝侧动脉安全分离至正常肝组织是手术中非常重要的步骤(图 5-1-3)。胆总管主干游离,直至肝总管、肝左管、肝右管。门静脉主干彻底游离,并分离出左、右分支至肝实质。如病灶已侵犯门静脉左右分叉,不能确保下肝后快速建立肝脏灌注时,沿肝圆韧带插管至门静脉矢状部备好下肝后灌注。肝圆韧带在靠近门静脉左支约 0.5cm 处离断,先上下缝合吊线做好提拉,断面可以看到较小的出血,其为未完全闭锁的脐静脉根部,血管钳顺次逐渐扩大并探入门静脉左支,确认肝圆韧带打通后置入 12F 引流管并缝合线固定,肝素化并肝素帽封闭(图 5-1-4)。

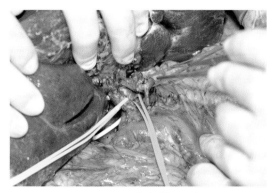 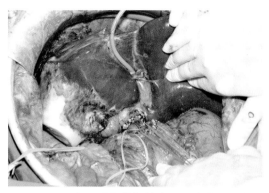

图 5-1-3　解剖第一肝门　　　　图 5-1-4　经肝圆韧带插管建立肝脏灌注通道

四、肝左叶游离

自第一肝门向左上分离肝胃韧带、肝贲门韧带、肝左三角韧带,向左肝上、左肝后游离肝左叶,显露下腔静脉左外侧壁。在左膈静脉入腔静脉的近、远端缝扎或结扎,并离断左膈静脉。分离肝胃韧带,保护变异或代偿性增粗的肝左外侧动脉(术前判断是否重建)。

五、肝右叶游离

自第一肝门向肝右下、右肝后、右肝上分离肝十二指肠韧带、肝结肠韧带、右三角韧带、肝肾韧带、右肾上腺,彻底游离肝右叶并显露下腔静脉右侧壁。右肾上腺血管近、远端缝扎或结扎,并离断,沿着下腔静脉右侧壁进入下腔静脉后方,如有椎、腰支静脉应结扎切断,游离至下腔静脉左侧(图 5-1-5)。

六、肝后下腔静脉游离

切断肝后下腔静脉韧带和外鞘,游离肝后下腔静脉至少 5cm。如有椎、腰支静脉应结扎切断,充分暴露双侧肾静脉,在肾静脉上方吊吊带,确定下腔离断平面(图 5-1-6)。

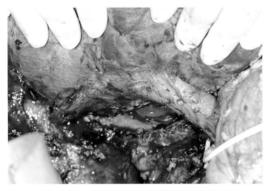

图 5-1-5　肝右叶经下腔静脉后方游离
至下腔静脉左侧

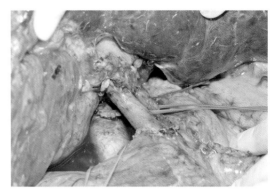

图 5-1-6　游离肝后下腔静脉在肾静脉上方吊
吊带确定离断平面

七、第二肝门解剖

肝后下腔静脉游离完毕后，最后分离肝上腔静脉。打开膈肌环仔细游离出肝上腔静脉至少 3cm，因肝脏病灶常常侵犯甚至闭塞肝静脉属支和肝后下腔静脉，故游离肝上下腔静脉时往往需要游离至心包处保证足够切缘和血管吻合（要求肝上下腔静脉至少游离 3~5cm，以防回植时血管张力过高），并置牵引管。至此，肝脏分离结束（图 5-1-7、图 5-1-8）。

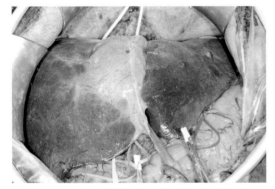

图 5-1-7　打开膈肌环仔细游离肝上下腔静脉

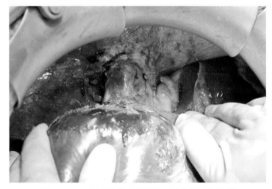

图 5-1-8　肝脏完全游离，每个脉管吊带
标记肝上下腔静脉至少 3cm

八、全肝离体切除

短暂试阻断第一肝门和肝下腔静脉，提高肝脏缺血再灌注耐受力及阻断期间调整循环，使无肝期生命体征更加稳定。阻断并切断肝动脉和胆管后，先后分别阻断门静脉、肝下下腔静脉及肝上下腔静脉，并快速切断各脉管将离体肝脏置于灌注容器内，保障离体后肝脏持续灌注。离断各脉管系统的原则是：①胆管根据术前评估和术中探查，如能端端吻合要求在肝总管平面离断，离断时注意肝右动脉走行及周围组织的保护，不能过度分离保护胆管供血，如行胆肠吻合，可以较安全的平面、接近胰腺段离断并远端缝合关闭。②肝动脉离断往往选择肝总动脉平面，但动脉变异较多，离断时要充分考虑肝动脉的重建角度、长度、缝合直径等，确保预留肝动脉吻合的成功。③门静脉离断尽量靠近肝实质，体内保留足够长度以便

门-腔静脉分流。④肝上下腔静脉离断紧靠肝实质,以便有足够长度的缝合切缘(图5-1-9~图5-1-11)。

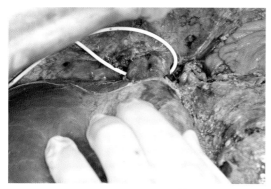

图5-1-9 肝上下腔静脉

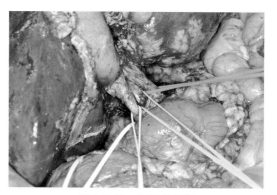

图5-1-10 切断各脉管

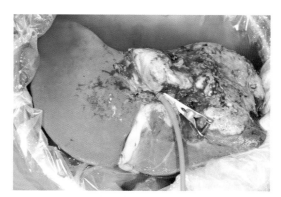

图5-1-11 全肝快速离体放入灌注容器内

九、肝脏灌注

为了预防肝内血液稀释康斯特液浓度,先准备0~4℃肝素化林格溶液分别自肝动脉、门静脉快速灌注,引流液清亮后尽快全肝换至灌满0~4℃康斯特液修肝容器内或修肝台内,同时以0~4℃康斯特液自门静脉持续灌注,修肝过程中保持康斯特液0~4℃,在低温持续缓慢灌洗过程中完成病灶切除,残肝修整。

十、静脉转流(腔-腔-门静脉)

由于长时间静脉转流容易造成循环及凝血功能的紊乱,增加麻醉及手术风险,因此新疆医科大学第一附属医院肝移植中心采用直径20cm的人造血管暂时置换肝后段下腔静脉,临时再建体循环回流通路,以确保循环稳定。同时利用自体门静脉与人造血管进行暂时性门腔端侧分流,避免无肝期门静脉系统血液淤滞导致的肠道水肿、电解质紊乱、酸碱失衡。保证术中患者循环稳定。既往研究报道,自体肝移植术过程中无肝期使用静脉-静脉泵(股静脉-门静脉-颈静脉)转流以保证血流动力学稳定。在临床实践中发现,对于有肝后下腔静脉受侵犯的肝泡型棘球蚴病,因其在缓慢生长过程中不断侵蚀周围组织和脉管并促使人体形成丰富的侧支循环,故术中完整切除肝后下腔静脉后血流动力学仍稳定,同时亦未出现肠道淤血。鉴于静脉转流的术中及术后并发症较多,可采用临时性的肝后下腔静脉重建和门体转流术以保证无肝期血流动力学稳定。根据下腔静脉被病灶侵犯程度和闭塞程度、侧支循环建立程度,以及门静脉侧支循环建立程度、阻断后血流动力学变化等方面个体化分析,无肝期门腔分流方式有五种(图 5-1-12)。

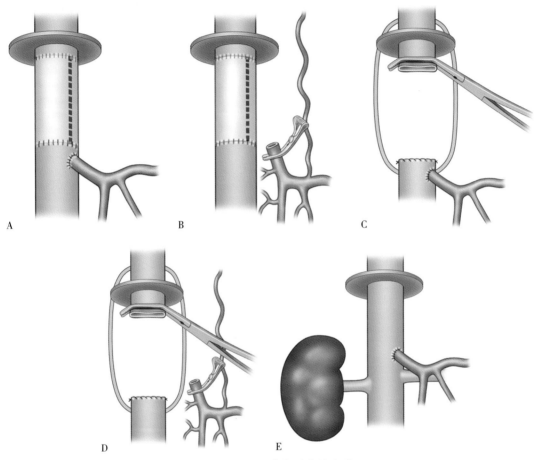

图 5-1-12 无肝期门腔分流方式

注:A. 下腔静脉用人工血管连接,门静脉与肝下下腔静脉端侧吻合;B. 下腔静脉用人工血管连接,门静脉暂时性夹闭(存在明显的门 - 体侧支回流);C. 下腔静脉暂时性夹闭(存在明显的肝下下腔静脉至上腔静脉的侧支回流),门静脉与肝下下腔静脉端侧吻合;D. 下腔静脉暂时性夹闭(存在明显的肝下下腔静脉至上腔静脉的侧支回流),门静脉暂时性夹闭(存在明显的门 - 体侧支回流);E. 切除全肝时保留肝后下腔静脉,门静脉与肝下下腔静脉端侧吻合。

十一、离体肝病灶切除

为缩短无肝期时间,一组医师手术台上实施静脉转流,在台下游离出肝后下腔静脉后,这组医师修复下腔静脉,同时另一组医师实施离体肝切除术。肝病灶切除以超声抽吸刀完成,离体肝切除过程中合理选择肝实质切面,并获得合适的移植物体积和功能。确认肝门血管及胆管走行,用钳夹法或超声刀(cavitron ultrasonic surgical aspirator,CUSA)分离肝实质,仔细结扎或缝扎血管和胆管以免复流后出现断面出血或胆漏。移植物移回患者体内之前可经门静脉灌注康斯特液再次确认肝脏断面有无管漏并及时给予缝扎处理。病灶切除完毕后把余留肝脏换至灌满0~4℃康斯特液修肝容器内或修肝台内,同时以0~4℃康斯特液自门静脉持续灌注,在低温持续缓慢灌注过程中进行残肝修整。可经门静脉灌注康斯特液来确认肝脏断面及脉管壁上有无漏出并及时缝扎处理,给予肝实质创面双极电凝凝固处理。

十二、个体化修整重塑脉管系统

病灶切除完毕后根据功能肝各个脉管系统缺损情况,采用修补材料个体化修整重塑。术中能用的修补材料有人造血管、自体颈静脉、大隐静脉、肝圆韧带、髂内静脉和异体血管等,各有优缺点(表5-1-1),原则上尽可能用自体血管修补。近期研究表明,壁腹膜亦同样成为具有前景的自体血管材料。应用肝圆韧带为各静脉重建材料得到满意效果。

表 5-1-1 不同材料重建下腔静脉和肝静脉对比

修补材料	实用性	获取难易	是否需额外切口	感染风险	长期抗凝治疗	费用
自体腹腔内静脉	+++	+++	0	+	0	0
自体腹腔外静脉	++	++++	+++	++	0	0
人造血管	++++	++	0	+++++	+++++	+++++
低温贮藏静脉	+	+++++	0	+	+	+++
腹膜替代物(肝圆韧带)	+++++	+	0	0	0	0

十三、修复重塑下腔静脉回植

将剥离下来的肝后下腔静脉通过修复重塑后可再移入患者体内,时间上应该把握残余肝修整进度,因为植入下腔静脉需要把临时静脉转流拆除;若肝后下腔静脉未从残肝剥离下来,修复重塑后与残余功能肝一并回植;而对那些肝后下腔静脉完全受侵犯的患者可使用人造血管重建,也就是说临时静脉转流使用的人造血管重建的腔腔转流保留,门腔转流拆除即可。如下腔静脉完全闭塞,确定侧支循环建立完整前提下可以旷置。

十四、修复重塑健侧新肝回植

采用经典式原位肝移植技术,肝周各管道端端吻合,完成离体肝回植。移植物原位植入体内,并依次吻合自体肝流出道、门静脉、肝动脉及胆管。自体肝移植血管和胆道的重建方式复杂,均为个体化方案,无统一固定手术方式。肝动脉重建常常采用肝固有动脉端端吻合方式。门静脉重建采用主干与门静脉左支或矢状部端端吻合。肝静脉重建方式主要有以下几种:①肝左静脉和肝后下腔静脉行端侧吻合;②肝左静脉和肝上下腔静脉端端吻合(因丰富侧支循环,切除肝后下腔静脉);③下腔静脉往往是病灶侵犯最为严重的部位,病灶切除后,下腔静脉常常呈现多种不同形状,术中需根据具体情况进行修剪重建。胆道重建采取肝左管或肝左外叶胆管与肝总管端端吻合或各种方式Roux-en-Y吻合。总之,血管胆道重建需根据术前和术中影像学资料仔细评估来选择确定,需要手术经验丰富的医师根据术中情况随机应变。根据病灶的位置、侵犯范围,能够保留的结构和功能完整的肝段或叶,可切除的肝离断平面,通过重建能够恢复的脉管系统等方面,将自体肝移植的方式分为五种类型:①Ⅰ型肝左外叶移植或左叶;②Ⅱ型肝右后叶或肝 S5、S6 段移植;③Ⅲ型肝右叶移植;④Ⅳ型肝中叶移植;⑤Ⅴ型肝右后叶和左外叶移植(图 5-1-13)。

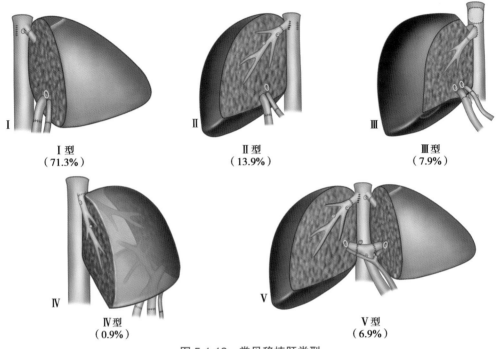

Ⅰ型
（71.3%）

Ⅱ型
（13.9%）

Ⅲ型
（7.9%）

Ⅳ型
（0.9%）

Ⅴ型
（6.9%）

图 5-1-13　常见移植肝类型

注:Ⅰ.肝左外叶移植肝;Ⅱ.肝右后叶移植肝;Ⅲ.肝右叶移植肝;
Ⅳ.肝左叶移植肝;Ⅴ.肝左外叶联合右后叶移植肝。

十五、肝复流与创面止血

经修正结构完整的移植肝段或叶的流出道和门静脉吻合重建后,放开阻断恢复血流,这时肝离断创面会出现广泛渗血,确定肝静脉和门静脉吻合满意,无大血管的活动出血前提下,可以创面涂抹或附着止血材料并热纱布压迫,同时热盐水冲洗腹腔使肝脏快速复温。可以发现创面渗血逐渐减少,压迫约 5~10 分钟后,以创面电凝、缝合等方式止血。要求动脉吻合恢复血流后和胆道重建结束关腹前分别两次认真止血,达到冲洗水清亮。

十六、术中超声应用

可以探查肝实质及各脉管系统血流流速、管腔及吻合口等,尤其是肝静脉吻合口直径、角度和血流流速是确认流出道通畅的非常重要指标,同时可以对比术前和术后各脉管的血流流速。

十七、固定健侧新肝

可以在超声引导下选择最佳位置固定肝脏,确保各脉管系统通畅,尤其是肝静脉和门静脉无成角。肝脏最佳位置的固定可预防术后肝脏旋转带来的并发症。

十八、关腹

腹腔冲洗,确保无活动性出血,放置引流管,进行关腹。关腹后再次超声检查确保预留功能肝移植后各脉管通畅,血流正常。

ELRA 为常规术式难以切除的肝内病灶提供了一种可行的根治性技术方案。与异体肝移植相比,其无需异体供肝,无需免疫抑制剂治疗,术后并发症少,费用低廉。然而,仍然面临一些问题亟待解决:①术前余肝功能的评估手段匮乏,精度不足;②肝后下腔静脉及主肝静脉等重要脉管受累范围较大,整形较为困难,若应用人工血管则风险较高,预后不确定;③小肝综合征的预防及处理;④余肝的再生及扭转问题。

(吐尔干艾力·阿吉　邵英梅　温　浩)

第二节　转流与非转流技术应用及其标准

低温灌注下的离体肝切除术是目前最为复杂的肝切除技术,亦有"肝移植宝塔尖上明珠"之称谓,为常规手术难以切除的肝脏占位病灶提供了全新的外科手段。随着现代肝移植及低温器官灌注技术的发展,推动了离体肝切除术的不断改进,亦为其安全性提供了保障,继而涌现出越来越多的成功病例报道。但由于该术式所需时限长、操作复杂、手术风险大、术后并发症甚多,严重影响了其在临床中的应用和推广。其中确保血流动力学稳定及无肝期门静脉血液回流畅通的安全稳定的静脉-静脉转流(veno-venous bypass,VVB)是手术成功的关键。目前常用的静脉转流主要有以下方式:①股静脉-颈静脉转流;②下腔静脉(经大隐静脉或股静脉)和门静脉-腋静脉(或锁骨下静脉)的Y型转流;③人造血管替代下腔静脉的体内转流。但在应用中人们发现以上转流技术均存在转流方法操作复杂、转流效果不确定的缺点,增加了手术的复杂性,对于术中的操作及术后患者的恢复产生不利的影响,下面分述静脉转流的主要方法。

一、体外静脉-静脉转流技术

在 ELRA 以及经典的异体肝移植手术中,需要进行全肝切除(liver enbloc resection,LER)并移出体外即离体全肝切除,此时在体内会形成下腔静脉的两个端口和门静脉入肝端口。在新肝植入前,双下肢、双肾和门静脉系统的血液回流受阻,若耗时过长将影响血流动力学的稳定状态和对人体代谢产生很大干扰。因而在实践过程中产生了借助体外静脉-静脉转流装置来避免上述问题的措施。此处所谓体外血管转流技术,是指在肝移植的无肝期,采用体外转流装置,将双下肢、双肾回流血和门静脉系统的血液经过此一特殊装置回输到上腔静脉系统,如锁骨下静脉、颈静脉、肘静脉等,以达到良好的血流动力学及代谢稳态的目的,从而争取更长的实施离体肝切除和修整移植肝的时间。

然而,体外转流也存在其一定的弊端,例如,转流装置内形成血栓、术中及术后肺栓塞以及恢复正常血流后可能产生的系列综合征,根据文献报道高达30%的病例中可出现上述并发症。

二、非体外血管转流技术

鉴于体外转流技术存在一定的局限和缺陷,在经典的异体肝移植术中,通过保留肝后下腔静脉、优化麻醉学管理及缩短无肝期等方法缓解了部分患者的并发症所导致的不良事件。同理,德国 R.Pichlmyr 教授团队首次尝试 ELRA 时,采用了体外静脉 - 静脉的转流方式。虽然按照常规使用了抗凝剂,但很快遇到了与异体肝移植相同的转流问题。因此,在 ELRA 领域产生了不用体外转流维系血流动力学和代谢稳态的方式,即非体外血管转流技术。

(一)非体外血管转流技术的概念和方法

非体外血管转流技术(none veno-venous bypass,NVVB)是在无肝期采用下腔静脉的人造血管搭桥连接、门静脉端口与下腔静脉的临时性门 - 体静脉分流技术,或借助自身所形成的静脉血侧支循环(常见的是下腔静脉 / 肾静脉血液与腰静脉回流系统之间形成的回流结构),以达到人体基本正常的血流动力学和代谢平稳状态的方法。

非体外血管转流技术可分为以下四种类型或方式:①单纯进行 IVC 的人造血管搭桥连接,并临时性门 - 体分流技术;② IVC 的人造血管搭桥连接,临时夹闭体内门静脉端口;③不进行 IVC 端口的人造血管搭桥,但采用门 - 体静脉分流技术;④既不采用 IVC 人造血管搭桥,也不采用门 - 体分流技术。

(二)非体外血管转流技术的应用

非体外血管转流技术的应用需要根据严格的手术适应证和循环系统的具体状况确定。因而采用非体外血管转流技术需要达到基本要求,应借助术前血管造影技术来充分评估侧支循环的状态。术中常常无法在直视下发现相应侧支循环,如盲目采用不合适的非体外血管转流技术会引起胃肠道淤血加重、术后胃肠道功能恢复不良、凝血功能紊乱、肠道毒素的有效抵抗能力减弱、全身菌血症、出血或血栓等严重情况,导致围手术期并发症增加,甚至危及生命(表 5-2-1)。

表 5-2-1 非体外血管转流技术类型及其所具备的条件

侧支循环结构	①	②	③	④
从下腔静脉下方残端以下往上腔静脉的侧支循环结构	存在	不存在	存在	不存在
从门静脉系统回流往上腔静脉的侧支循环结构	存在	存在	不存在	不存在

三、磁吻合技术应用

目前,国内西安交通大学吕毅教授团队率先开展有关磁吻合技术并研制磁性快速静脉转流装置,在动物实验有效性与安全性验证基础上,推进试用于临床离体肝切除术中的快速静脉转流,极大简化了手术操作,最大限度缩短术中血流阻断时间,可促进术者恢复(视频 6)。

视频 6 磁 - 人工血管门 - 腔静脉转流的自体肝移植术

(一)动物实验

1. 实验材料与模型制备

(1)静脉转流装置的设计和组成:每套静脉转流装置由两部分组成。其一为三个独立的磁环,其二为带有相应口径磁环的 Y 形高分子聚氯乙烯管道。后者经特殊方法处理带有肝素涂层。磁环采用钕铁硼稀土合金材料制成,并经氮化钛处理表面以增加其组织相容性,最大磁通密度为 80~120mT。磁环及管道内径根据实验犬解剖参数决定。

(2)实验动物模型制备:实验犬被给予 3% 戊巴比妥钠(1ml/kg)腹腔注射麻醉后,仰卧位固定、备皮。常规气管插管、术野消毒、铺巾,建立颈外动脉动态血压监测通路及颈外静脉输液通路。预防性使用青霉素钠注射液 160 万 U。术中按 10ml/(kg·d)静脉滴注平衡液,并经颈外静脉监测中心静脉压(central venous pressure,CVP)。取肋缘下切口,逐层入腹。游离肝脏阻断肝上下腔静脉、门静脉及肝动脉。以 0~4℃冷灌注液(林格溶液,内加 5%NaHCO₃ 10ml)经十二指肠动脉及门静脉灌注肝脏,离断第一肝门、肝上下腔静脉、门静脉。取出术前已经环氧乙烷灭菌的静脉转流装置,稍加修整肝上下腔静脉残端后,将其前后壁各以 2~3 针 5~0 无损伤缝线悬吊牵起。将肝上下腔静脉残端套入下腔静脉端磁环,牵起悬吊线,将静脉残端腔展开使血管壁外翻包绕磁环,将静脉转流装置的上端植入血管腔内。调整套入磁环的位置,使两个磁环相互靠近,两个磁环自动吸引,将静脉壁紧紧夹闭于磁环之间。至此肝上下腔静脉与装置的吻合完毕。同法依次完成肝下下腔静脉及门静脉吻合,开放各血管,进行静脉转流。手术切除部分肝脏后,以相反顺序撤除转流装置,行肝脏自体移植。

2. 动物实验结果

(1)术中及术后情况:10 只犬均完成全程手术。1 只术中因操作不当致气胸,术中紧急修补后缓解,完成静脉吻合后死亡。1 只术中静脉开放后下腔静脉吻合口持续出血,经处理后无效死亡。2 只于术后 12 小时死亡,死亡原因为术后腹腔出血。另外 6 只犬术后存活超过 48 小时,最长为术后 96 小时。死亡原因 4 只为肝衰竭,2 只为腹腔感染。10 只犬术中全部完成静脉转流。术中建立静脉体外循环时间为 6~10 分钟。建立静脉转流后,观察各吻合口,未见有血液渗漏。

(2)血流动力学变化:术中血流动力学变化(表 5-2-2)为颈动脉收缩压及中心静脉压在静脉阻断后明显下降、门静脉压升高,但在静脉转流建立后即恢复正常。转流过程中血流动力学一直保持平稳。门静脉及下腔静脉转流前后血流变化为开腹前门静脉及下腔静脉流速分别为(14.3±3.2)cm/s、(16.0±2.1)cm/s,静脉转流后其流速分别为(19.7±2.6)cm/s 及(18.3±3.4)cm/s。根据公式 V=Qv/S(V:流速;Qv:流量;S:截面积)计算各静脉单位时间内血流量,门静脉及下腔静脉转流率分别为 75.5% 及 76.2%。

表 5-2-2　实验犬术中心率、颈动脉压、中心静脉压及门静脉压力变化(n=10,$\bar{X}±S$)

时间	时点心率 /(次 /min)	颈动脉压 /mmHg	中心静脉压 /cmH₂O	门静脉压 /cmH₂O
阻断前	79.0±6.9	160.4±5.8	4.3±0.5	7.6±1.5
静脉阻断时	125.4±10.9[a]	91.3±15.5[a]	1.6±0.6[a]	32.1±5.1[a]
静脉转流 1h	87.3±10.4	129.9±10.0	3.4±0.5	10.7±1.7
静脉转流 2h	85.0±8.4[b]	147.6±11.6[b]	3.8±0.4[b]	8.9±1.6[b]
门静脉开放 1h	127.9±9.1	133.9±14.7	3.3±1.0	7.7±3.0

注:[a] 与阻断前比较,$P<0.05$;[b] 与阻断前比较,$P>0.05$;1mmHg=0.133kPa;1cmH₂O=0.098kPa。

（3）术中观察结果：①胃肠道组织肉眼大体观察。开腹时正常胃肠壁组织呈粉红色，浆膜光泽鲜亮，系膜血管血流顺畅。静脉血管阻断后，胃肠壁组织色泽灰暗，呈明显的淤血改变，系膜血管明显迂曲，胃肠壁与系膜有斑片状出血灶。随着阻断时间的增加，胃肠壁颜色逐渐加深，淤血及水肿程度逐渐加重。静脉转流建立后，胃肠壁组织色泽可逐渐恢复成正常的淡红色，随着体外循环时间延长，水肿逐渐消失。②肾脏组织肉眼大体观察。开腹时肾脏组织呈正常淡红色，包膜平整，有光泽。静脉血管阻断后的肾组织色泽稍灰暗，肾包膜小血管淤血隆起，伴散在的出血点，明显水肿，但肾表面无淤血斑块形成。静脉转流建立后肾脏色泽逐渐恢复正常，出血点不明显。随着体外循环时间的延长，水肿逐渐减轻。

（4）病理标本观察结果：①小肠肠壁组织苏木精 - 伊红染色（hematoxylin and eosin staining，HE staining）染色。与正常肠壁组织相比较黏膜组织稍增厚，黏膜下稍有红细胞沉积，上皮组织完整、无脱落。②肾组织苏木精 - 伊红染色。与正常肾组织相比较，肾间质改变不明显，肾小球形态正常，仅有轻度的淤血性改变，其内有少量的红细胞。未见有片状的淤血坏死灶。

（二）临床应用

1. 病例简介

患者，男，50 岁。主诉：腹痛、腹胀 1 个月余，皮肤、巩膜黄染 4 天。查体：全身皮肤、巩膜黄染，上腹中部压痛阳性，无反跳痛及肌紧张，未触及包块，肝脾肋下未触及，墨菲征（–），肝浊音界存在，肾区无叩击痛，移动性浊音阴性。肠鸣音未见异常。

2. 实验室检查

①肝功能：白蛋白 36g/L、ALT 340U/L、AST 371U/L、直接胆红素 141.7μmol/L、间接胆红素 22.9μmol/L、总胆红素 164.6μmol/L。②凝血：活化部分凝血活酶时间 32.9s、纤维蛋白原 2.68g/L、凝血酶原时间 12.8s。③血常规：血红蛋白 135g/L、血小板计数 177×10^9/L、红细胞计数 4.46×10^{12}/L、白细胞计数 6.94×10^9/L。④术前影像学检查：上腹部增强 CT 示肝尾叶、左叶内段、肝门区低密度不规则病变，直径约 6cm，病变边缘动脉期轻度强化（CT 值约 55Hu），静脉期轻度持续强化（CT 值约 57Hu），肝左叶胆管扩张，门静脉主干、门静脉右支与病变下缘相邻，下腔静脉与病变后缘紧密相邻且变扁，肝右静脉也与病变后缘相邻，肝中静脉未显影，肝左静脉近段似受侵，故考虑恶性病变。256 层螺旋 CT 肝动脉、门静脉、肝静脉血管成像示肝左叶内侧段、尾叶恶性占位性病变，肝左管、肝右管、肝总管管壁增厚并强化，考虑肝门部胆管癌并肝内侵犯。肝左、右动脉部分小分支包绕肝左内侧段及尾叶病灶并进入其内供血，门静脉左支近段受侵，门静脉右支与尾叶病灶关系密切，边缘毛糙，受侵可能性大，下腔静脉肝门段、肝内段及肝左静脉和肝中静脉受侵。

3. 术前规划

影像学检查提示肿瘤系来源于左侧肝尾状叶（ⅠB 段）的胆管细胞型肝癌，向前向上浸润性生长。病灶侵犯肝门部，将门静脉主干向前顶起，完全侵犯门静脉左支。向上生长压迫第二肝门处的下腔静脉，并侵犯肝左叶组织。第 8、9、16 组淋巴结肿大，不排除肿瘤转移。患者黄疸进行性加重，目前可行联合下腔静脉切除重建、门静脉切除重建、ELRA 治疗，术中切除肝脏ⅠB、Ⅱ、Ⅲ和Ⅳ段，骨骼化肝十二指肠韧带并清扫第 8、9、16 组淋巴结。该治疗方式可完整切除肿瘤，获得较好的预后。术中实施磁 - 人工血管快速下腔静脉转流。

磁性快速静脉转流装置由配对磁环及人工血管组成。磁环采用精密激光焊接技术将 TC4 钛合金壳体与钕铁硼磁环密封复合，具备体内永久植入特质。磁环吻合面均匀分布钛针及针孔，血管离断后自体血管壁及用于转流的人工血管壁分别外翻固定于钛针，配对磁环对吸完成磁性快速吻合。磁环及人工血管内径根据人体肝脏附属血管解剖参数决定。

4. 手术要点

（1）麻醉满意后，右上腹反 L 型切口，逐层进腹，可见肝脏胆汁淤积表现，肝左叶萎缩，肝中部可触及质地硬肿瘤，肝左外叶可触及质地硬小结节，左侧尾状叶亦可及肿瘤，肝十二指肠韧带、腹腔干及腹膜后可触及多发质地硬淋巴结。术中超声显示并定位病灶范围。

（2）全肝切除术：①解剖、游离肝脏，显露胆总管、肝动脉及门静脉，清扫淋巴脂肪组织，于十二指肠上缘离断胆总管，远端缝扎；②结扎门静脉左支，可见肿瘤侵犯门静脉分叉下方主干；③游离肝下下腔静脉，预置血管阻断带；④解剖第二肝门，于肝上下腔静脉预置血管阻断带；⑤解剖第三肝门，发现尾状叶肿瘤侵犯肝后下腔静脉，无法分离显露第三肝门，遂游离肝后下腔静脉后方。分别于肝上下腔静脉、肝下下腔静脉、门静脉主干及肝右动脉上血管阻断钳，离断血管，移除肝脏。

（3）磁性下腔静脉、门脉血管快速静脉转流：将另一手术台准备好的人工血管（下腔静脉管径 2.5cm、长度 15cm，门静脉管径 1cm、长度 10cm，两血管缝合，呈"卜"字形）两端分别置入直径约 2.5cm 磁吻合环，于在体肝上及肝下下腔静脉断端置入直径 2.5cm 的磁环，对吸配对磁环，暂时性恢复下腔静脉连续性。6-0 Prolene 线连续缝合重建门静脉主干与门静脉人工血管，恢复下腔静脉血流并转流门静脉血流，见各吻合口无明显渗血。

（4）离体扩大肝左叶切除术：移除全肝标本后，置于冰水中，于另一手术台使用灌注液灌注门静脉及下腔静脉至水流基本清亮。沿肿瘤外缘约 1cm 使用超声刀、钳夹法离断肝组织，切肝方向朝向下腔静脉右侧缘，所遇之管道结构使用连发钛夹、丝线结扎等方法离断，解剖右肝蒂，离断肝右管，胆道可见两个开口。离断第二肝门，可见肿瘤侵犯肝右静脉起始部，切除肝右静脉起始部。肝右静脉可见两个血管断端开口，使用同种异体髂动脉血管（呈 Y 形）重建肝右静脉。

（5）自体肝移植术：将残余之右肝放入右膈下，钳夹人工血管下腔静脉侧壁并开口，6-0 Prolene 线连续缝合行残肝肝右静脉与人工下腔静脉端侧吻合，吻合口宽约 1cm。6-0 Prolene 线连续缝合行门静脉人工血管与残肝门静脉端端吻合。开放门静脉阻断血流后 7-0 Prolene 线连续缝合行肝动脉端端吻合。距离 Treitz 韧带约 15cm 离断空肠，远侧断端连续缝合关闭，距离远侧断端约 50cm 行空肠端侧吻合，经结肠前上提远侧断端肠管至肝门部，行胆肠高位吻合。

5. 讨论

随着解剖研究的不断深入，肝切除技术亦不断发展。肝切除术为治疗各种肝脏良、恶性肿瘤的主要方法。研究表明肿瘤大小、血管受侵犯程度以及切除是否彻底是影响患者预后的主要因素。对于已侵及主肝静脉汇入腔静脉处及肝后段腔静脉的肝脏深部癌灶，传统肝切除方法是无法切除或者改善预后的。离体肝切除技术为这些常规方法难以切除的肝脏肿瘤提供了一个新的外科治疗手段。离体肝切除术在 1988 年 R.Pichlmayr 等首次报道时即引起广泛的关注。目前国内外多个医疗中心均有成功应用此类手术的报道,尤其近几年来国内报道有逐渐增多趋势。静脉转流、全肝游离及切除、低温灌注、肿瘤切除、剩余肝脏管道修整及重建以及自体肝移植是离体肝切除术的关键技术。其中静脉转流及静脉 - 静脉转流是离体肝切除术成败的首要条件。这是因为离体肝切除一般手术时间在 7~19.3 小时,无肝期在 2~6 小时,为避免术中重要脏器灌注损伤及胃肠道淤血,术中必须保证血流动力学的稳定以及门静脉回流。总结目前离体肝切除病例报道,常用的静脉转流主要有两种。其一为应用离心泵将下腔静脉及门静脉血液转入上腔静脉系统的静脉旁路技术;其二为术中用人造血管替代下腔静脉的静脉分流技术。但前者存在全身肝素化、操作复杂及血液可能污染的问题,而后者术中则需手工吻合及拆卸人造血管,进一步增加了手术操作的复杂性。这些缺点对于术中的操作以及术后患者的恢复是不利的。因此,研究更为快速有效的静脉转流方式,研制更为简捷、有效的静脉转流设备,为离体肝切除技术提供更为安全的保障,是提高手术成功率的关键问题。

磁吻合技术是近些年发展起来的新的无缝线吻合技术。该法具有吻合简便、安全、可靠等特点,已用于胆肠、胃肠、食管狭窄及血管等的吻合。钕铁硼磁等新型永磁材料的出现则为磁吻合技术的发展提供了进一步的安全保障和发展空间。吕毅团队对其在血管无缝线吻合方面的价值进行了大量研究,如犬的肝脏附属血管(门静脉、下腔静脉、肝动脉)磁压榨吻合重建,犬及大鼠无缝线磁吻合快速肝移植模型,犬门静脉切除联合同种异体血管磁吻合快速重建,犬磁压榨门静脉与下腔静脉分流、脾静脉与下腔静脉分流等研究。钕铁硼磁性材料为第三代稀土永磁材料的代表,是目前磁性最强的材料,可以制成轻巧、吸引力强的吻合装置。我们利用磁吻合技术,设计研制了磁性快速静脉转流装置,并在离体肝切除动物模型进行了验证。

动物实验显示该静脉转流装置可明显缩短静脉转流建立的时间,仅需 6~10 分钟即可完成。而且磁环因为磁力的作用,具有三维定向的能力,完成后的静脉吻合不用担心吻合口的平整光滑问题,保证了吻合的确切性。该快速静脉转流装置在术中可以完成门静脉 75.5% 以及下腔静脉 76.2% 的血液回流,在转流管直径与在体血管直径完全匹配的情况下甚至可以实现完全转流,很好地维持了无肝期血流动力学的稳定,明确改善了静脉阻断期间体循环以及门静脉淤血问题,保护了重要脏器的功能。在手术期间,为了充分观察装置对于血流动力学的维持情况,我们有意延长了静脉转流的时间,最长达到了 8 小时。研究显示实验犬在此期间仍然保持血流动力学的稳定,所有实验犬均未出现静脉吻合口漏血或者渗血情况。此结果充分显示了静脉转流装置的稳定性和有效性。在临床试用过程中显著降低了手术操作难度,大大缩短了血流阻断时间,而且术中不必另外做相应的静脉切口,减少了传统静脉转流因为需要附加切口或者穿刺口而导致的空气栓塞以及感染等问题。

这种新型的静脉转流装置依靠静脉本身梯度压力差作为转流动力,不需要外力作用,无需机械驱动,避免了传统转流方式对血液有形物质的损伤。而且,由于术中无需全身肝素化,也减少了术后出血等并发症的发生。

(吕　毅　邵英梅　阿卜杜萨拉木·艾尼)

第三节　离体肝切除和自体肝移植术供肝器官的保存

一、离体供肝的保存

离体肝切除和自体肝移植术（ex-vivo liver resection and autotransplantation，ELRA）中全肝的离体保存是直接影响手术成功和术后供肝功能恢复的重要影响因素之一。目前我国乃至全球均面临着器官来源紧缺的现状，因而对移植外科技术提出了更高的要求。研究者们不断地探索如何更加有效地用好有限的供肝，尽可能减少离体供肝的医源性损伤，从而使患者最大化获益。人们曾尝试速冻等方法保存离体供肝，但其解冻过程中器官的组织细胞损伤较大，保护效果不甚理想。另有研究发现，器官保存的环境温度从37℃降至4℃时细胞的代谢耗能减少约12倍。因低温状态下组织细胞仍维持5%~10%的代谢率，同时，低温对供体器官的组织细胞骨架的稳定性具有影响，可引起细胞变形、肿胀等，进而影响到供肝功能。有效合理的器官保存技术有利于延长离体后器官的生存时间和品质、为器官移植争取更大的时空条件，可有效提高手术成功率和患者生存率，最大程度上维持移植供体的功能。因此，正确使用低温环境中既能有效保存器官，又能提供维持器官、组织代谢活性等生理活动所需物质的保存液，也已作为专家共识和移植常规。至今研究者们研制出欧洲柯林液（Euro-Collins solution）、康斯特液、威斯康星大学液、IGL-1（Institute Georges Lopez-1）、施尔生液（Celsior solution）等多种器官保存液，并不断优化和降低成本。其中施尔生液目前主要应用于移植心脏的保存，威斯康星大学液和康斯特液应用到多种实质性器官的保存和灌注并获得了较好的效果，如今也已成为肝移植中最为常用的保存液。

研究者为了提高离体器官的维护效率，提出机械灌注的技术并应用在临床实践中，取得了系列研究成果。Guarera等首次比较单纯低温和机械持续灌注移植供肝的效果并得出机械持续灌注技术具有更多优势的结论。该技术的主要原理是利用电子泵持续灌注移植器官，控制保存液的流速，保证灌注均衡和深入（灌注液可到达末梢血管），实现相对完全冲洗细胞代谢后的有害成分和组织内的淤血，同时为供肝细胞提供氧气、营养物质等。此外，灌注过程中可实时监测供肝功能和细胞代谢情况。有临床研究显示，体外机械灌注有助于降低术后AST、ALT水平，同时相比对照组有效改善移植供肝原发性无功能和胆道血管并发症的发生，进而加快术后恢复和缩短住院时间。然而，各器官移植治疗中心的诊治水平和经济条件等多种因素会限制机械灌注技术的推广和广泛应用。

ELRA同其他肝移植式有诸多相似方面，例如，需要在体外灌注和维护下做自体供肝的修复重塑，而个体化切除病灶和对健侧新肝的保存效果会直接影响到术后自体供肝的质量和功能。合理应用器官保存液能够有效地减少自体供肝缺血再灌注损伤，尤其是尽可能保护健侧新肝的最佳功能状态，改善术后患者生存质量。肝泡型棘球蚴病属于慢性感染过程，具有浸润性增殖的生物学特点，患者就诊时病情往往已发展为中晚期伴有较大病灶，肝功能多有不同程度的损伤。ELRA中全肝离体切除后进行个体化的泡型棘球蚴病病灶精准切除。因此，自体供肝的维护和保存显得更为重要。新疆医科大学第一附属医院器官移植中心于 2010 年成功完成国内外首例终末期肝泡型棘球蚴病患者的 ELRA，目前已成为世界上体量最大的 ELRA 治疗中心。该中心基于已完成的 ELRA 中自体供肝保存技术及其效果观察，结合国内外相关研究成果，目前将康斯特液作为 ELRA 中自体供肝的保存液。

二、器官保存液对移植健侧新肝的保存效果

基于器官保存液的静态冷保存（static cold storage，SCS）是目前公认的简便有效的、应用最为广泛的维护离体器官技术。SCS 的不断优化和革新使得移植器官的保存时间不断延长，使移植技术进一步不受地域和时间的限制。柯林液是第一个进入市场的器官保存液，于 1969 年问世后主要应用于保存肾、心、肝等器官。经过成分的优化和化学稳定性的改善后重命名为欧洲柯林液并在临床上广泛应用。20 世纪 80 年代中期，威斯康星大学液被研制成功后用于腹部实质性器官的灌注和保存，并应用至今。以上均为低钠高钾型细胞内源性保存液，具有良好的防止细胞水肿的特性。研究者在保存液中添加氨基酸和组氨酸缓冲液等物质和适当调整比例后研制出康斯特液，它是一种低钠低钾型多器官保存液，最初用于移植心脏的保存。在康斯特液的基础上增加多种氨基酸和化学因子研制出 Custodiol-N 液，是康斯特液的"改良"类型，目前处于前临床研究。有动物实验研究表明，Custodiol-N 液具有相当好的降低细胞缺氧和缺血再灌注损伤的效果。以下是部分器官保存液的成分对比（表 5-3-1）。

表 5-3-1　部分器官保存液的成分对比

保存液	威斯康星大学液	康斯特液	Custodiol-N	施尔生液	IGL-1
K^+/(mmol/L)	125	10	10	15	30
Na^+/(mmol/L)	25	15	16	100	125
Cl^-/(mmol/L)	20	32	30	71	—
Ca^{2+}/(mmol/L)	—	0.015	0.020	0.250	0.030
Mg^{2+}/(mmol/L)	5	4	8	13	5
缓冲液	磷酸盐	组氨酸	组氨酸	组氨酸	磷酸盐
抗氧化剂	谷胱甘肽 别嘌呤醇	甘露醇 色氨酸 α-酮戊二酸	色氨酸 α-酮戊二酸	谷胱甘肽 甘露醇	谷胱甘肽 别嘌呤醇
氨基酸	—	组氨酸 色氨酸	组/甘/丙/色氨酸 乙酰组氨酸	组氨酸 谷氨酸	

当今包括 ELRA 在内的肝移植领域中，最为广泛应用的低温器官保存液为威斯康星大学液和康斯特液。目前已有多项临床和基础研究报道比较两种器官保存液对移植供肝的灌注和维护效果、短期并发症和长期生存率等结局，然而，仍缺乏统一的结论。Erhard 等首次发表比较威斯康星大学液和康斯特液对供肝保存效果的前瞻性 RCT 研究结果，相比康斯特液，威斯康星大学液对无肝期肝细胞有较好的保护效果，但其术后胆道并发症发生率明显升高。威斯康星大学液被认为是肝移植中供肝保存的标准液。威斯康星大学液中非渗透性物质（木棉塘、乳糖酸等）有效防止细胞肿胀，谷胱甘肽等氨基酸物质有利于清除细胞氧自由

基,而磷酸盐缓冲剂能够增强细胞的缓冲能力和维持细胞内环境酸碱平衡。此外,别嘌呤醇和谷胱甘肽等抗氧化和清除自由基物质具有促进腺苷三磷酸(adenosine triphosphate,ATP)再合成等作用。威斯康星大学液对离体供肝的保存和维护效果已在相关研究中被证实。Cooper J 等研究显示,威斯康星大学液中保存和灌注供肝时间的延长(长达 17 小时)对围手术期肝功能恢复无明显影响。国内林虎等比较常规低温环境下不同保存液对生物人工肝用 C3A 细胞的效果的研究表明,威斯康星大学液显著提高复苏后细胞存活率,减少低温损伤引起的 ALT 和乳酸释放,可有效保护肝细胞尿素合成功能和白蛋白分泌功能等。威斯康星大学液存在一定不足,如它含有的羟乙基淀粉(hydroxyethyl starch,HES)等高分子物质增加黏滞度,进而影响供肝灌注效果(灌注时间延长而不充分)。有研究报道威斯康星大学液的高钾水平会引起血管收缩并促进 HES 的沉积,而导致微循环障碍和动脉内膜损伤,严重时引起缺血型高钾血症、心搏骤停等不良后果。

供肝离体后缺血阶段,由于细胞缺氧、能量物质供应不足、代谢障碍和低温等引起酶类活性降低,使 ATP 生成减少、乳酸盐等代谢产物堆积,最终导致细胞肿胀和毒性。康斯特液具有低钠水平和较强的缓冲能力,能够缓解或减少细胞酸中毒,降解糖酵解率,故可有效地减轻细胞及组织水肿。低黏滞和低钾等特点使得康斯特液具有更加快速降温和更充分彻底冲洗、灌注的效果。同时,有利于缩短灌注时间和用量,尽可能地降低保存液相关并发症的发生。因此,康斯特液逐渐获得各器官移植中心的认可和推广,目前已成为在欧洲和北美地区心脏死亡供者(donor of cardiac death,DCD)和脑死亡供者(donor of brain death,DBD)肝移植中主要的保存液。有关保存液对肝移植术后患者生存率比较的相关研究结果存在较大争议。研究显示,术中使用康斯特液保存和灌注移植供肝后患者短期和长期生存率优于威斯康星大学液组。一项报道 71 例使用威斯康星大学液和 63 例使用康斯特液灌注和保存移植供肝的研究结果显示,患者 1 年生存率分别为 63.9% 和 72.8%。另一项 30 例活体肝移植术相关研究表明,相比术中使用威斯康星大学液患者,使用康斯特液患者术后 1 个月生存率升高(87.50% *vs.* 85.71%)。Avolio 等在 DCD 肝移植中亦获得了相似的结果。相反,Meine 等在一项前瞻性 RCT 研究中报道采用威斯康星大学液的尸体肝移植患者术后 4 个月生存率高于康斯特液组(9.4% *vs.* 2.8%)。也有相关研究结果表明威斯康星大学液和康斯特液对肝移植术中供肝的保存和患者生存率等具有相似的效果。新疆医科大学第一附属医院器官移植中心对晚期肝泡型棘球蚴病实施 ELRA 的临床资料数据显示,该术式开展初期器官保存液以威斯康星大学液为主,而经患者围手术期指标的监测和术后随访疗效观察,逐渐过渡到使用康斯特液灌注和保存自体供肝。我们的随访资料显示,ELRA 后 1、2 个月威斯康星大学液组患者生存率高于康斯特液组(分别为 91.49% *vs.* 87.88%、89.36% *vs.* 87.88%),而术后 6 个月康斯特液组患者的生存率较威斯康星大学液组轻微升高(87.23% *vs.* 87.88%)。

肝移植术后供肝的功能恢复是反映保存液维护效能的重要指标。一项纳入 378 例肝移植患者的研究结果显示,术后第 1 天康斯特液组患者 AST、ALT、TBil 水平明显高于威斯康星大学液组。Rayya 等研究发现,术后第 1、7、14、30 天威斯康星大学液组血清胆红素(bilirubin,Bil)、碱性磷酸酶(alkaline phosphate,AP)和谷酰转肽酶(gamma-glutamyl transpeptidase,GGT)平均水平平均较康斯特液组高。我们临床实践中已完成的 81 例 ELRA 的术后肝功能恢复相关数据显示,围手术期观察期内(术后 0~30 天)康斯特液组患者平均 AST、ALT 和 INR 均高于威斯康星大学液组,而凝血酶原时间指数(prothrombin time index,

PTi)显著降低,提示康斯特液组术后供肝的功能损伤相对威斯康星大学液组患者严重,从而提示我们康斯特液虽然具有低黏滞、灌注效果明显等优势,但其冲洗和灌注流速快,可能对自体供肝的细胞造成一定的切割或冲击伤,进而影响术后肝功能的恢复。在今后的研究中需通过对灌注后的肝细胞进行病理学检查进一步证实。

三、器官保存液对移植健侧新肝的胆道并发症的影响

术后并发症是影响和评价移植手术质量的关键指标。对肝移植术而言,供肝胆道并发症是直接影响手术成功、移植肝和受体生存及其质量的要素之一。供肝离体后发生的冷热缺血、缺血再灌注损伤以及胆管毛细血管的冲洗灌注程度等均与术后胆道并发症的发生有着密切的关系。保存液的成分决定其性能和保存效果。理论上,康斯特液具备的低黏滞和低钾的特性有利于供肝组织细胞和细微胆道及毛细血管的完全冲洗和灌注,因而灌注不彻底等原因引起的并发症应少见。例如,Canelo 等研究 134 例肝移植患者的术后结局发现,威斯康星大学液组术后发生胆道并发症明显高于康斯特液组,同时缺血相关的胆道损伤仅发生在威斯康星大学液组,因此得出康斯特液对术中供肝胆道起到保护作用。Rayya 等认为康斯特液对肝动脉也起到有效的保护作用。实际上,不少评价和比较保存液对离体供肝的维护效果的研究结果显示威斯康星大学液和康斯特液对术后胆道并发症具有相同甚至有相反的结论。Meine 等报道术后 4 个月胆道并发症发生率在康斯特液组明显高于威斯康星大学液组(25.5% vs. 8.6%;P=0.033,OR=2.0,95%CI=1.2~3.5)。

新疆医科大学第一附属医院器官移植团队有关 ELRA 后胆道并发症发生率相关研究数据显示,胆道并发症总发生率为 8%,其中威斯康星大学液组 7 例、康斯特液组 3 例发生胆道相关并发症,提示康斯特液在保护胆道方面的优越性。他们分析认为康斯特液本身具备的低黏滞特性有助于快速彻底地灌注胆道及血管,尤其是对细微脉管的冲洗和灌注效果更佳。同时有利于自体供肝的快速降温。研究显示,威斯康星大学液中腺苷成分在低温环境下容易形成结晶状物质,不利于冲洗和灌注,甚至会堵塞末梢脉管。因此,康斯特液灌注更有利于离体肝脏脉管系统的保护,更有效地减少术后胆道并发症的发生。值得注意的是,热缺血过程亦是防止或减少胆道及血管相关并发症的关键环节。在 ELRA 过程中应尽可能缩短热缺血时间,避免或尽可能地减少血栓和沉积物的形成,进而改善灌洗效果,降低并发症。在冷缺血过程中必要时保存液中加入抗凝剂、激素和抗生素等,修整自体供肝的操作要轻柔细致,保护胆管的血供,避免过度游离胆管周围组织而造成机械损伤等。

(沙地克·阿帕尔 吐尔洪江·吐逊 温 浩)

第四节 自体肝移植术流出道重建技术要点与盲点

肝静脉的通畅回流是保证肝移植术成功的关键环节,更是避免术后发生小肝综合征的主要因素之一。如果出现肝静脉流出道阻塞,门静脉过度灌注可立刻诱发移植肝的充血、功能紊乱,最终导致移植肝衰竭。因此,为有效保护移植肝、提高 ELRA 的疗效,术中可通过对肝静脉进行适当的血管修复重塑,达到合适的肝静脉回流口径,从而防止移植肝淤血。健侧

肝脏的肝静脉受侵犯是 ELRA 绝对的适应证,肝静脉位于肝实质内显露困难,而且其血管壁菲薄易脆损,因此肝静脉流出道重建是自体肝移植的难点所在。

ELRA 的应用,能够在离体状态下对隐匿于肝脏背侧、侵犯肝后下腔静脉和肝静脉 - 腔静脉汇合区的病灶得以充分显露,从容实施根治性病灶切除和离体修复,重塑血管、胆道后进行健侧肝移植,从而达到根治性切除病灶和有效降低手术风险的目的。新疆医科大学第一附属医院于 2010 年 8 月利用此项技术完成了国内外首例自体肝移植术治疗终末期肝泡型棘球蚴病。我们对采用 ELRA 治疗 88 例终末期肝泡型棘球蚴病患者的临床资料进行研究分析,探讨肝泡型棘球蚴病侵犯肝静脉的分型、肝静脉流出道重塑设计,以及其重建效果,并提出了基于 88 例肝泡型棘球蚴病肝静脉受侵程度不同,将肝静脉流出道初步分为三种类型(图 5-4-1):①肝 I 型 84 例,其中 I a 型 9 例, I b 型 6 例, I c 型 48 例, I d 型 20 例, I e 型 1 例;②肝 II 型 2 例;③肝 III 型 2 例,其中 III a 型 1 例、III b 型 1 例。

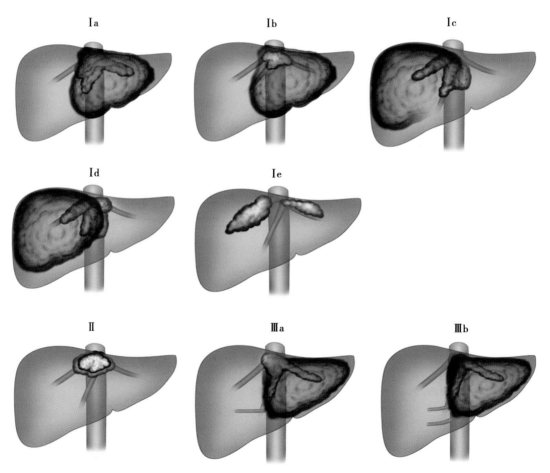

图 5-4-1 自体肝移植流出道重建模式及其对应的病灶侵犯类型

注:共有三大类,第一类分五型、第三类分两型。肝 I 型移植肝流出道为一个吻合口(I a:移植肝流出道为重建的肝右静脉; I b:移植肝流出道为重建的肝右静脉和肝中静脉; I c:移植肝流出道为重建的肝中静脉和肝左静脉; I d:移植肝流出道为重建的肝左静脉; I e:移植肝流出道为重建的肝中静脉)。肝 II 型移植肝流出道为多个吻合口(II:移植肝流出道为分别重建的多支肝静脉)。肝 III 型移植肝流出道存在需要重建的肝短静脉(III a:移植肝流出道存在一支粗大的肝短静脉; III b:移植肝流出道存在多支粗大的肝短静脉)。

一、术前个体化影像学评估

肝脏的血液回流亦即肝静脉也是制约肝脏手术成功与否的重要因素,肝静脉的走行和受侵程度对于手术方式的选择极为重要。肝静脉变异情况多样,对于终末期肝泡型棘球蚴病病灶侵犯血管的分支、长度以及范围也有较大的个体化差异,出现Ⅳ段肝静脉、粗大的右后下静脉等变异时,应在手术前引起高度重视。另外,泡型棘球蚴在肝内生长呈慢性过程,使得肝内代偿性增生血管出现。因此,术前准确个体化评估静脉系统对于保证术后保留完整流出道、决定术中的手术方式和最大限度保留术后功能肝有重要意义。

CT、MRI 等影像学检查方法可提供关于病灶浸润、肝脏重要管道走行的有效信息,但器官的连续性和直观性依然难以达到临床评估手术的标准。现今手术对三维可视化的需求越来越高,三维重建在肝脏外科的应用也越来越广泛。基于活体的肝脏薄层 CT 图像数据进行快速准确的三维重建,可在虚拟可视的情况下立体、直观地显示静脉系统的走行、分布及其与病灶的相互关系,运用可视化模拟手术系统为自体肝移植进行精确的个体化手术方案设计提供依据。

二、手术过程

(一)肝静脉流出道的"袖口状"成形术

对于有多支肝静脉受侵犯的患者,需要修复整形为一个开口,如果静脉开口的长度不够,可以利用裁剪后的血管移植物围绕肝静脉开口采用 6-0 Prolene 线连续缝合,进行肝静脉的"袖口状"成形,既可以增加肝静脉的长度,减轻移植肝植入时肝静脉的牵拉张力,又能增大肝静脉汇入下腔静脉口的血管口径,从而防止肝流出道张力性狭窄所致肝淤血(图 5-4-2)。

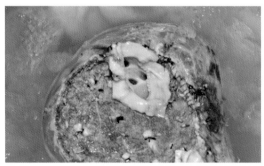

图 5-4-2 肝静脉流出道的"袖口状"成形
注:"袖口"内可见肝段肝静脉开口,汇合后的主干
受侵犯,故需做"袖口状"成形。

(二)肝静脉-补片修复成形

若肝静脉壁缺损范围较大,直接牵拉缝合可导致肝静脉张力性管腔狭窄,故采用嫁接静脉"补片"的修复重塑方式。根据血管壁的缺损大小,将自体血管或移植物裁剪至合适形状的"补片",采用 6-0 Prolene 线连续缝合修好静脉壁缺损(图 5-4-3)。

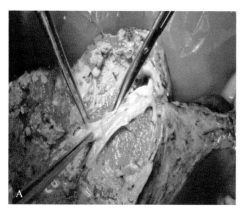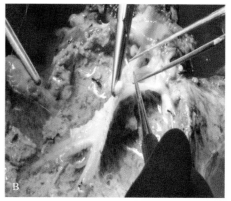

图 5-4-3　肝静脉流出道的"补片"修补重建

注:A.切除病灶后血管壁的缺损;B.用血管"补片"修补肝静脉重建过程中的缺损。

(三)肝短静脉的处理

肝脏除肝左、中、右静脉外,亦存在肝短静脉直接从肝脏汇入下腔静脉,其代表性的肝短静脉主要有引流肝右后叶的肝右下静脉和肝右中静脉,并以肝右下静脉最多见,主要汇集肝右后叶的静脉回流。据统计,约有 24.4% 的右肾上腺静脉汇入肝右下静脉后再汇入下腔静脉。戴义华等研究人体尸肝 156 个,发现存在肝右下静脉 42 例,出现率为 84%,肝右下静脉与肝右静脉间呈此消彼长的关系,肝右静脉直径越大,肝右下静脉直径越小;反之,肝右静脉直径越小,肝右下静脉直径越大。在肝左、肝中、肝右三支主要静脉闭塞或者严重狭窄的情况下,肝右后下静脉代偿性增粗,作为唯一引流静脉承担着侧支循环的重要角色,此时术中必须修补重塑,以确保移植肝静脉的回流通畅。

当肝静脉主干闭塞或者严重狭窄时,原本较细的肝短静脉可代偿性地增粗,起到替代肝静脉回流的作用,因此会出现两支,甚至多支需要修复重建的肝短静脉。多支肝短静脉开口与下腔静脉的直接吻合会给之后的手术操作带来困难,并且术中难以确切定位多支肝短静脉在移植肝充盈后相互间的距离,与下腔静脉吻合后最易造成吻合口之间的相互牵拉、扭曲导致引流不畅或术后出血,应尽可能地将多支肝短静脉修复成形为一个共同开口,再与下腔静脉吻合,即肝静脉的"袖口状"成形。

(四)修复重塑后的肝静脉与下腔静脉吻合

在离体肝脏切除并修整时,需要精细设计吻合口的大小、形状及肝静脉与下腔静脉的角度。修整好的肝静脉与下腔静脉在确认无张力下,吻合口自然伸展呈 D 形或 O 形则认为是理想形状。故在吻合前测量预计吻合口的长度是至关重要的,可有效地避免因下腔静脉开口过大而将肝静脉过度牵拉造成的吻合口张力性狭窄。

由于肝泡型棘球蚴病健侧肝脏代偿性增生明显,经修复健侧肝供肝的肝段体积会明显增大,而且终末期因严重的血管和肝实质受侵犯,残余的健侧移植肝常常不是规则的肝叶或肝段。因此移植肝的肝静脉与下腔静脉吻合的角度经常不恒定,可根据移植肝静脉开口的方向选择合适的吻合口位置,原则上是保证流出道的充分通畅和防止扭曲。

(五)血管移植物的选择

由于自体肝移植中巨大病灶已侵犯健侧肝脏的肝静脉和 / 或下腔静脉,因此在离体肝切除过程中往往需要进行血管的修补重建,以保证移植肝的血供和流出道的通畅。然而,一个合适的血管移植物并不总是很容易获取。人造血管移植物具有一定的优势,甚至可以完全替代下腔静脉,但在有些情况下对于肝静脉的缺损,采用人造血管并非完全合适,而且也有因胆漏感染而继发人造血管内壁血栓形成的风险。为此获取肝静脉的自体血管修补材料是比较理想的选择(视频7)。

视频7 自体血管下腔静脉重建的自体肝移植术

为了获取肝静脉的修补材料,在离体肝切除时需尽量保留病肝内的健康血管,包括门静脉、下腔静脉、肝静脉等,这些血管可用于移植肝血管重建的材料。自体血管如大隐静脉、颈外静脉等也可作为血管移植物,另外肝圆韧带作为闭锁的脐静脉也可以作为血管移植物。

充分利用肝圆韧带修补肝静脉或下腔静脉的24例肝泡型棘球蚴病中,仅1例患者术后出现下腔静脉狭窄,通过球囊扩张后康复效果良好。回顾2019年以前利用肝圆韧带进行血管修复的相关文献,累计报道31例患者中,仅1例患者术后因血管狭窄出现了门静脉高压,其余随访患者均未出现血管相关并发症。因此利用肝圆韧带作为血管替代移植物是安全有效的,且具有取材方便、对患者无损害、无免疫排斥等优点,可视为首选材料。但肝圆韧带管腔本身较窄,即使经过扩张亦难以达到理想直径,采用肝圆韧带修整成形,裁剪出恰当大小各种"补片"或"袖口",行血管壁缺损的修补成形效果良好。

三、术后抗凝治疗

肝移植术后的血管并发症是引起移植肝功能障碍的主要原因,魏尔啸提出的3个因素被公认为血栓形成的条件:血管内皮细胞损伤、血流状态改变和血液凝固性增加。传统的血管吻合技术不可避免地引起内皮细胞损伤,是术后血栓形成的重要因素,其最常见的是血管吻合口血栓形成以及吻合口血栓脱落导致功能血管狭窄或闭塞。自体肝移植术需要进行较多的血管吻合,特别是作为流出道的肝静脉往往进行了不规则的血管成形和重建,术后形成血栓的风险较高,如不采取有效的预防措施可导致移植肝淤血,甚至造成移植肝衰竭的严重后果。临床上常规使用抗血小板药、抗凝剂及纤维溶解药物防治术后血栓形成,然而各种药物的临床效果尚不明确,对于如何合理选用药物达到最佳的效果尚未形成一致意见。近年来,随着各种血管吻合技术不断提高,血管吻合技术已十分成熟。加强围手术期的综合管理以防治术后血栓形成的观念逐渐引起重视。

如术后第2天受体凝血时间小于20秒,即给予早期抗凝治疗,待患者进食后改为口服利伐沙班10mg/d,进行全过程系统化观察与护理,常规多普勒超声监测移植肝的血液流速,未发生因抗凝导致的出血,取得较好的临床效果。

（蒋铁民　温　浩）

第五节　离体肝切除和自体肝移植术中下腔静脉重建的方式与技术要点

肝泡型棘球蚴病的早期病灶局限,根治性肝切除临床效果良好,但因其病灶呈浸润性生长,晚期常侵犯肝后下腔静脉(inferior vena cava,IVC)、肝静脉 - 腔静脉汇合区以及第一肝门,难以实施根治性肝切除。近年来,随着血管重建技术和材料的进步,ELRA 更好地实现了累及肝静脉和肝后 IVC 的终末期肝泡型棘球蚴病的根治性切除,即可对受累的大血管进行离体切除、修复和重塑,并取得了良好的临床效果。新疆医科大学第一附属医院回顾性分析了 69 例 ELRA 治疗终末期肝泡型棘球蚴病患者的临床疗效。术后平均随访 22.5 个月,总死亡率 11.5%(8/69),存活者均无病灶生存。表明 ELRA 对难以实施根治性肝切除的终末期肝泡型棘球蚴病患者可提供一种有效可行的手术方式选择。

IVC 是腹、盆部和下肢静脉回流的通道,亦是人体最大的静脉主干,通常沿腹主动脉的右侧上行,经肝脏腔静脉沟向上穿过膈肌腔静脉孔到达胸腔注入右心房。IVC 腹腔段分为肝上段、肝后段及肝下段。肝后段 IVC 往往是肝泡型棘球蚴病病灶侵犯最为严重的部位,病灶侵犯后肝后段 IVC 出现狭窄或闭塞,下半身及腹盆部血液回流障碍,常导致下肢水肿、大量腹水、肝衰竭、肾衰竭等不良后果。当病灶侵犯严重而回流受阻时,ELRA 中流出道重建过程往往需用自体血管修补或血管置换,以保证肝后 IVC 的完整和通畅性。2016 年 Wang 等发表了 16 例严重侵犯 IVC 的终末期肝泡型棘球蚴病患者的临床研究,并探讨了 IVC 修复重建过程,其中 12 例患者采用了 ELRA 技术,其主要结论认为对于 IVC 侵犯严重的肝泡型棘球蚴病患者,体外 IVC 重建是安全有效的术式。最近,青海大学附属医院樊海宁等亦发表了关于 ELRA 中 IVC 切除而不重建的 8 例患者的临床报告,认为当 IVC 被泡型棘球蚴病病灶侵犯导致严重闭塞且形成丰富侧支循环时,ELRA 术中切除肝后 IVC 而不重建是可行的一种选择。

肝后 IVC 的重建多样而过程复杂,术中切除病灶侵犯的管段后常呈现多种不规则形状,根据术前的评估和材料准备,术中需个体化修剪和重建。因此,精准的术前评估、精巧的术中操作和严格的术后管理是该复杂手术成败的关键。本节主要探讨 ELRA 中肝后 IVC 重建的不同方式与技术要点。

一、术前评估

ELRA 术前,所有患者均接受多维度的综合评估,包括多普勒超声、CTA、MRI 和 MRCP,用于明确评估病变的位置、大小、重要脉管受侵情况等。对 CTA 提示疑有肝后 IVC 完全受侵犯或闭塞的患者行 IVC 造影检查确定肝后 IVC 的受侵犯程度和侧支循环形成情况,此外,常规行颈内静脉和大隐静脉的血管超声来评估潜在血管替代物。采用肝脏三维重建软件系统进一步了解主要脉管走行和可能变异情况(图 5-5-1)。

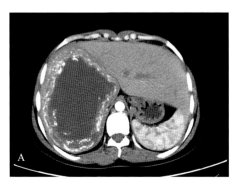
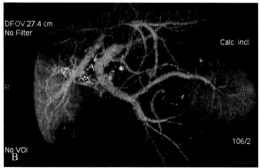

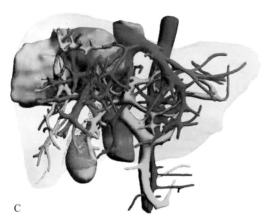
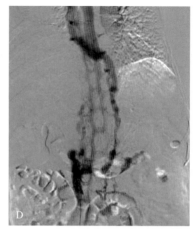

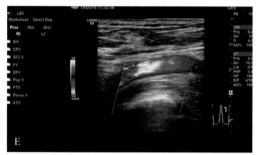
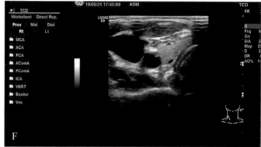

图 5-5-1　术前评估图像

注:A. 术前 CT 图像;B. 术前 CTA 图像;C. 肝脏三维重建图像;
D. 下腔静脉造影图像;E. 大隐静脉超声图像;F. 颈内静脉的超声图像。

二、术中重建

ELRA 手术中,应根据术前综合评估的结果及预定的手术规划,结合术中病灶切除后肝后 IVC 管壁的缺损情况而选择合适的重建方式,以避免 IVC 与其他脉管吻合口狭窄、压迫和扭曲等造成移植肝衰竭或循环障碍。然而,IVC 的重建方式多,过程复杂并且重建材料多样,结合新疆医科大学第一附属医院团队自 2010 年 8 月至 2018 年 12 月实施的 88 例 ELRA 治疗终末期肝泡型棘球蚴病患者的临床经验,以及国内外相关文献报道,将 ELRA 中肝后 IVC 的重建方式分析归纳出以下三种类型,分述如下(表 5-5-1)。

表 5-5-1　88 例肝泡型棘球蚴病患者肝后下腔静脉的重建方式

IVC 重建方式分型	数目 / 例	比例 /%
A 型(IVC 修复重建)	50	56.82
B 型(IVC 置换)	31	35.23
B1 型(人工血管置换)	26	29.55
B2 型(DCD 异体血管置换)	5	5.68
C 型(IVC 切除不重建)	7	7.95
合计	88	100.00

1. A 型（IVC 修复重建）　新疆医科大学第一附属医院根据患者术前评估的 IVC 受侵犯程度及术中切除被侵犯管段后的情况进行个体化的重建。当肝泡型棘球蚴病侵犯 IVC 的范围较小、R0 切除后 IVC 管壁仅有局部小的缺损时，采用 IVC 原位缝合修整方式（图 5-5-2A）。此类患者管壁往往多处受侵犯，缺损多在 0.5cm × 0.5cm 以内，在缝合过程中应尽可能减少管壁损失，避免形成张力。当肝泡型棘球蚴病病灶侵犯的范围超过血管周长的 1/3 时，如行原位自行缝合有可能导致管腔狭窄，采用自身血管补片进行修补既能保证 IVC 血管的完整性，又能避免异体血管或人造材料带来的相关并发症。材料多选择肝圆韧带、门静脉、颈内静脉和大隐静脉等。因颈内静脉、大隐静脉等自体静脉取材会增加机体损伤，且利用长度有限，我们多采用肝圆韧带以及切除病灶肝内的正常脉管作为修补材料。其中肝圆韧带因其取材方便、可塑性强，往往作为首选。所研究的 88 例患者中 50 例患者应用修复重建方式，其平均手术时间［（16.32 ± 3.20）小时］和无肝期时间［（398.48 ± 104.12）分钟］相对较长，但是总体并发症发生率相对较低。42.53% 的患者未出现任何并发症，10 例患者出现下腔静脉相关并发症。其中 1 例患者术后 IVC 严重狭窄合并门静脉主干及肝左静脉血栓形成，随后肝衰竭导致死亡。还有 1 例患者因下腔静脉近心段严重狭窄出现下肢水肿，行 IVC 球囊扩张后病情好转，症状消失。其余 8 例患者均未出现临床症状。考虑该术式术后 IVC 的狭窄或闭塞可能与冷缺血时间的延长、供肝修整过程中不适当的钳夹和牵拉引起血管内膜损伤等因素相关。该方式要求术者具有精巧的操作技能，技术要点是：①术中精准评估 IVC 受侵犯情况和缺损程度，尽可能缩短肝脏冷缺血时间；②精确判断血管壁是否存在过度张力，术中避免血管的过度牵拉和钳夹；③准确评估吻合口的内径是否相符。

2. B 型（IVC 置换）　术前评估显示肝后 IVC 管腔严重狭窄或闭塞而且修肝过程中切除的管段长、缺损较大、无法行原位缝合或补片修补的患者，采用 B1 型（人造血管）或 B2 型（DCD 异体血管）置换供肝后 IVC 段（图 5-5-2B）。目前，人造血管常用的是聚四氟乙烯（polytetrafluoroethylene，PTFE）人造血管。PTFE 是一种微孔材料，其表面带负电荷，可以阻止血小板的黏附，而且表面光滑、不必预凝、不会在体内退化，较其他人造血管具有更好的抗血栓性和生物相容性。虽然这种方式简便易行、能够有效缩短无肝期及总手术时间、材料来源广泛、可用长度不受限制，但是使用人造血管会出现静脉血栓引起的下腔静脉阻塞、人造血管畸形、肝移植后肝脏增生引起的吻合口扭曲等潜在的风险，虽然少见但亦有发生。目前，关于 ELRA 中 IVC 人造血管置换的研究不多，在 88 例患者中，共有 26 例采用了人造血管替代肝后 IVC。该方式的总手术时间［（15.99 ± 3.32）小时］和无肝期时间［（389.41 ± 135.25）分钟］相对较短，患者术后恢复较快，术后平均住院时间［（25.94 ± 16.37）天］较短。该术式中 3 例患者出现人造血管的血栓，其中 2 例患者术后出现下肢水肿，行下腔静脉球囊扩张后症状消失。1 例患者因 IVC 和门静脉同时形成血栓导致肝衰竭而死亡。认为该术式的关键在于建立术后严格的管理模式，尤其是对于植入异物血管的患者应严格给予科学、合理的抗凝治疗，密切观察患者凝血指标，避免血栓形成。

3. C 型（IVC 切除不重建）　新疆医科大学第一附属医院肝移植团队术前 CTA 和 IVC 造影等相关检查明确肝后 IVC 段完全闭塞，而且术前已形成完整的侧支循环通路的 7 例患者。术中我们试夹肝上下 IVC，对于全身血流动力学稳定、肠道无明显淤血者，切除已受侵犯的肝后 IVC 段而不给予重建。植入修复重塑的健侧新肝后，将供肝静脉与肝上 IVC 行端端吻合，封闭肝下 IVC 端。完全靠术前形成的侧支循环维持血流的通畅和稳定（图 5-5-2C，

图 5-5-3）。虽然，这种方式既不要求修整 IVC，又能缩短无肝期时间，但其术后并发症的发生率相对较高。目前，世界范围内对 IVC 切除不重建的研究尚少，既往多为个案报道。樊海宁等报道了 13 例术中 IVC 切除不重建的终末期肝泡型棘球蚴病病例，其中 8 例患者为自体肝移植，5 例患者为常规肝切除。1 例患者因上消化道出血死亡，3 例患者出现下肢或阴囊水肿，1 例患者出现胃肠道症状，其余患者预后良好。他们认为对于泡型棘球蚴病病灶严重侵犯 IVC 的患者，根据侧支循环通路的形成情况，IVC 切除而不重建是可行的选择。对于这 7 例患者进行分析，所有患者均发生术后不同程度的并发症，其中 4 例发生 Clavien-Dindo 分类Ⅲ级以上并发症，其术后恢复相对缓慢，术后平均住院时间长达（51.29±29.43）天。认为此术式操作要点是：①术前行 IVC 血管造影，充分了解侧支循环的建立程度；②术中暂时夹闭肝上、肝下 IVC，判断侧支循环是否充分；③术中应注意保护侧支静脉。此外，术前和术中没有明确把握侧支循环通路是否被破坏的情况下，重建下腔静脉应该是更安全的选择。

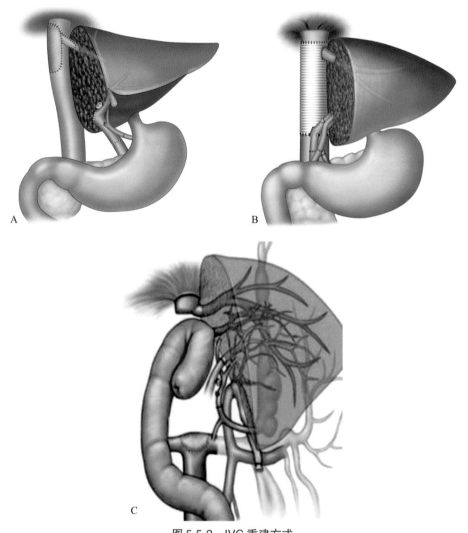

图 5-5-2　IVC 重建方式

注：A. IVC 修复重建方式；B. IVC 置换方式；C. IVC 切除不重建方式。

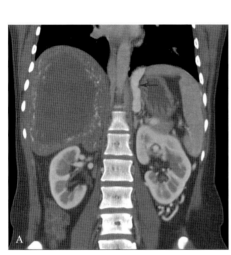
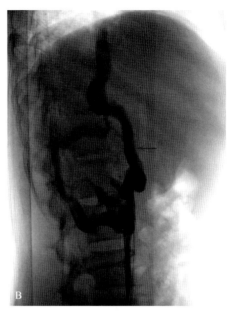
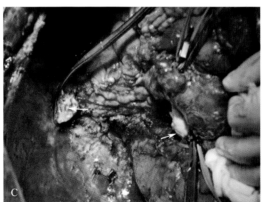

图 5-5-3 IVC 旷置的术前和术中图像

注:A. 术前 CT 图像,红色箭头示 IVC 腰静脉侧支;B. IVC 血管造影图像,红色箭头示侧支循环血管;C. IVC 切除不重建方式术中图像,白色箭头示切除后的 IVC 两端。

三、术后管理及随访

术后所有患者均接受系统的抗凝治疗,1 周内使用低分子量肝素抗凝并密切观察 PT 和 INR,1 周后改为口服利伐沙班 10mg/d。IVC 修复重建和 IVC 不重建的患者待 PT 和 INR 恢复正常 1 个月后可停止用药,而 IVC 被置换的患者需长期服用并定期随访凝血指标。出院后嘱所有患者口服阿苯达唑片 10mg/(kg·d),维持 2 年。术后 1 年内每 3 个月、1 年后每 6 个月复查一次腹部超声和 / 或 CTA、肝功能和凝血指标。

(玉苏甫卡迪尔·麦麦提尼加提 温 浩)

第六节 离体肝切除和自体肝移植术门静脉重建的方式与技术要点

ELRA 的门静脉吻合方法类似于异体肝移植的门静脉重建,其技术要点应保证修复重塑的新肝门静脉与门静脉主干的无张力原位状态下端端吻合。虽然肝占位病灶侵犯门静脉系统不是自体肝移植的唯一必要血管适应证,但大多数情况下病灶侵犯三根肝静脉汇入下腔静脉时,门静脉受损往往也很严重,尤其是肝泡型棘球蚴病的自体肝移植体现的更为突出,因而本节给予重点描述。

根据肝泡型棘球蚴病病灶的位置、侵犯范围、切除的离断平面,最终通过不同的生物材料修复重塑脉管系统,从而尽可能保留其结构和功能完整的健侧新肝。值得强调的是,健侧新肝植入重建门静脉时,往往需要肝内二级以上门静脉经过修复成形和缺损修补后方可再与门静脉主干吻合。通常能够修剪出的门静脉血管壁完好程度欠佳,易造成吻合难度大、缝合技术要求高、并发症相对多的情况,需要充分的术前评估和设计,术中修复重塑剩余健侧新肝的门静脉要更为精准、吻合操作更加精细,这样才能最大限度保证畅通和降低并发症,提高患者生活质量。

一、术前评估及规划

术前超声、CTA、MRI 和三维成像技术均是确保 ELRA 顺利实施必不可少的影像学支撑。①术中超声有助于术者充分了解患者肝脏病变及功能肝门静脉解剖关系,受损范围、程度,并发症(门静脉海绵样变、血栓形成等),以及建立的侧支循环情况,门静脉主干的旋转移位角度,门静脉压力和血流速度等;②CT 扫描结合三维可视化虚拟手术技术在术前可多角度"透视"肝脏的解剖结构、病灶与周围重要结构的关系,更精确地判定功能新肝解剖位置,精确确定切除或修补的病灶侵犯的门静脉长度和宽度,且根据三维立体重建图像预先制定最佳的门静脉重建方式,例如选择人造血管、异体血管或自体血管等,植入经修复重塑的健侧新肝往往是可整体上下调整移位的,从而可以解决门静脉偏短或过长引起的吻合口张力或扭曲成角的问题;③根据术前精准影像学评估,确定术中如何建立门静脉肝脏灌注等,例如门静脉主干被病灶侵犯而形成的侧支循环较细时,可能需要做好肝内门静脉穿刺,甚至采用肝圆韧带内置管的方法方能做好离体切下全肝的充分灌注;④当肝圆韧带在靠近门静脉左支矢状部的位置离断后,应找出细小血管开口,这属于未完全闭锁的脐静脉支。故使用血管开口以 12~18F 血管探条顺细分支逐渐扩张至门静脉左支,其经过脐 - 门静脉连接部时可感触到隔膜阻力,这时用适当的推力可突破此隔膜进入门静脉的左支主干即贯通了圆韧带 - 门脉左支通路,作为极特殊状态下充分灌注离体全肝的唯一通道而用之;⑤术前 CTA、胆道造影、术中超声可精准判断门静脉主干及吻合的最佳位置,尤其是伴有门静脉海绵样变时应选择最大门静脉侧支,可根据门静脉吻合后的压力来判断处理开放的侧支和固定肝脏肝静脉与门静脉角度最佳位置等。以上所述影像学评估必不可少,并可有效支撑移植医师术前充分估计术中可能遇到的困难和解决思路(图 5-6-1,视频 8)。

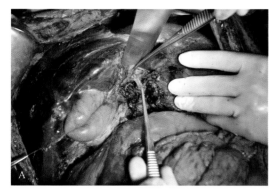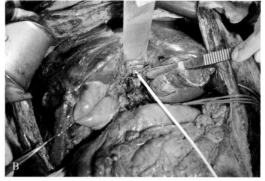

图 5-6-1　经脐静脉灌注途径的建立过程

注:A.脐静脉在根部剪掉后,用 Prolene 线牵引血管壁的情况下,缓慢钝性扩开原有潜在的血管腔隙,插入乳胶引流管;B.插入后观察是否流出静脉血液,此后迅速关闭引流管并将其固定。

二、门静脉的修复重塑与再移植

　　修复重塑后的健侧新肝门静脉和门静脉主干的口径和长度相配后,多可进行端端吻合。采用 6-0 Prolene 线前后壁分别全层外翻连续缝合,将前后壁缝合线在吻合口侧先打一个单结,然后预留门静脉直径 3/4 长度的"扩张因子"再结扎缝线,以利门静脉开放血流后吻合口充分扩张。门静脉吻合前,应将自体新肝的门静脉修复重塑至恰当的长度,一般要求保留 1~1.5cm,若遇有门静脉血栓形成、海绵窦样变性、病灶侵犯门静脉等,则可考虑采用替代血管(人造血管、异体血管或自体血管)以延长门静脉,但应注意保证吻合口无张力时门静脉最佳长度,切忌其过长而扭曲导致门静脉血栓形成;门静脉口径相差较大时,可先将较小的门静脉修剪作"鱼口状",或修剪成斜面,或纵行剖开等,必要时亦可采用静脉补片以扩大健侧新肝相对细小口径;当门静脉主干因门静脉海绵样变或血栓原因变细小或闭塞时,健侧新肝的门静脉可以直接吻合到较大门静脉主干的侧支(视频 9);甚至可以新肝整体下移,或搭桥的方式(人造血管、异体血管或自体血管等)吻合至脾静脉和肠系膜上静脉的汇合处。为保证移植术野清晰和防止血栓形成,助手应在吻合过程中间歇性地以肝素冲洗吻合口内壁。为保证吻合口内无气体栓子,闭合最后一段的门静脉吻合前,助手应以肝素持续地灌入吻合口排尽肝内的气泡。为了避免门静脉吻合口狭窄,吻合完成前的打结不可过紧,并留足够长度的"扩张因子";亦可在吻合完成前暂不打结,而待门静脉血流开放、自身充盈饱满后,再打结完成整个门静脉吻合步骤。

　　新疆医科大学第一附属医院通过对 101 例终末期肝泡型棘球蚴病自体肝移植术患者的研究发现,门静脉吻合最大的困难在于合并门静脉海绵样变患者,101 例患者中,门静脉海绵样变 5 例(4.95%)。第一肝门受侵往往是肝泡型棘球蚴病继发门静脉海绵样变的首要条件,一方面,肝门部的泡球蚴病灶可能因为对第一肝门的压迫效应,使门静脉受压,导致其管腔狭窄甚至闭塞,造成门静脉血流变缓,进而引起门静脉血栓形成,最终发展为门静脉海

视频 8　继发性门静脉海绵状变性经脐静脉灌注的自体肝移植术

视频 9　继发性门静脉海绵状变性的自体肝移植术

绵样变;另一方面,泡球蚴病灶包绕侵蚀血管,引起门静脉血管炎性反应,促进血栓形成、门静脉阻塞,引发门静脉海绵样变。对于肝泡型棘球蚴病合并门静脉海绵样变的特殊病例,自体肝移植术应谨慎选择,虽然自体肝移植术在病灶完整切除及血运重建方面具有显著优势,但肝门区大量迂曲成团的血管丛造成第一肝门的处理极其困难,术中出血较多,手术时间更长,从而影响患者预后。此外,由于门静脉管腔狭窄、变细、管壁欠光滑易迂曲而影响门静脉血流通畅,从而促进血栓形成,故此类患者移植术后严格且规范的抗凝治疗是必不可少的。

(吐尔干艾力·阿吉　温　浩)

第七节　离体肝切除和自体肝移植术的肝动脉技术修复重塑

手术辅以药物治疗是肝泡型棘球蚴病的有效治疗手段。当常规肝切除手术已不能根治巨大且侵袭重要脉管的病灶时,ELRA 就成为了最后选择。ELRA 治疗终末期肝泡型棘球蚴病时,因泡型棘球蚴病侵袭的范围、程度各异,肝脏各脉管系统又存在解剖变异,使得精准的术前评估、手术规划对 ELRA 的实施极为重要。2010 年 8 月至 2018 年 12 月期间温浩教授团队实施了 88 例 ELRA 治疗终末期肝泡型棘球蚴病患者,其中新疆医科大学第一附属医院完成 84 例,青海省人民医院完成 2 例,青海大学附属医院完成 1 例,甘孜藏族自治州人民医院完成 1 例。本节通过回顾这 88 例 ELRA 的肝动脉解剖分型、变异识别及吻合方式,分析总结其肝动脉的术前精细规划、精准操作、吻合后随访、并发症预防与处理优化流程。

一、术前评估及肝动脉重建设计

术前针对肝动脉的精准评估不仅可保证手术能得已顺利完成,而且是最大限度降低胆道和肝动脉并发症的基本保证,其主要内容包括:

(一)肝泡型棘球蚴病病灶所在肝的解剖位置和侵犯程度

肝泡型棘球蚴病病灶所在肝脏的解剖位置和侵犯程度决定了切除的范围和能保留的剩余移植肝脏体积。人体肝脏右叶较大,门静脉右支粗且较直,当肠系膜上静脉与脾静脉汇合为门静脉主干时,肠系膜上静脉血流大部分注入门静脉右支,因此含六钩蚴的肠道静脉血主要流入肝右叶,故棘球蚴病肝右叶较左叶为多,切除肝右叶病灶、移植左叶剩余肝脏成为 ELRA 治疗终末期肝泡型棘球蚴病的主要类型。切除右叶病肝时右叶肝动脉常受侵而一并切除,离断时尽量游离出肝动脉肝内段,尽量距分叉较远处离断,保留较长的肝右动脉,近心端不结扎破坏,可在修整好的增生肝移植时翻转延长动脉主干以备术中需要,通常保留左叶肝动脉行端端吻合(图 5-7-1)。同时,术前需明确肝动脉被侵犯范围,尽可能多地保留剩余健侧肝脏供血的肝动脉分支,包括肝左、肝中、肝右及其他因病灶侵犯后代偿增粗的动脉,通过术前评估设计,尽量肝动脉匹配吻合。值得强调的是,ELRA 在肝动脉设计时与活体肝移植有所不同,活体肝移植需保证供体肝脏动脉供血的完整,参与剩余肝脏供血的动脉分支几乎都保留给剩余肝脏,而 ELRA 必须以供肝为中心保留供血动脉给移植肝脏。

(二)肝动脉的评估与重建方法

活体肝移植供肝切取时必须保证供肝者的绝对安全,断肝动脉时因为正常肝脏动脉分叉贴近肝实质,断端一般贴近肝断面且管腔较细,因此断口位置的选择受限;DCD 供肝获取时动脉可以保留到腹腔干,一般可连带部分腹主动脉壁,吻合条件相对宽松。ELRA 是在离体肝切除时肝动脉断端的基础上进行肝动脉吻合,动脉的长度因侵犯切除及修整而损耗,肝总动脉和腹腔干的走行多垂直向上,即使游离主干至腹主动脉处也不能明显改善吻合口肝动脉的张力,因此操作过程中尽量保留原有肝动脉长度,健侧肝再移植时可适当位置下移,保障吻合口无张力。当病灶侵犯需要保留的肝动脉时需要考虑血管搭桥。搭桥的血管可以选用 DCD 血管、大隐静脉、颈内静脉、可保留的病灶侧血管以及变异血管,其原则是不增加额外的损伤和技术操作。

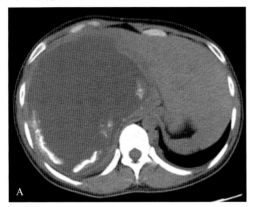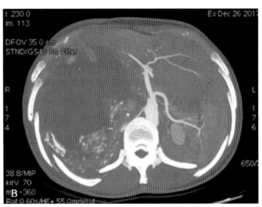

图 5-7-1　肝泡型棘球蚴病 CT 示例图

注:A. 病灶侵犯右侧肝脏;B. 肝右动脉主干受侵。

(三) 肝动脉吻合方式的选择

肝动脉的解剖决定健侧肝回植时的肝动脉吻合方式。吻合方式选择时需要考虑的主要因素:吻合口张力、吻合口两端管径匹配程度及供血动脉的血流量。活体肝移植时需尽可能长地保留受体肝动脉分支,DCD 肝移植除了可以尽可能长地保留受体肝动脉分支,还可以尽可能长地保留供肝动脉近心端血管来解决以上考虑的因素。ELRA 时,断端两端的肝动脉均难有延长的机会,修剪时的肝动脉损耗只能依靠调整动脉走行、匹配吻合或血管搭桥解决。肝动脉有变异时,供血动脉选择吻合后无张力、血管口径大及供血量大的动脉。术前通过影像学评估完成的 88 例自体肝移植患者中,76 例(86.4%)患者肝固有动脉发自腹腔干血管;12 例患者肝动脉有不同程度变异,包括肝右动脉发自肠系膜上动脉(6.8%),副肝左动脉发自胃左动脉供应肝左外叶血供(3.4%),肝动脉发自肠系膜上动脉及肝动脉直接发自腹主动脉(2.3%)等。

(四) 离体肝切除时肝动脉断口的选择

ELRA 全肝离体切除时,肝动脉的断口状态决定吻合的难度,主要是吻合血管长度对其张力的影响。通过两种方法可以降低吻合难度:①断口一般选择在胃十二指肠动脉分叉后,动脉夹阻断胃十二指肠动脉分叉前主干及胃十二指肠动脉时不易脱落,且因胃十二指肠动脉自然牵拉,可预防肝总动脉的挛缩;②尽量避开动脉小分支,可减少修剪对肝动脉长度的损耗和吻合时的不良干扰(图 5-7-2)。

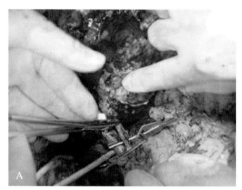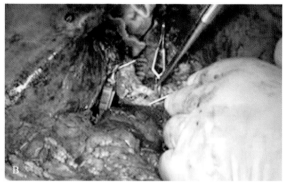

图 5-7-2 肝动脉离断吻合

A.肝动脉阻断离断位置;B.肝动脉吻合断端。

二、肝动脉的吻合

肝动脉的顺利吻合需建立在充分的术前评估和扎实的血管显微外科基础上。解剖走行的判断、吻合形式的选择和是否需要搭桥等充分的术前规划,保证吻合能够顺利进行,避免出现并发症。扎实的血管显微外科基础保证吻合的质量。

根据术前评估、手术切除移植规划及具体术中情况,88 例 ELRA 患者肝动脉基本分 A 型肝左动脉型、B 型肝右动脉型、C 型肝动脉变异三种类型。①A 型,肝左动脉在原断端修整为吻合口,约 60 例(68.2%),是最多的肝动脉吻合方式(图 5-7-3);②B 型,肝右动脉在原断端修整重建,约 20 例(22.7%);③C 型,因解剖变异、病灶侵犯差异等采取了个性化吻合方式,包括肝左动脉与替代性肝右动脉吻合、副肝左动脉与肝固有动脉吻合、肝固有动脉与肝固有动脉吻合等。

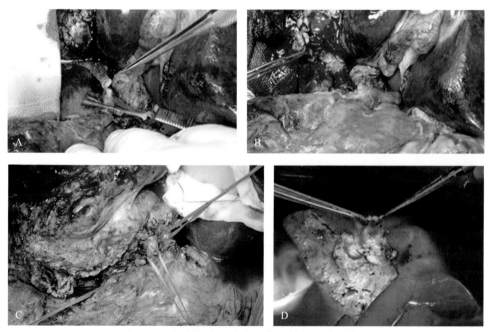

图 5-7-3 保留肝左动脉在原断端修整重建肝动脉

注:A.肝固有动脉;B.残肝肝动脉;C.肝动脉吻合口;D.结扎右侧肝动脉残端。

88 例终末期肝泡型棘球蚴病患者肝动脉吻合方式中,A 型保留肝左动脉的端端吻合重建数量最多,其主要原因和肝泡型棘球蚴病患者病灶主要累及肝右叶,切除肝右叶病灶后移植肝左叶或左外叶肝最为多见有关。原头蚴经门静脉血流除常进入肝右叶外,也会进入门静脉左支,因而 B 型切除病灶后修整移植肝右叶或右后叶、右前叶,保留肝右动脉的端端吻合是重建第二种主要的肝动脉吻合方式。对于其他解剖变异,例如肝右动脉发自肠系膜上动脉、副肝左动脉发自胃左动脉供应肝左外叶血供,为保证术后能尽量少损失移植肝脏功能,移植肝左动脉与替代性肝右动脉近端、副肝左动脉与肝固有动脉近端匹配吻合等 C 型个性化吻合成为保证移植肝动脉供血的重要方法。除因解剖变异外,还有因解剖长度不够及吻合口径不匹配等而采取了其他吻合方式。其中搭桥 4 例,自体血管搭桥 2 例,DCD 血管搭桥 2 例(图 5-7-4)。

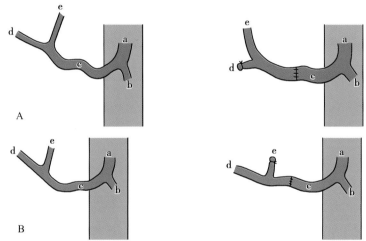

图 5-7-4　肝动脉吻合方式

注:A. 肝左 + 肝固有动脉(69.5%);B. 肝右 + 肝固有动脉(20.7%)。

88 例患者的随访中,1 例患者因病灶侵犯移植肝的肝右动脉主干,造成供肝和受体动脉间解剖长度严重短缺,而且供肝动脉管腔直径过小及管壁菲薄等原因,只能离体采用 DCD 血管搭桥。因早期血管搭桥吻合经验不足,术后超声随访过程中探及不到肝动脉血流,确诊血栓形成后患者反复发生肝脓肿。所幸随访 2 年该患者肝动脉逐步代偿增生,目前状态良好。其余患者术后超声随访肝内、肝外动脉流速及阻力指数均在正常范围内。

ELRA 治疗终末期肝泡型棘球蚴病时,围手术期术前评估及手术设计极为重要。通过多学科讨论肝泡型棘球蚴病患者术前影像和三维肝体积测算、肝功能及免疫学指标优化制定个体化手术方案。通过术前减黄、保肝、抗病毒及病侧肝门静脉栓塞等措施,使患者能在 ELRA 成功实施后获得最大受益。术前的评估和手术设计,亦是确定保留肝动脉支和吻合方式的重要环节。因肝泡型棘球蚴病的侵袭特点,术前影像学评估必须保证移植肝的肝动脉可重建性,方可实施 ELRA。总结 88 例 ELRA 肝动脉修复重塑的关键技术要点如下:①ELRA 术中需精细规范操作,确保肝动脉不损伤。②离体修肝必须保留病侧肝血管,以备应对肝动脉解剖长度不足、吻合时角度或动脉变异等问题。③肝离体后即刻充分灌洗肝素化,消除管腔内血栓和肝内微血栓的形成。④健侧肝再移植时研判供血动脉压力和无血栓形成,以确保移植后肝动脉供血。⑤吻合操作时避免肝动脉损伤,确保肝动脉管壁内、外膜不分层。⑥肝动脉外膜外组织切忌过度修剪,以避免形成动脉瘤,并在缝合时确保无膜外组织嵌入吻合口。⑦吻合前适度扩张收缩状态的肝动脉血管,间断吻合时注意边距和针距,边距过小时线结之间的组织间压力不能有效阻止肝动脉血流的压力,造成渗漏;边距过大时对血管的长度产生影响,且过多的血管管壁堆积在吻合口会影响吻合口。⑧吻合肝动脉时应根据动脉管壁厚度选择张力合适的缝合线,缝线过细时因管壁弹性大,线结不能有效收缩结内组织导致线结不紧而缝针数增加;缝线过粗时,线不能有效收缩结内组织而致血渗漏。⑨连续吻合时,应充分扩张收缩的肝动脉后缝针,针距尽量小但不交叉,收线切忌过紧,能将两端拉至一起的张力即可,注意打结前需恢复肝动脉血流在其有动脉压力情况下将线结收贴至动脉管壁稍加压力即可,若有渗漏时可间断加针。⑩健侧肝回植时可适度位置下移1~2cm,利于肝动脉在无张力下进行操作吻合。通过以上10项技术要点,再加之全过程精细化操作,保证动脉吻合口质量,最大限度地减少狭窄、栓塞和动脉瘤的发生,减少供肝动脉缺血引起的移植后并发症。

(吐尔干艾力·阿吉　张瑞青　温　浩)

第八节　离体肝切除和自体肝移植术中胆管重建方式

一、概述

肝泡型棘球蚴病以出芽的方式或浸润方式增殖,不断产生新囊泡,深入组织,类似肿瘤,可以直接侵犯邻近血管、胆管等部位。肝泡型棘球蚴病浸润性生长方式决定了治愈型肝切除术是唯一的根治性治疗手段。ELRA是对外科常规技术不能切除的病变部分进行切除,将剩余肝脏进行修正之后,回植回原来肝部位的手术方式。其利用了肝移植中的低温灌注和静脉-静脉转流,克服了肝缺血损伤和病变特殊部位的限制,兼有现代肝切除和肝移植两大技术特征,为肝泡型棘球蚴病的根治性手术切除开辟了新的前景。新疆医科大学第一附属医院肝胆包虫外科从2010年1月至2016年12月成功实施了69例晚期肝泡型棘球蚴病的ELRA,术中死亡率为0%,ClavienⅢa以上并发症为14%(10/69),胆瘘发生率为11.5%(8/69),总死亡率为11.5%(8/69);由于大部分晚期肝泡型棘球蚴病侵犯左右胆管汇合部,故患者术后需要进行胆管重建。

二、术前准备

晚期肝泡型棘球蚴病患者往往合并梗阻性黄疸、胆管炎等,况且根治性切除涉及健侧肝脏的脉管系统,为了保护剩余肝功能,术前充分准备调整患者状态及经多学科术前讨论制定贴近实际的手术方案很重要。

(一)术前控制感染

对于肝泡型棘球蚴病合并感染或胆道侵犯引起胆管炎时需要介入穿刺引流合并感染的病灶液化腔,减压胆道,抗感染。尤其是对胆红素水平高、感染持续时间长、长期抗感染治疗效果不佳、体能和营养状况差、手术肝切除范围大、同时可能涉及肝门血管和胆道重建的患者,术前控制感染可以有效降低术后严重感染、胆道并发症发生率和围手术期病死率。

(二)术前胆道减压

对于合并梗阻性黄疸时间长或伴有胆管炎、营养不良、血清 TBil>200μmol/L 且需要行大范围肝切除术的肝泡型棘球蚴病患者,术前胆道引流减轻黄疸是必要的。术前胆道引流可降低胆红素或缓解胆管炎,提高剩余肝脏的储备功能,纠正严重的营养不良和凝血功能异常;通过胆道引流导管进行胆道造影检查,有助于术前准确评估胆管树的受累程度。

(三)术前胆道的评估

2001 年,德国 Kern 教授对肝泡型棘球蚴病分型提出 PNM 分型,作为世界卫生组织包虫病非正式工作组标准化分型用于临床研究。2002 年,中国温浩教授结合临床经验提出 PJVM 分型,将肝泡型棘球蚴病病灶范围、直接浸润和远处转移方向进行更全面明确的说明,特别是对胆管受侵犯情况,对术前充分的胆道准备、减少胆道并发症有重大意义。术前 CT 和 MRI 检查不但能对肝泡型棘球蚴病定性、定位,又能准确评价与胆管的关系,为手术医师提供直观、立体的胆管影像信息,对胆管树的切除范围、重建方式等进行综合评价(图 5-8-1、图 5-8-2)。

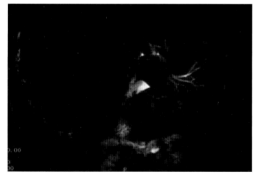

图 5-8-1　肝右叶病灶侵犯肝左管

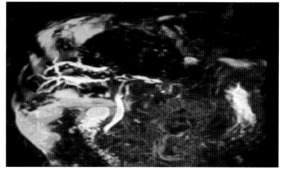

图 5-8-2　肝左叶病灶侵犯肝右管

三、胆管重建技术

(一)离体肝切除和自体肝移植术中需要吻合的胆管特点

自体肝移植术中胆道并发症是影响长期效果及患者生活质量的主要原因。自体肝移植中胆道重建部位不同,可能采取胆管端端吻合、肝管空肠吻合术等,特别是病灶侵犯肝门部胆管时,切除病灶后,往往需要重建肝内 2~3 级胆管,要求特别高的吻合操作技术。

目前公认的自体肝移植术的适应证为侵犯第二或第三肝门的巨大的尾状叶肝泡型棘球蚴病,通常在扩大肝右叶 + 尾状叶或肝右叶 + 尾状叶切除时在门静脉矢状部右侧切断胆管,在肝断面上,由浅入深顺次排列着 B4、B3、B2。可以认为,在每个患者中,这种排列顺序是恒定不变的。但由于肝内胆管的汇合形态和胆管的切断位点不一定相同,因此,肝断面上的胆管开口个数和组合方式亦不尽相同。若能靠近肝门切断胆管,肝断面上只会留下 1 个胆管口(左肝管);若胆管切断位点在门静脉矢状部右侧,在肝断面上共计有 3 个或 2 个胆管口(B2、B3、B4,或 B3 和 B4、B2,或 B2 和 B3、B4);若胆管切点位点在门静脉矢状部后方,肝断面上则会留下 B2、B3 两个胆管开口(B2 和 B3,或 B2、B3)。不管哪种情况,首先应该作胆管成形,尽量形成 1 个开口,若实在困难,张力过大时分 2 个开口作吻合;胆管纵性劈开扩大胆管口;用 6-0 Prolene 线成形;缝合时用 5-0 可吸收线间断缝合,先缝合后壁或较困难一侧,后缝合前壁或容易缝合一侧;新疆医科大学第一附属医院完成的 69 例自体肝移植中,54 例患者移植肝脏为左外侧叶,占 78.3%;其中几例扩大肝右叶切除术后肝断面可见 B2、B3 及两个胆管口之间部分胆管后壁,充分利用这段胆管桥,扩大了胆管吻合面积,实行了大口径肝胆管吻合术。

　　病灶在左侧,切除肝左叶 + 尾状叶或扩大肝左叶 + 尾状叶切除术时,在肝断面上,以门静脉右支为中心,按顺时针方向排列着 B5、B8 和 B6 和 B7;B5 开口位于右前叶门静脉分支的右上方,B8 开口位于右前叶门静脉分支左上方,B6 和 B7 开口位于门静脉右支上缘的后面;一般在肝断面上 B6 和 B7 为一个开口或两个开口,但不会分开的,由于右前叶肝内胆管汇合形态和右前叶胆管切断位点不同,不同患者右前叶肝断面上出现的胆管开口个数亦不同。缝合时应从位置深的 B6 和 B7 开始,若能成形,右后胆管与右前胆管应尽量作一口。吻合最困难的是在右后叶胆管靠近门静脉右支处,因与右后叶胆管呈上下位置关系,一定程度上妨碍吻合操作。右后叶胆管从左肝管根部汇合的几个特殊患者中,切除右侧病灶后,右后叶胆管口往往在门静脉右支下方,修肝时应特别注意这种少见胆管变异,不能遗漏或缝合胆管口。

　　自体肝移植术中肝创面需要吻合的胆管往往存在多支胆管开口,管径细,管壁薄,吻合时极易撕裂,这些因素均导致待吻合的胆管存在较大的组织条件差异,因此吻合时要根据不同的胆管条件和质地选择合适的吻合方式与吻合材料。

　　新疆医科大学第一附属医院完成的 69 例自体肝移植术中,24 例患者因病灶未侵犯健侧胆管和肝总管选择胆管端端吻合术,用 6-0 Prolene 线、前后壁间断、黏膜对黏膜缝合,保持完全无张力的情况下吻合,为了避免胆管血供的受损,胆管断端无需做过多游离;为了预防胆瘘或吻合口狭窄,对胆管两个断端不匹配的患者,在吻合后壁后向吻合口内留置一根 T 管;胆管扩张明显、吻合满意的情况下,可不留置任何支撑管;胆管较细、吻合难度较大患者,经胆囊管留置胆道减压管,可有效减少胆瘘的发生。

(二)肝泡型棘球蚴病离体肝切除和自体肝移植术中重建胆管分型

　　结合新疆医科大学第一附属医院完成的 69 例肝泡型棘球蚴病自体肝移植,术中需要重建胆管分型如下:①病灶在右侧,根据切除病灶后肝断面上出现的胆管由浅入深顺次排列着左肝管,La 型(24/69,34.78%);B2、B3、B4 的不同组合,Lb 型(18/69,26.09%);B3、B2 两个胆管口,Lc 型(12/69,17.39%)。②病灶在左侧,切除病灶后肝断面上出现的右侧胆管口以门静脉右支为中心,按顺时针方向排列着 B5、B8 和 B6 和 B7,其中 B5、B8 以各种组合方式在门静脉右前支上方,位置基本固定;右后胆管分支位置大部分情况下在门静脉右支上方,部分患者在门静脉右支下方,上述情况,根据右后支胆管位置,分为 B5、B8 和门静脉右支上方B6 和 B7,Ra 型(11/69,15.94%),和 B5、B8 和门静脉右支下方 B6 和 B7,Rb 型(4/69,5.80%)两种(表 5-8-1,图 5-8-3、图 5-8-4)。

表 5-8-1　肝泡型棘球蚴病自体肝移植术中肝断面胆管口分型

移植肝脏	肝断面胆管	分型
左侧	左肝管	La
	B2、B3、B4	Lb
	B2、B3	Lc
右侧	B5、B8，门静脉右支上方 B6 和 B7	Ra
	B5、B8，门静脉右支下方 B6 和 B7	Rb

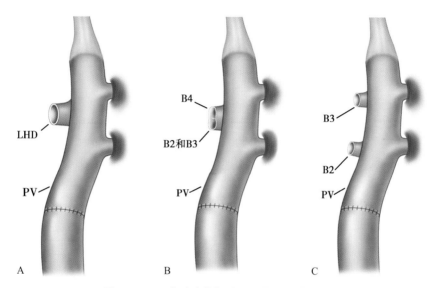

图 5-8-3　肝右叶病灶切除后肝断面胆管口分型

注：A. 肝左管（LHD）在左侧门静脉背侧；B. 肝Ⅳ段的胆管（B4）和左外叶的胆管（B2 和 B3）共口并位于左侧门静脉背侧；C. 肝Ⅱ段和肝Ⅲ段的胆管（B2 和 B3）分别位于左侧门静脉背侧。

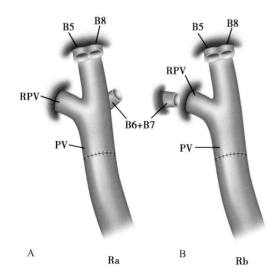

图 5-8-4　肝左叶病灶切除后肝断面胆管口分型

注：A. 右前叶的胆管（B5 和 B8）位于门静脉右前叶分支的前侧，右后叶的胆管（B6 和 B7）位于门静脉右前叶分支背侧；B. 右前叶的胆管（B5 和 B8）位于门静脉右前叶分支的前侧，右后叶的胆管（B6 和 B7）位于门静脉右前叶分支前侧。

（三）离体肝切除和自体肝移植术中高位胆肠吻合的技术要点

自体肝移植术中高位胆肠吻合的 8 个技术要点：①吻合必须在无病变的正常胆管上；②胆管整形时尽量做一个吻合口，最多不超过 2 个；③黏膜对黏膜的吻合方式；④选用单股可吸收线行外翻吻合并力求吻合口无张力；⑤吻合口血供充分；⑥胆汁输出祥肠管 40~60cm，以防止食物反流；⑦不遗漏每支胆管；⑧不放置支撑管。

（四）离体肝切除和自体肝移植术中高位胆肠吻合的技术步骤

1. 胆管断端的准备　自体肝移植术中肝动脉吻合结束开放后往往胆管壁上有较多的出血，这时尽量用结扎或缝扎的方式止血，避免电刀对胆管切缘的热损伤。邻近胆管应用 6-0 Prolene 线拼和整形 1~2 个开口以待与空场吻合；一般胆管纵性或横性劈开扩大胆管口。

2. 待吻合空肠的准备　在空肠远端断端对系膜缘上开口做吻合。肠壁开口一般要比胆管口径略小。胆汁输出祥长度保证 40~60cm，确保空肠祥充足的血供，结肠后吻合时防止系膜孔卡压空肠血供。

3. 吻合方式的选择　自体肝移植术中高位胆肠吻合的缝合方法根据吻合口的张力、胆管的直径、胆管壁质地等的不同有间断缝合、连续缝合和后壁间断缝合前壁连续缝合 3 种常用术式。因大部分自体肝移植术中胆管细、壁薄、吻合位置深，以前后壁间断缝合方式最多。缝合过程中应注意针距和边距，线结应打在吻合口腔外避免吻合口狭窄和结石形成。

4. 吻合口的检查　胆肠吻合完毕后用白纱布置于吻合口周围观察有无胆漏，同时注意吻合口的张力和血供情况，检查完毕后吻合口上下空肠壁固定于周围，关闭小肠和结肠系膜孔以防止内疝。

（排组拉·沙拉依阿当　吐尔干艾力·阿吉　温　浩）

第九节　围手术期超声在离体肝切除和
自体肝移植术中的应用

超声检查是贯穿自体肝移植术全过程中首选的评估手段，是主要的诊断工具。术前超声主要用于诊断肝泡型棘球蚴病，对病灶进行定位、定性诊断，超声造影技术还能够显示病灶的生物学边界，指导手术精准切除。术中超声显示术前超声无法检测出的更小的病灶，指导手术切除，并实时评价血管吻合效果。彩色多普勒超声检查安全、实时，便于床旁检查，在肝移植术后血管及血供评价中有不可替代的独特应用价值；同时超声造影技术能明显增加对深部、低速血流及重叠血管的检出率，提高检查者对诊断移植肝术后并发症的信心。

一、超声在离体肝切除和自体肝移植术前的应用

术前超声检查主要用于诊断肝泡型棘球蚴病，确定病灶的部位、大小、数目、血流等，提供病灶对第一、第二肝门的侵犯程度，是否累及肝内外胆道系统，为术前定位和手术方式的确定提供依据。其超声图像表现为：①病灶呈实质性强回声，外形不规则并与肝组织界限不清；②病灶内回声不均匀，有各种形态的钙化（点状、小结节状及小环状等），后方伴有明显的

声衰减及声影,以瀑布状声影为特征性表现;③肝泡型棘球蚴病也可表现为小结节样弥散分布,小结间无正常肝实质回声,病变肝叶或肝段明显增大,可见高低回声杂乱分布,边界模糊不清,后方伴声衰减;④病灶中心部位可因液化坏死而出现不规则无回声区,透声差,内壁极度毛糙,周边为实性部分,伴有点状强回声散在分布。病变具有向肝门区汇集而侵犯胆道系统的特点,54% 患者合并有肝内小胆管扩张。彩色多普勒血流成像及彩色多普勒能量图表现为绝大多数病灶周边有连续或短线状血管环绕,在进入病灶边缘处"截断",病灶内部未显示任何形式的血流信号,即"乏血供"征象。超声造影表现为于动脉相早期至门静脉相晚期病灶周边出现的环状边框样增强带,增强模式为快速增强而缓慢消退;病灶内部于动脉相、门静脉相及延迟相均未见任何形式的增强,病灶内部的回声明显低于周边正常肝组织的回声,我们将此表现描述为"黑洞征"。超声造影技术成像简单、安全有效、重复性好,术前进行超声造影可以优化病灶周边的清晰显示,使病灶范围的测量更加准确,形态学评估明显优于二维超声,同时病灶周边增强的强度及宽度等指标揭示了肝泡型棘球蚴病病灶周边浸润增殖区的活性程度,超声造影参数(周边环状增强带的宽度,病灶动脉相环状增强带的平均灰阶与邻近肝组织的平均灰阶的比值,以及环状增强带的增强持续时间)可评估病灶活性并进行分级,其活性分级与 PET/CT 的检查结果相对应,使超声造影活性分级得到了印证。术前超声造影可为手术范围的确定及周边浸润增殖区的范围界定提供更加准确的证据。

二、超声在离体肝切除和自体肝移植术中的应用

术中超声在肝脏外科领域的应用,愈来愈得到重视,因为缩小了探测距离,避免了腹壁的干扰,减少了超声探测的盲区。术中使用探头频率的增加,能够获得分辨率更高的超声图像,显示出术前超声无法检测出的更小病灶,更加清晰的显示病灶的边界,并可实时动态显示血管解剖形态和血流动力学信息,使得手术更加精准。对于肝内病灶体积小、位置深在、手术时在肝表面无法直视肝内的病灶,需要借助于超声来显示病灶的实际位置,指导手术最精准的切除,以便最大程度地减少患者的损伤,避免过度切除患者的正常组织;当病灶邻近血管时,术中超声还可清晰显示肝静脉、肝动脉及门静脉的走行,指导外科医师避开血管,避免不必要的切除及出血。由于长期的病灶生长浸润的影响,肝泡型棘球蚴病患者出现了许多的异常吻合及侧支循环,需要吻合的血管要比正常人的血管管径偏细小,因此,手术吻合的效果会直接影响手术后患者的恢复。在自体肝移植术血管吻合完成后,需应用术中超声实时的评价门静脉、肝静脉、肝动脉的吻合效果,观察移植肝肝动脉、门静脉、肝静脉、下腔静脉吻合口及其近端和远端的血流通畅性,并以频谱多普勒测量各血管的血流参数及观察其频谱波形来评价血管吻合的效果。

三、超声在离体肝切除和自体肝移植术后的应用

自体肝移植将复杂的肝切除技术与器官移植技术相结合,给难以手术切除的部分终末期肝泡型棘球蚴病患者带来手术治愈的希望。由于病程长、病灶体积大、侵袭性生长,使得肝脏内部解剖结构改变、侧支血管形成,增加了手术难度及复杂程度,术后可能出现各种不同程度的并发症,给患者的预后带来极大的影响,故术后对患者各项指标的监测尤为重要。超声检查具有分辨率高、快速诊断的特点,对于重症监护阶段患者的术后床旁检查尤其重要,这是其他影像学检查无法替代的,超声是肝移植术后首选的检查方法。术后的首次检查在术后 24 小时

内,以获得基础资料。术后第 1 周,每日行超声检查 1 次,必要时随时检查;术后第 2 周隔天检查 1 次,以后根据患者的临床表现、实验室检查结果决定是否行超声检查。

超声检查时体位选取平卧位或左侧卧位,检查前详细回顾患者的手术方式,超声检查内容为:①自体移植肝脏的体积和形态,肝实质回声的水平和均匀度,局部有无异常回声;②肝动脉内径、流速、频谱和阻力指数,观察有无管腔狭窄、血流信号中断和侧支循环形成;③门静脉内径、流速、流量及频谱形态,注意管腔有无狭窄、血流信号中断等改变;④肝静脉的内径、流速、频谱形态;⑤下腔静脉管腔、吻合口有无狭窄、管腔内血流通畅情况;⑥肝内胆管有无扩张;⑦肝脏创面、术区有无积液,有无腹水、胸腔积液或膈下积液。根据新疆医科大学附属第一医院腹部超声科对 27 例自体肝移植术患者的研究,现将术后出现的并发症情况分述如下(表 5-9-1)。

表 5-9-1 27 例自体肝移植术患者并发症类型及数量

并发症	表现	例数	%
肝实质回声异常	弥漫性改变	5	18.5
	局灶性改变	7	25.9
胆道系统异常	胆栓形成	1	3.7
	胆道积气	1	3.7
	肝内胆管结石	1	3.7
	肝内胆管扩张	1	3.7
肝动脉并发症	血流通畅异常	1	3.7
	流速异常	2	7.4
	频谱异常	1	3.7
门静脉并发症	流速异常	5	18.5
	狭窄	3	11.1
	血栓	1	3.7
肝静脉并发症	血流通畅异常	1	3.7
	流速异常	1	3.7
下腔静脉并发症	流速异常	1	3.7
	狭窄	1	3.7
	血栓	1	3.7
腹水	肝周、肝创面积液	19	70.0
胸腔积液		26	96.3
复发		1	3.7

(一) 肝实质回声异常

患者肝脏实质出现不同范围的回声减低区,可以是弥漫性(图 5-9-1A)或局限性(图 5-9-1B)的,这是由于局部肝实质缺血而形成的回声异常。缺血部位常常位于移植肝边缘肝实质内,超声表现为片状回声减低区,超声动态随访后,部分患者会于数日后出现液化坏死区,部分患者合并有不同类型的肝动脉异常情况,术后早期肝动脉高灌注致肝内血流动力学变化,形成缺血再灌注损伤肝实质致缺血坏死区出现,肝动脉远端分支管腔纤细,受血流动力学变化影响大易出现供血不足;部分病例术后超声检查未发现肝动脉供血异常,但位于边缘的实质内仍出现缺血低回声区,考虑为末梢动脉血栓形成致肝实质缺血坏死,彩色多普勒超声检查对末梢动脉供血显示不佳,具有局限性,在考虑局灶性肝实质缺血时,可考虑行超声造影,这对自体肝移植术后怀疑缺血区的病灶有重要诊断价值。

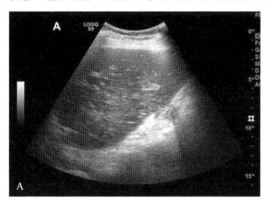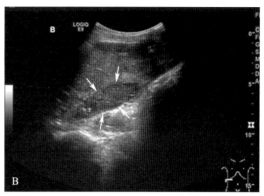

图 5-9-1　移植肝实质回声异常

注:A.移植肝实质回声弥漫性减低;B.移植肝边缘实质回声局限性减低(箭头所示)。

(二) 胆道系统异常

胆道内胆栓形成(图 5-9-2A)的超声表现为肝内胆管管腔内透声差,可见絮状、团块状中等回声,其上段胆管扩张;出现胆道积气;肝内胆管结石(图 5-9-2B)。肝内胆管扩张,狭窄部位位于肝门部胆管处,可经超声引导进行肝内胆管穿刺引流。胆道并发症与保留肝的修整、胆道吻合技术、胆道供血、缺血再灌注损伤、胆管狭窄、胆道感染、胆管周围血管丛受损等因素相关。27 例行离体肝切除自体肝移植的患者中发生胆道并发症的患者表现为左外叶肝内胆管胆泥形成合并上段胆管扩张,胆管内胆泥由胆汁浓缩变稠而成或胶原组织在受损的胆管壁聚集而成,同时可合并早期肝动脉频谱异常、血流速度增高。肝动脉供血异常与胆道并发症的发生密切相关,故手术过程中对胆道血供的保护尤为重要。不同的患者可能存在胆道变异或因病灶侵犯需要胆道重建,此时增加了手术难度,胆道重建的复杂程度、吻合口的数目与术后胆道并发症的发生都紧密相关。

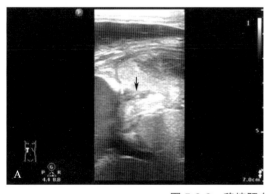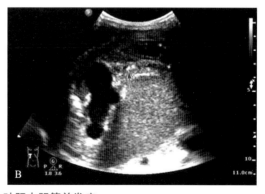

图 5-9-2　移植肝左叶肝内胆管并发症

注:A 移植肝左叶肝内胆管内低回声胆栓形成;B.移植肝左叶肝内胆管结石。

（三）肝动脉并发症

肝动脉并发症是肝移植术后最严重的血管并发症,肝动脉是肝内胆管、肝门结缔组织、淋巴结和门静脉壁的唯一血供来源,且肝细胞的供氧主要依赖于肝动脉,一旦出现并发症将严重影响移植肝功能,甚至导致患者死亡。肝动脉异常的患者均可出现不同程度的发热、黄疸、AST/ALT升高等表现。肝动脉流速增高、频谱异常,频谱呈单向连续的波形、杂乱呈毛刺状。27例病例中出现1例患者术后肝动脉始终未探及血流,而二维图像上管腔内也未探及血栓回声,考虑可能与术中缺氧时间过长或手术操作造成的肝动脉痉挛有关。1例肝动脉频谱呈毛刺样改变,该患者术后出现了肝实质局灶性缺血改变,并且于术后60天出现了肝脓肿,于术后180天死于继发感染、多器官功能衰竭。肝动脉供血的不足可引起肝实质的缺血改变以及胆道系统的异常,自体移植术后对于肝动脉的动态随访观察非常重要,由于肝泡型棘球蚴病引起肝门部结构的改变增加了术后肝动脉探查的难度,必要时可借助于超声造影,结合转氨酶、胆红素、凝血功能等指标,多可作出诊断。

（四）其他血管并发症

1. 门静脉并发症 于术后出现门静脉血流速度增高,门静脉流速减低,门静脉吻合口狭窄(图5-9-3),彩色多普勒超声呈明亮的、五彩斑斓、窄细的血流信号;术后晚期的并发症可在门静脉管腔内形成附壁血栓,表现为附着于门静脉管壁的低回声。

2. 肝静脉并发症 肝静脉流速异常,增高或减低,如伴有频谱失去期相性改变,此时提示可能合并流出道狭窄,应动态随访观察,并紧密结合临床,多可作出正确诊断。

3. 下腔静脉并发症 下腔静脉血栓形成的超声表现为下腔静脉管腔内絮状、团块状

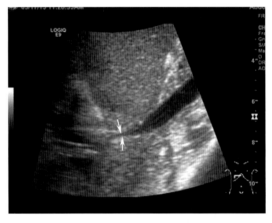

图 5-9-3 移植肝门静脉吻合口处管腔狭窄

中低回声,彩色多普勒超声检查表现为充盈缺损,血栓周边血流束变窄;肝后段下腔静脉吻合口狭窄(图5-9-4A),上游的下腔静脉管腔增宽,彩色多普勒超声探及吻合口处为明亮的血流信号(图5-9-4B);下腔静脉流速缓慢,难以探测到下腔静脉内血流信号。

门静脉与下腔静脉并发症主要有吻合口狭窄、血栓形成。肝泡型棘球蚴病常侵犯肝门区造成肝门区结构的粘连,手术分离困难,部分患者因血管长度有限还需要搭桥,术后吻合口挛缩或瘢痕均可以导致吻合血管的狭窄。移植肝流出道狭窄超声表现为肝静脉扩张,脉冲多普勒肝静脉流速曲线波幅平坦呈单相,因下腔静脉受周围肝组织或者韧带压迫时也可出现频谱异常,超声能直接显示肝静脉或下腔静脉狭窄部位或吻合口上方流速增高、下腔静脉旁侧支血管或肝静脉反向流速曲线,提示流出道梗阻的准确性较高。自体肝移植术后,手术对血管内皮的损伤、术后高凝状态、肝功能的恢复等均是血栓形成的高危因素,根据血栓形成时间的不同超声表现不同,血栓形成早期表现为极低回声或低回声,随着时间延长,血栓收缩体积发生变化、回声也逐渐增高呈中等回声。术中吻合血管破坏吻合口附近的血管内膜形成局部粗糙血管内壁,加上吻合口附近血流呈涡流,从而血管吻合口及吻合口附近易形成血栓,在术后超声观察中需要特别注意。

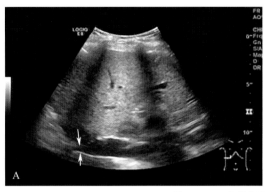
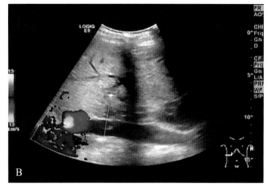

图 5-9-4　移植肝下腔静脉狭窄超声图

注：A. 移植肝下腔静脉管腔狭窄二维超声图；B. 移植肝下腔静脉管腔狭窄处明亮的血流信号。

（五）胸腔积液及腹水

患者出现不同区域的腹水：肝创面或术区的积液，主要的积液聚集部位有自体移植肝创面、右侧膈下、右 / 左肝下间隙、肝叶间裂等。出现的胸腔积液以右侧居多。对于术后术区积液的探测也很重要，与经典原位全肝移植术不同的是，自体肝移植术中包括一个非常重要环节就是对保留肝的修整，修整过程中对肝脏创面的止血很重要。此外，自体肝移植术患者容易发生凝血功能障碍、血管结扎线脱落、术中止血不彻底等，均可引起腹腔出血，动态超声观察积液范围的变化，结合引流液的颜色、性状等，能有效预防腹腔内出血。胸腔积液的发生率接近 100%，多数为反应性渗出，部分患者为肝泡型棘球蚴病病灶侵犯了右侧膈肌，术中需要分离病灶而引起创面渗血形成积液。

（六）术后肝内病灶复发

长期随访中发现在移植肝内出现肝泡型棘球蚴病病灶。术后复发的病灶常常表现为等回声，不容易被超声医师发现，我们将超声造影常规应用于自体肝移植患者的术后随访，可以早期发现复发病灶（图 5-9-5）。

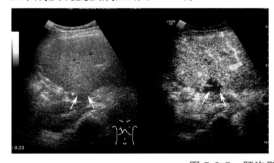
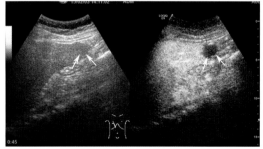

图 5-9-5　肝泡型棘球蚴病造影图

注：超声造影显示不同时期移植肝内出现肝泡型棘球蚴病病灶，表现为"黑洞征"。

自体肝移植术由于手术的复杂程度高、手术切口大，术中需要对血管、胆道进行重建，肝外的肝动脉和门静脉的解剖位置关系发生一定改变，术后易出现各种并发症，且并发症类型复杂、出现早，围手术期死亡率高，故早期诊断和及时的处理术后并发症对提高自体肝移植术的成功率尤为重要。彩色多普勒超声检查具有分辨率高、诊断快速的特点，不仅能发现肝实质内的微小变化，而且能对各种血管并发症敏感、准确监测，尤其适用于床旁的动态监测。

动态彩色多普勒超声检查对术后早期病情不稳定的重症监护病区患者能够提供分辨率高、便捷的检查，及时发现自体肝移植术后异常超声征象，并能快速诊断，给临床诊断和早期处理移植术后的并发症提供时间上的有利条件，围手术期动态彩色多普勒超声检查诊断自体肝移植术后并发症具有重要临床应用价值，能够辅助临床诊疗的决断，提高移植术后患者的生存率。

（杨凌菲　宋　涛）

---------- 参 考 文 献 ----------

［1］温浩. 包虫病学 [M]. 北京：人民卫生出版社，2015: 32-36.

［2］AJI T, DONG J H, SHAO Y M, et al. Ex vivo liver resection and autotransplantation as alternative to allotransplantation for end-stage hepatic alveolar echinococcosis [J]. J Hepatol, 2018, 69 (5): 1037-1046.

［3］中国医师协会外科医师分会包虫病外科专业委员会. 肝两型包虫病诊断与治疗专家共识 (2019 版) [J]. 中华消化外科杂志，2019, 18 (8): 711-721.

［4］阿卜杜艾尼·啊卜力孜，温浩. 难治性肝泡型包虫病的多学科个体化治疗 [J]. 临床肝胆病杂志，2015, 31 (4): 639-641.

［5］DUFFY J P, HONG J C, FARMER D G, et al. Vascular complications of orthotopic liver transplantation: experience in more than 4200 patients [J]. J Am Coll Surg, 2009, 208 (5): 896-903.

［6］PIARDI T, LHUAIRE M, BRUNO O, et al. Vascular complications following liver transplantation: a literature review of advances in 2015 [J]. World J Hepatol, 2016, 8 (1): 36-57.

［7］FRONGILLO F, LIROSI M C, NURE E, et al. Diagnosis and management of hepatic artery complications after liver transplantation [J]. Transplant Proc, 2015, 47 (7): 2150-2155.

［8］SONG T, ZHAO Q, LI H T, et al. Evaluation of color doppler ultrasonography in diagonsing hepatatic alveolar echinococcosis [J]. Ultrasound Med Biol, 2012, 38 (2): 183-189.

［9］SONG T, ZHAO Q, WEN H, et al. Usefulness of grayscale contrast enhanced ultrasonography (sonovue) in diagnosing hepatic alveolar echinococcosis [J]. Ultrasound Med Biol, 2011, 37 (7): 1024-1028.

［10］谢彬，李肖红，孙晓琰，等. 肝多房棘球蚴病 PET/CT 图像特点及其诊断价值 [J]. 中华核医学与分子影像杂志，2013, 33 (1): 66-68.

［11］李凡，杜联芳. 超声诊断技术在肝移植围手术期中的应用 [J]. 中华医学超声杂志 (电子版)，2015, 12 (12): 907-910.

［12］PICHLMAYR R, GROSSE H, HAUSS J, et a1. Technique and preliminary results of extracorporeal liver surgery (bench procedure) and of surgery on the in situ perfused liver [J]. Br J Surg, 1990, 77 (1): 2l-26.

［13］KUCERA M, ADAMEC M, OLIVERIUS M, et al. Early biliary complications following liver transplantation [J]. Rozhl Chir, 2011, 90 (2): 117-121.

［14］LU Q, ZHONG X F, HUANG Z X, et al. Role of contrast-enhanced ultrasound in decision support for diagnosis and treatment of hepatic artery thrombosis after liver transplantation [J]. Eur J Radiol, 2012, 81 (3): 338-343.

［15］UNSINN K M, FREUND M C, ELLEMUNTER H, et al. Spectrum of imaging findings after pediatric liver transplantation: part1, post transplantation anatomy [J]. AJR Am J Roentgenol, 2003, 181 (4): 1133-1138.

［16］韩红，王文平. 超声及超声造影在肝移植术中及术后血管评价中的应用及进展 [J/CD]. 中华医学超声杂志 (电子版)，2014, 11 (10): 782-785.

第六章

离体肝切除和自体肝移植术的术后并发症

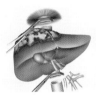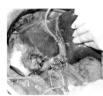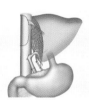

自体肝移植术将复杂的肝切除技术、器官低温灌注保存技术、体外静脉转流技术与肝移植血管吻合技术相结合,为常规方法切除困难或难以切除的肝脏良恶性病灶患者带来了治愈的希望。作为当代肝脏外科最具挑战性的复杂技术,其术中及术后易发生一系列的并发症,处理不当将有致命危险。R.Pichlmayr 报道的 24 例离体肝切除和自体肝移植术,发现围手术期死亡率高达 27%。经过 30 余年的相关基础研究以及麻醉及重症监护技术、静脉转流技术、显微外科技术的进步和发展,明显降低了自体肝移植术后并发症,显著提高临床治愈率。新疆医科大学第一附属医院从 2010 年 1 月至 2016 年 12 月成功实施了 69 例晚期肝泡型棘球蚴病的自体肝移植术,术中死亡率为 0%,Clavien Ⅲa 以上并发症为 14%(10/69),总死亡率为 11.5%(8/69)。主要包括术后出血、血管和胆道感染、早期肝功能障碍等并发症。

建议应用改良 Clavien-Dindo 系统评估自体肝移植的术后并发症。

Ⅰ级:轻微的并发症。

Ⅱ级:潜在的危及生命的并发症,需要药物治疗。

Ⅲ级:需要侵入性治疗的并发症。

Ⅳ级:导致器官功能不全的并发症,需要 ICU 监护。

Ⅴ级:导致供体死亡的并发症。

第一节　术　后　出　血

一、复灌后肝脏创面出血

复灌后肝脏创面出血是自体移植术与其他肝移植不同的特有并发症,每个患者均会出现,但程度不一样。原因是自体移植术患者手术前因梗阻性黄疸、门静脉高压、肝静脉淤血、感染等原因存在不同程度的凝血功能障碍;无肝期时间长、低体温、低钙血症、渗血凝血物质的消耗、输注库存血、凝血物质补充不足等引起凝血功能不全;尤其是长时间体外低体温状态下修复重塑健侧肝脏,无法精准判断是否确保每一根细小血管的结扎、创面肝实质的确切缝扎、修补血管的无漏针等,往往功能肝恢复血流后会出现病灶切除创面和修整重建血管的出血,虽然这与体外减体积肝移植有一定的相同之处,但因上述自体肝移植术独特的手术特征使复灌时的出血量更多、更凶险,甚至可进一步加重和导致弥漫性血管内凝血(disseminated intravascular coagulation,DIC),形成恶性循环。

自体肝移植术复灌后肝脏创面出血的关键在于预防:①术前尽可能改善患者全身状况、肝功能及凝血功能;②术中精细精准操作,减少出血、减少凝血因子的消耗;③复灌以前尽可能纠正电解质、酸碱平衡以及补充凝血物质纠正凝血功能;④分组、分工、团队合作尽可能缩短无肝期;⑤利用多种保温及复温措施预防低体温;⑥修复重塑健侧肝脏要精准细致,确保每一根细小血管的结扎,确保重建血管每一针缝合的针距边距避免漏针;⑦血管吻合角度要准确,确保畅通,尤其是流出道,如肝脏流出道不通畅可引起肝脏淤血进而加重创面出血。随着自体肝移植综合技术的进步、操作步骤的规范化、流程的精细化管理,复灌后创面出血作为自体肝移植术特有的并发症,出现得越来越轻、越来越可控,新疆医科大学第一附属医院完成的 101 例自体肝移植术患者中无输血患者占总数的近 15%。有 1 例肝泡型棘球蚴病自体肝移植术患者因病灶侵犯下腔静脉的范围广、上至心房，术中应用了人造血管重建下腔静脉，人造血管与心房缝合时因有效缝合边缘较窄、操作空间狭小而出现漏针（当时未发现），当功能肝复灌时出现肝脏淤血肿胀、创面渗血严重，同时出现血压下降、中心静脉压升高、心脏有效搏动消失，诊断心包压塞、肝脏流出道受阻，立即实施全肝阻断、下腔静脉阻断，打开心包，吸尽心包内血，快速缝合心房与人造血管漏针处并恢复肝脏血流，这时心脏搏动恢复正常，创面渗血明显减少，给予认真止血处理，术后患者恢复良好。

二、术后腹腔内出血

术后发生腹腔内出血是自体肝移植早期主要并发症之一，主要危险因素包括：自体肝移植术患者手术前存在不同程度的凝血功能障碍；手术时间长，手术创面大，渗血多，凝血物质消耗多；术中及术后大量出血及输注库存血，凝血物质补充不足等，且为影响预后的主要因素之一，通常需要尽早确定出血并行及时处理。因此，早期识别腹腔出血的危险因素，明确腹腔出血诊断并迅速采取正确的处理，对患者预后具有极其重要的意义。

一般情况下，自体肝移植术后腹腔内留置 2~4 根引流管，各腹腔引流管在术后 24~72 小时有一定量的淡血性液体引出，出血量通常在 500ml/24h 以下，并不影响患者的血流动力学，并随着时间延长引流量逐步减少，色泽逐渐变淡，此多因手术创面渗血引起，随着凝血功能纠正和肝功能恢复而逐渐好转，通常持续 1~2 天。若腹腔引流管内引流液颜色持续偏深或突然血性引流液增多，达 100~200ml/h 或更多，患者出现腹胀、心率加快、脉搏细速、脸色苍白、口干、尿量减少、进行性血压下降等症状，实验室检查发现血红蛋白和血细胞比容进行性下降，应考虑腹腔内出血。出血一般多指术后发生的大出血，影响血流动力学，可发生于肝移植术后任何一个时期，多发生在术后 24 小时内。腹腔内出血理论上可存在于术野内的任何部位，常见部位为切肝断面、肝窝、膈面和后腹膜创面、胆道壁小动脉等。

腹腔内出血的常见原因可分为两大类。一是非手术因素，如：①术后早期肝功能不全、低钙血症、低体温引起凝血功能障碍而创面渗血；②外源性凝血因子补充不足，常因术中出血偏多、血浆及凝血因子补充不足等引起；③术后使用抗凝药物，未能很好检测而凝血时间延长引起出血；④早期活动剧烈而导致创面出血；⑤移植术后中晚期，腹腔内严重感染，肝组织坏死并发脓肿形成，均可引起肝动脉、门静脉被腐蚀并发生破裂出血。二是手术因素，亦是最常见的因素：①修肝断面小血管结扎线、钛夹的脱落，创面缝扎止血不严密或术中经电刀烧灼止血术后焦痂脱落导致出血；②病灶侵犯周围组织器官严重，肝脏切除后肝窝、膈面和后腹膜创面缝扎止血不严密，造成术后肝窝和后腹膜创面渗血、膈肌血管出血；③肝上下腔静脉、肝下下腔静脉、门静脉、肝动脉等不同材料（肝圆韧带、大隐静脉、颈内静脉、异体血管、人造血管）修补重建的缝合不严密，甚至出现漏针等情况导致漏血。新疆医科大学第一附属医院 101 例自体肝移植术后腹腔内出血 9 例，其中 24 小时内出血有 3 例，经积极补液、输血抗休克治疗并应用血小板、纤维蛋白原和凝血酶原复合物等凝血药物后，1 例患者血流动力学逐渐平稳，引流管内血性液逐渐减少，颜色逐渐变淡；2 例通过上述治疗未见好转，确定活动性出血，果断进行剖腹探查，术中发现分别为膈肌血管和胆道壁小动脉出血，给予缝扎止血处理，术后恢复良好。自体肝移植术后中晚期腹腔内出血患者 6 例，其中 5 例考虑术后使用抗凝药物使凝血时间延长和早期活动剧烈导致创面出血渗血，主要表现为腹腔引流管突然引出血性引流液,实验室检查发现血红蛋白和血细胞比容进行性下降,给予停用抗凝药物,经积极补液和静脉滴注血浆、纤维蛋白原和凝血酶原复合物等处理后出血情况得到控制,凝血功能得到改善,病情逐渐好转;另1例患者术后结肠瘘引起腹腔内严重感染,脓肿腐蚀肝动脉并发生破裂,出现腹腔大出血,立即行手术,因感染严重无法进行肝动脉缝合或血管移植重建,实施肝动脉结扎止血、脓肿引流和结肠造瘘术,但术后患者出现多脏器衰竭,最终死亡。

三、胃肠道出血

自体肝移植术后胃肠道出血发生率较高,常见原因是手术的应激反应、长时间门静脉血流阻断、病灶侵犯门静脉引起门静脉高压、门脉海绵样变或门静脉栓塞所致的门静脉高压等。给予降低门静脉压力、制酸、对症治疗,少数患者需要内镜治疗。有1例患者术前肝泡型棘球蚴病病灶侵犯门静脉主干,引起门静脉海绵样变、门静脉高压、食管-胃底静脉曲张,术后出现反复食管静脉曲张破裂出血,进一步检查发现门静脉吻合口狭窄并血栓形成,实施门静脉支架置入术后出血得到控制。

(吐尔干艾力·阿吉 邵英梅)

第二节 血管并发症

随着肝移植学科的整体进步和显微外科血管重建技术的提高,肝移植术后的血管并发症逐步减少。但自体肝移植不仅与传统肝移植一样涉及肝脏不同脉管的吻合,同时还需要体外个体化的修补重建,甚至需要利用肝圆韧带、废弃侧肝内血管、大隐静脉、颈内静脉、异体血管、人造血管等不同的材料修整功能肝的每一根脉管,所以脉管的健康和修整复杂程度、张力、角度、修补材料不同等均影响术后血管并发症的发生,发生率也远高于原位肝移植和活体肝移植,一旦发生,其后果则十分凶险,因此,积极预防并及时妥善处理血管并发症是提高围手术期生存率和长期生存质量的有效保证。尤其在自体肝移植术前准备中,通过现代影像学技术、三维重建及虚拟手术系统充分了解肝血管的解剖学变异和代偿的侧支血管,病灶对功能血管的侵犯程度、范围、位置,制订需要修整的功能血管的个体化修复方案、准备材料及备用方案等,同时在术中和术后动态监测移植功能肝血管血流动力学至关重要。

一、肝动脉并发症

因肝泡型棘球蚴病病灶往往累及第一肝门,自体肝移植无论采用右肝或左肝自体移植,其肝动脉健康程度均较尸肝移植和活体肝移植差,整形及重建难度大,因此理论上发生肝动脉并发症的危险性应高于其他肝移植,但新疆医科大学第一附属医院101例患者中只有1例出现肝动脉血栓。对于自体肝移植,出现肝动脉并发症的主要危险因素是显微吻合技术不佳、血管管径不合、缺血再灌注损伤、肝动脉内膜炎等。肝动脉系统是肝内外胆道系统与吻合口最主要的血供来源,术后肝动脉血流动力学异常与胆道并发症的发生直接相关,能直接导致缺血型胆管损伤、肝脓肿等致死性并发症的发生。肝动脉并发症主要包括肝动脉血栓形成、肝动脉狭窄、肝动脉假性动脉瘤等。

肝动脉血栓形成的临床表现分暴发性肝坏死及败血症、肝脓肿、胆道并发症和无症状型4种。诊断主要依靠影像学检查，提倡术后2周内常规每日行多普勒超声检查肝动脉血流，可早期发现尚未出现临床表现的动脉栓塞，具有重要意义。动脉造影仍是诊断肝泡型棘球蚴病的金标准，CTA及磁共振血管成像（magnetic resonance angiography，MRA）也有诊断价值且无创。根据其他肝移植术经验，早期肝动脉血栓形成需急诊切开吻合口取栓，再次行肝动脉吻合。1例自体肝移植患者术后3天超声诊断肝动脉血栓形成并肝内无动脉血流，但患者除肝功能指标上有轻度的波动外无特殊症状，给予抗凝、对症、高压氧治疗，2周后随着肝脏体积的增大远端肝组织出现局灶性缺血并逐渐坏死继发肝脓肿，经过治疗好转，后期多次出现肝脓肿，但均经过保守治疗可以好转，后期因胆肠吻合口处新生的动脉延伸至肝内供血，随访2年后再未出现相应症状。

二、肝静脉并发症

与其他肝移植不同，肝静脉回流障碍的问题在自体肝移植术中仍然十分突出，除通常所指的肝静脉与下腔静脉吻合口狭窄以外，更需关注因肝断面区段性肝静脉分支离断后未行充分重建导致的肝静脉回流受阻。早期常见的并发症是与技术因素有关的，如线结过紧、口径不匹配、肝静脉保留过长导致的扭转和大体积移植肝对下腔静脉造成的挤压等。后期出现的并发症则应考虑吻合口周围的纤维化、血管内膜增生肥厚、移植肝增生旋转压迫吻合口等，尤其是自体肝移植术中人造血管重建下腔静脉的患者，移植肝增生旋转更容易使肝静脉与无弹性和塑性的人造血管之间形成夹角和扭曲，引起吻合口回流障碍。自体肝移植术中为了每个单元功能肝都能够得到充分回流，需要将多根肝静脉整形为共同开口或分别与下腔静脉吻合，这种情况使吻合重建过于复杂，易导致折角扭曲、狭窄。所以肝静脉并发症是当前自体肝移植医师面临的主要技术难题之一。

保证足够量的流出血流和尽量避免产生回流梗阻区域是减少自体肝移植肝静脉并发症的基本要求。较之全肝移植，移植外科医师不仅需要更深刻体会肝静脉复杂多变的解剖学特征，对血管重建技术水平提出更高要求，更需要在外科技术理念上有新的突破。101例自体肝移植患者中2例出现肝脏增生增大后旋转使肝静脉与下腔静脉的吻合口成角狭窄，这2例患者均用人造血管重建下腔静脉，1例患者术后两年出现慢性流出道梗阻的表现，给予肝静脉支架置入后缓解。另1例患者术后20天出现急性肝静脉吻合口梗阻，详细病例如下。

患者，女性，31岁，牧民。于2006年7月在外院诊断为肝泡型棘球蚴病并行手术治疗（具体术式不详）；于2013年5月复查明确肝泡型棘球蚴病复发就诊于我院，于2013年6月在我院行"肝左叶切除术＋高位肝右胆管空肠吻合术＋胆囊切除术"，术后好转出院；于2019年7月复查再次确诊肝泡型棘球蚴病复发，提示病灶侵犯下腔静脉及肝静脉右支根部、右侧腹壁脓肿形成，术前评估难以实施原位病灶根治性切除，且残存的右后叶健侧肝组织增生明显（术前影像学预测为550g），故于2019年8月19日实施了ELRA，术中将修整好的肝右后叶（总质量为530g，相当于标准肝体积的50%）植入患者体内，同时植入人工血管替代受侵犯的下腔静脉肝段，并将修整好的肝右静脉（用受侵犯的下腔静脉剩余健康部分修补缺损）与人工下腔静脉血管行端端吻合，手术历时13小时20分钟，术后患者恢复良好。

　　患者于术后第 20 天突然出现持续腹部胀痛,实验室检查白细胞计数为 21.58×10^9/L,PT 延长至 57.3 秒,INR 为 4.83,急诊复查腹部 CTA 提示剩余肝明显淤血征象,肝脏超声提示肝右静脉内径约 0.6cm,近吻合口处血流速度最高达 67.7cm/s,故考虑术后肝静脉吻合口狭窄导致肝后型肝淤血。当日急诊在局麻下行肝右静脉造影联合支架置入术,术中见肝右静脉开口处明显狭窄,经导丝置入 14~40mm 球囊行球囊扩张术,可见"束腰征",测压为 $34cmH_2O$,后于狭窄处置入 14~40mm 支架一枚。术后 1 周内患者白细胞计数持续下降,最低值为 6.79×10^9/L;PT 降至 19.1 秒,INR 降至最低值为 1.66,复查 CT 提示肝淤血状况明显改善。患者于同年 11 月再次来我院复查提示肝淤血状况明显好转(图 6-2-1)。

　　新疆医科大学第一附属医院认为自体肝移植术后肝静脉狭窄梗阻无特异性临床表现,一般多以移植肝失功能、肝淤血、腹水、腹痛等为主,肝脏超声、CT 及 MR 等影像检查是较为有效的确诊手段,而血管造影不仅可明确梗阻的部位,还可测定梗阻两端的静脉压力差,被视为是当前诊断静脉梗阻的金标准,通常以梗阻两端压力差 >3mmHg 作为判定有无肝静脉梗阻及介入治疗是否有效的标准,并把球囊扩张及支架置入作为肝移植术后静脉梗阻的主要治疗方法,是安全及有效的,其中球囊成形术技术成功率高,但容易再狭窄,而对于球囊扩张治疗不理想或肝静脉扭曲者,采取支架治疗可获得长期的血管再通。

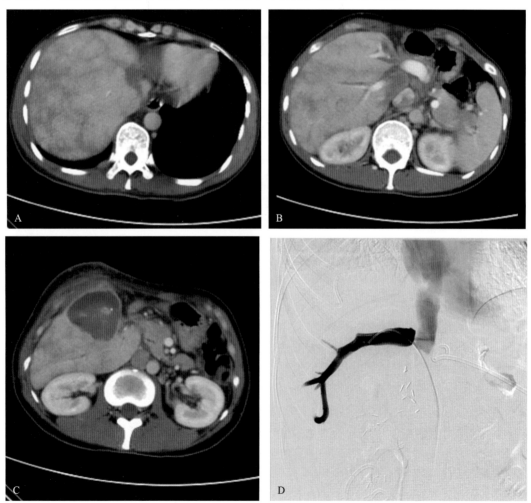

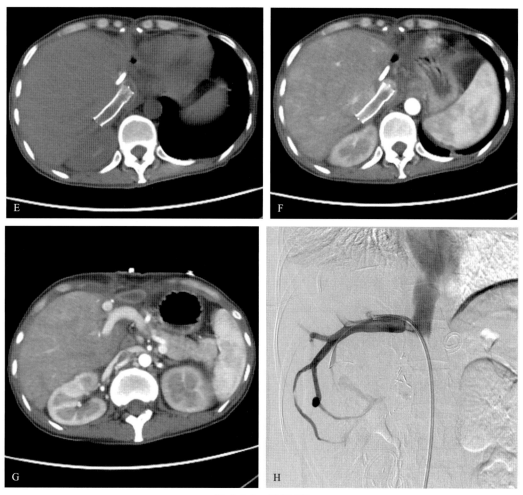

图 6-2-1　腹部 CT

注:A.肝左叶缺如、肝右叶淤血、第二肝门 - 下腔静脉汇合部显病灶;B.第一肝门处病灶累及血管及胆管;
C.右侧腹壁隆起并与肝右叶病灶关系紧密;D.术后 DSA 显示肝右静脉流出口明显受阻;E.术后 CT 平扫
期肝右静脉内的支架;F.术后 CT 动脉期肝右静脉内的支架;G.术后 CT 静脉期显示门静脉;H.在 DSA 中
植入肝右静脉支架显示流出口的恢复。

三、门静脉并发症

自体肝移植术后门静脉狭窄及血栓形成的发生率相对其他肝移植较高,一旦发生可导
致严重后果。主要原因是病灶侵犯门静脉较严重,血管壁健康程度欠佳,往往需要肝内二
级以上门静脉经过成形后再与主干吻合,部分患者与形成门静脉海绵样变等有关,其临床
表现缺乏特异性,可表现为门静脉高压以及转氨酶、胆红素的升高。因此与肝动脉血栓形成
一样,早期诊断也要依赖多普勒超声常规检查,其具有无创、简便、敏感的优点。进一步的
MRA、CTA 以及血管造影可确诊。介入治疗包括球囊扩张及支架置入,这些已经成为目前
治疗门静脉狭窄及血栓的主流,创伤较小且效果值得肯定。如介入治疗失败可行手术取栓、
重新吻合门静脉或再次肝移植。

101 例自体肝移植患者中 3 例患者出现门静脉狭窄及血栓形成,1 例实施手术取栓、重新吻合门静脉,术后再次出现血栓,实施再次异体肝移植术。另 1 例实施门静脉球囊扩张支架置入术,术后恢复良好。1 例患者单纯门静脉血栓形成,给予溶栓对症治疗(详见病例分析 7)。

四、下腔静脉并发症

下腔静脉往往是病灶侵犯最为严重的部位,尤其是肝泡型棘球蚴病病灶,病灶侵犯后下腔静脉肝后段出现狭窄或闭塞,下半身及腹盆部血液回流障碍,常导致下肢水肿、大量腹水、肝肾功能不全等不良后果。因此,自体肝移植术中往往需要修复或重建肝后段下腔静脉。虽然修复重建后绝大部分患者血液回流恢复正常,但仍有部分患者出现相应并发症,主要是下腔静脉狭窄或血栓形成引起下腔静脉梗阻。其原因有:①血管缝合时缝线牵拉过紧;②吻合不当导致吻合口成角或扭曲;③供肝静脉剩留过长导致吻合后血管扭曲;④修整的下腔静脉过短导致吻合口狭窄;⑤异体血管重建下腔与肝体积相差太大、肝床空间不符合时,供肝倾斜滑动压迫导致下腔静脉或肝静脉扭曲引起相应体积的供肝淤血;⑥断面肝组织增生活跃,短时间内肝体积增大导致压迫、扭曲下腔静脉。

通过分析自 2010 年 8 月至 2018 年 12 月期间实施 ELRA 治疗的 88 例终末期肝泡型棘球蚴病患者,归纳并总结其下腔静脉相关并发症情况。

(一)下腔静脉狭窄或闭塞

研究对象中 9 例(10.2%)患者出现下腔静脉的狭窄或闭塞,其中 2 例(2.3%)患者发生 Clavien-Dindo 分类Ⅲ级以上并发症。2 例患者中 1 例出现下肢水肿,行下腔静脉球囊扩张术后病情好转,目前随访未见明显异常。另 1 例患者下腔静脉严重狭窄合并门静脉主干及肝左静脉血栓形成,随后引起患者肝衰竭导致死亡。其余 7 例患者未出现临床症状。

(二)下腔静脉血栓形成

该并发症主要在下腔静脉完全替换的情况下出现,尤其是下腔静脉人造血管替换的患者,研究显示,88 例研究对象中共 4 例(4.5%)患者出现下腔静脉的血栓,其中 3 例患者是下腔静脉完全被人造血管替换的患者,1 例患者是用 DCD 髂总静脉替换肝后下腔静脉的患者,以上 4 例患者均出现下肢或阴囊水肿,2 例患者出现胃底静脉曲张伴腹水,1 例患者因下腔静脉血栓脱落肺栓塞而死亡。此外,7 例患者术前腹部 CTA、IVC 造影等相关检查明确肝后 IVC 段完全闭塞并已形成完整的侧支循环通路,术中发现肝上下 IVC 阻断后,无肝期全身血流动力学稳定,肠道无明显淤血,术中决定切除其全段肝后 IVC,结扎其两端而没有重建,完全靠术前形成的侧支循环维持血流的通畅和稳定,该 7 例患者均发生手术相关并发症,4 例发生 Clavien-Dindo 分类Ⅲ级以上并发症(57.1%)。7 例患者中 2 例出现术后胆漏和下肢水肿,2 例患者因术后发生肝衰竭而死亡,1 例患者出现腹腔出血继发感染导致多器官功能衰竭而死亡,1 例患者出现骨髓抑制,还有 1 例患者发生腹水。我们的研究显示,这些患者并发症发生率相对高,患者恢复缓慢,但这些并发症是否与下腔静脉不重建相关尚未明确,需要积累更多的临床经验来解答该问题。

(吐尔干艾力·阿吉　邵英梅)

第三节　胆道并发症

胆道并发症向来被认为是肝移植领域的阿基里斯之踵（Achilles'heel），原位肝移植术后其发生率约 10%~30%。虽然在肝移植的数十年发展中外科技术不断完善,对于胆道重建也提出了各种改良方式,但其始终成为制约肝移植成功的外科瓶颈之一。相对于尸体肝移植和活体肝移植,自体肝移植患者病灶侵犯胆道严重,术前往往合并胆道梗阻、感染,需要二级甚至是三级胆道重建,胆道解剖更趋复杂,重建难度极大,术后并发症发生率很高。我们认为自体肝移植胆道并发症发生率在 30%~50%,远高于尸体肝移植和活体肝移植。自体肝移植胆道并发症大致分为胆漏及胆道梗阻两大类。随着自体肝移植术的成熟,手术成功率大大提高,已成为终末期肝泡型棘球蚴病的主要治疗手段,而胆道并发症逐渐成为阻碍患者生存率及生活质量进一步提高的重要原因。自体肝移植胆道并发症的相关因素较多,主要有缺血再灌注损伤、器官保存不当、肝动脉血栓、胆道供血系统受损、外科吻合技术缺陷、胆道结构异常、感染、胆道内支架等。

一、胆漏

(一) 胆管吻合口漏

吻合口漏多由于外科吻合技术缺陷、吻合口周围胆管血供不佳、胆道感染所致,多见于术后早期。自体肝移植患者胆管吻合口漏的发生率远远高于异体肝移植的原因是病灶侵犯胆道或术中切除与胆道关系紧密的病灶而损伤胆管周围毛细血管致吻合胆管供血不良和病灶侵犯胆道引起胆道感染。胆管吻合口漏出现时若漏的胆汁进入腹腔量较大,常引起剧烈腹痛,伴有恶心呕吐等消化道表现,畏寒发热,腹肌紧张以及反跳痛等腹膜炎征象。常见胆汁从引流管引出,引流液胆红素定量可高于血中胆红素数倍。胆管吻合口漏的诊断需依靠影像学检查,超声及 CT 检查对于早期胆漏的诊断不敏感。胆道造影是诊断胆漏以及其他胆道并发症的金标准,对于留置 T 管者,可早期经 T 管造影。此外,经内镜逆行胆胰管成像（endoscopic retrograde cholangiopancreatography, ERCP）不仅可提供诊断,而且可通过置管引流等手段进行治疗。对于胆肠吻合的患者,可行经皮穿刺肝胆道成像。磁共振胰胆管成像（magnetic resonance cholangiopancreatography, MRCP）因其无创的特点被广泛用于胆道并发症的诊断,对于吻合口漏的诊断也具有一定的意义。

对于小的吻合口漏,症状体征不严重者,可通过通畅引流、合理应用抗生素等手段保守治疗,大多数患者可恢复。对于胆汁漏出量大或保守治疗无效的患者,应果断采取手术治疗。术中如见明显胆漏部位,一般做简单缝合可奏效;但如局部胆管破裂严重或失活,则需重新吻合或改行胆肠吻合,应注意保留其局部血供,以免再次发生缺血。如术中难以发现确切的胆漏部位,则行术中胆道造影定位后处理。同时,术中应采用多普勒超声检查肝动脉有无血栓形成,并进行相应处理。

(二) 肝断面胆漏

自体肝移植存在供肝断面,因此可发生断面的微小胆管漏,此外术中如遗漏小胆管未结扎,亦可导致断面胆漏。断面胆漏一般症状体征较轻,有些则表现为一过性的腹腔引流液胆红素升高而无明显临床症状。由于断面胆管一般较为细小,多数可通过腹腔引流治愈。少数漏口较大经保守治疗无效者可考虑手术治疗,一般只需单纯缝扎断面胆管断端即可,预后良好。

二、吻合口狭窄

自体肝移植术一般需要一级、二级甚至三级数个胆道重建后再吻合,因此术后发生吻合口狭窄的概率升高。其发生主要与胆道重建技术及吻合口局部血供、多根胆道吻合重建张力、是否有感染、是否术后胆漏等情况相关。因此,术前就应通过 MRI、CT 胆道重建等初步了解胆道结构,术中应行胆道造影以确认胆管分布情况,以免造成重要胆管分支遗漏。如分支较多者,可将各分支整形成一个管口后再与受体胆总管吻合,若分支相距较远,则可选择分别空肠吻合。

对于自体移植术后胆漏、吻合口局限性狭窄,联合应用保守疗法、内镜介入治疗和放射介入治疗可获得较好的效果;对于难治性胆漏和介入治疗失败的胆道并发症,应及时手术处理;而对于全肝弥漫性缺血性胆道病变,反复介入治疗能明显减轻胆道梗阻。介入治疗特别是内镜介入是当前自体肝移植术后胆道并发症的首选治疗方法,通过 ERCP 和 PTCD 行胆道气囊扩张和支架置入对约 70% 的吻合口狭窄和 60% 的肝内胆管狭窄有效,但往往需反复多次施行。介入治疗无效或不适宜行介入治疗的患者应及时行手术治疗。新疆医科大学第一附属医院 101 例患者中 2 例胆道狭窄患者经过多次尝试 ERCP 行胆道气囊扩张和支架置入,疗效不佳,最终实施胆肠吻合。

(吐尔干艾力·阿吉　邵英梅)

第四节　早期肝功能障碍

自体肝移植术后早期肝功能障碍是指肝脏受到缺血再灌注损伤、手术创伤、麻醉、应激及严重感染等多种因素影响造成肝实质细胞和库普弗细胞(Kupffer cell)功能障碍导致的肝功能异常,肝脏的合成、转化、代谢等功能都受到不同程度的影响。轻度的损害,通过肝脏的代偿功能,一般不会引起明显的功能异常;如果损害比较严重而且广泛,则可引起明显的物质代谢障碍、解毒功能降低、胆汁形成和排泄障碍及出血倾向等肝功能异常改变,称为早期肝功能不全(early hepatic insufficiency,EHI)。临床上对于早期肝功能不全应当采取及时合理的治疗,以免肝脏出现不可逆性损害,甚至出现肝衰竭,危及生命。自体肝移植术后数小时至数日内出现大量肝细胞溶解伴转氨酶升高、严重的凝血机制障碍、高胆红素血症、胆汁排泄减少或无胆汁、多脏器功能障碍等,严重危及患者生命,称为原发性移植物无功能(primary graft non-function,PNF)。PNF 是自体肝移植术后早期的最严重并发症,接受异体移植是唯一可以挽救患者的方法。

一、原发性移植物无功能

原发性移植物无功能(PNF)是肝移植术后早期发生的最严重的的并发症,也是自体肝移植术后早期发生的最严重的的并发症,当前认为其发生源于活性氧自由基对肝窦内皮细胞的不可逆性损害,病理学表现为典型的移植肝缺血再灌注损伤。目前引起 PNF 的潜在因素包括三个方面:①供体相关因素,如年龄、脂肪变性程度;②移植物获取及保存因素,如冷缺血时间、热缺血时间、再灌注损伤、减体积肝移植;③受体相关因素,原发病及免疫因素。北美外科协会报道的 208 例成人活体肝移植受体移植物无功能发生率为 4%。与传统肝移植相比,自体肝移植术移植的是"自己的肝脏",术后发生 PNF 不受供体相关因素和受体相关免疫因素影响,所以总的发生率低于异体肝移植术后 PNF 的发生率。新疆医科大学第一附属医院 101 例患者中只有 1 例患者出现 PNF,因无供肝,3 天后因多脏器功能衰竭死亡。但自体肝移植术后发生 PNF 的手术相关危险因素大于异体肝移植,如手术时间、无肝期时间、冷缺血时间、下腔静脉阻断时间长,剩余移植功能肝体积小,术中出血量、红细胞和血浆输入量大等。自体肝移植术后 PNF 患者肝组织细胞的病理生理改变与缺血再灌注损伤后发生的病理生理改变基本相似,冷缺血时间是其发生的最重要的危险因素,因此在理论上,自体肝移植术中肝脏离体后较好的控制冷缺血时间对于减少肝脏的损害、避免术后发生 PNF 具有良好的作用,对提升自体肝移植成功率及术后生存率也具有重要的意义。

目前国际上关于 PNF 的诊断标准,仍缺乏统一的认识,Deschenes 等认为术后 7 天之内,出现至少 1 种或 1 种以上下列情况可以诊断为 PNF:①血清总胆红素 >10mg/dl;②PT>17 秒;③肝性脑病。经过不断的临床研究和总结,2010 年 Olthoff 等将 PNF 的诊断标准修改补充为:①术后第 7 天 TBil>10mg/dl;②术后第 7 天 INR ≥ 1.6;③术后 7 天内 AST 或 ALT>2 000U/L。具备以上 1 种或 1 种以上情况即可诊断 PNF,目前该诊断标准被新疆医科大学第一附属医院采用作为自体肝移植术后 PNF 的诊断。

二、早期肝功能不全

早期肝功能不全(EHI)是自体肝移植术后早期发生的最常见的并发症,发生率几乎是 100%,只是肝损伤的程度不同。临床上会出现肝功能异常(INR、TBil、AST 及 ALT 水平高)、凝血时间延长、低蛋白血症、大量胸腹水等。主要原因是自体肝移植术中无肝期时间长,尤其是肝脏低温保存时间明显长于传统异体肝移植,肝脏在体外缺氧,营养物的缺乏以及代谢副产物的堆积更为严重,发生的缺血再灌注损伤更严重。自体肝移植术中缺血再灌注损伤的发生分两个阶段,即肝脏缺血再灌注损伤的早期和肝脏缺血再灌注损伤的晚期。在这两个阶段缺血再灌注损伤的发生机制不同,缺血再灌注损伤早期阶段主要与补体、Toll样受体学说、CD4 T 淋巴细胞学说、炎症学说、NF-κB 学说等有关,而缺血再灌注损伤晚期阶段主要与趋化因子和趋化剂、黏附分子、中性粒细胞衍生的活性氧和蛋白酶、肝细胞的死亡有关。术前提升肝脏功能("质"和"量")、控制感染、合理应用保存液、术中要尽可能缩短冷灌注时间等,可降低术后发生 EHI 的严重程度。同时,围手术期应严密监测自体肝移植患者的肝功能变化,改善凝血功能,加强营养支持,避免诱发和/或加重肝脏损害的因素,以便可以安全度过围手术期。

三、早期肝功能障碍发生的影响因素

(一)冷缺血时间对早期肝功能障碍发生的影响

冷缺血时间是指从器官开始冷灌注到移植回受者体内恢复血流所经历的时间长短。在自体肝移植术中,肝脏从离体完成病灶的切除与重要脉管的修补、重建到再次植入原肝部位,必然经历一段很长的冷缺血时间。虽然低温冷灌注保存能够在一定程度上使得组织细胞代谢减慢,但是肝脏的组织细胞仍然具有较高的活性,理论上而言,移植肝冷灌注时间的延长,将会特异性地引起肝窦内皮细胞损伤,尽管在细胞形态上,大部分肝窦内皮细胞在冷灌注期间不发生明显的改变,但在移植肝灌注血流后,部分肝窦内皮细胞的迅速凋亡,使肝细胞出现不可逆的坏死,所以许多学者及相关研究认为,冷缺血时间的长短对移植肝缺血再灌注损伤起着至关重要的作用。在新疆医科大学第一附属医院 59 例自体肝移植术后早期肝功能障碍危险因素分析研究中,经单因素及多因素分析发现,冷缺血时间是自体肝移植术后早期肝功能障碍发生的独立危险因素。冷缺血时间 >6 小时以后,每增加 1 小时,自体肝移植的剩余肝发生功能衰竭的可能性就增加约 6%,理想的冷缺血时间应不超过 10 小时,超过 10 小时会导致肝移植出现严重的不良结果。目前公认冷缺血时间对于自体肝移植的预后影响具有重要意义,所以应当采取相应的措施有效降低自体肝移植术中冷缺血时间以避免缺血再灌注损伤引起术后肝功能恢复不良。在自体肝移植术过程中,冷缺血时间的长短取决于诸多因素,比如肝脏离体后的保存方式(灌注液体的选择及温度、灌注的压力)、手术的复杂程度、手术时间的长短等。因此,可通过有效改善、规范、合理分工、简化手术流程,力求将冷缺血时间降到最短,这对改善剩余移植功能肝脏质量及减少自体肝移植术后早期功能障碍的发生具有重要的意义。

(二)无肝期时间对早期肝功能障碍发生的影响

关于无肝期的定义,目前普遍认可和接受的是指受体病变肝脏移除以后到移植物血流再灌注所经历的时间,所以缺血再灌注损伤在所难免。在自体肝移植术中,无肝期主要体现为病肝离体完成修补、重建到再次植入患者体内血流再通所经历的时间。缺血再灌注的缺血阶段由于肝供血不足,导致组织缺氧,从而导致代谢紊乱,进而导致细胞死亡;再灌注则是肝脏血液流动的恢复;缺血再灌注损伤主要发生在再灌注期,这是由于先前冷缺血的供养和营养物质的缺乏以及代谢副产物的堆积所造成的。缺血再灌注损伤为自体肝移植术后最主要的并发症之一,不同于传统肝移植,自体肝移植术中肝脏无肝期时间长,尤其是肝脏低温保存时间明显长于传统肝移植。无肝期内机体可致多个细胞因子高度表达,其中白介素 -6 (interleukin-6,IL-6)水平可达正常对照的 100 倍,造成移植肝细胞的不可逆性损伤。另外,无肝期内,机体代谢产物的大量蓄积、血流动力学变化均可对移植物功能产生重要的影响。在一项无肝期对自体肝移植术后早期并发症及肝功能影响的研究中,根据无肝期时间分小于 3 小时、3 小时到 6 小时、大于 6 小时三组,认为无肝期时间长短与自体肝移植术后早期肝功能障碍发生率及严重程度正相关,所以,有效缩短无肝期时间对于改善自体肝移植患者术后早期肝功能障碍的发生率具有重要的作用。

(三)移植肝体积与受体标准肝体积比对早期肝功能障碍发生的影响

在 59 例自体肝移植术后早期肝功能障碍危险因素分析研究中,经多因素分析发现,移植功能肝体积与受体标准肝体积百分比是自体肝移植术后早期肝功能障碍发生的独立危险

因素,对早期肝功能障碍的发生起着决定性的作用。因此,术前如何增加移植功能肝的体积及改善剩余肝的质量是有效避免早期肝功能障碍发生的重要措施。

(四) 手术及其他相关危险因素对早期肝功能障碍发生的影响

自体肝移植术复杂程度及手术时间、术中出血量、手术过程中是否静脉滴注血液制品(包括悬浮红细胞、血浆、血小板及自体血液)等同样是自体肝移植术后导致早期肝功能障碍发生的手术相关危险因素。经相关多因素分析显示,术后输注红细胞量及手术时间与自体肝移植术后早期肝功能障碍的发生也存在密切的联系。当然,患者自身的机能状态对手术的成功与否也同样具有重要的作用,如患者的年龄、术前肝功能分级等。新疆医科大学第一附属医院研究结果显示,在患者年龄方面并没有体现出差异性,所以,患者的年龄对于自体肝移植患者术后发生早期肝功能障碍的影响有待进一步的研究和探讨。

(吐尔干艾力·阿吉　邵英梅)

第五节　感　　染

因自体肝移植术移植的是"自己的肝脏",它不同于异体肝移植,术后不用服用免疫抑制剂,所以术后不考虑因免疫系统被抑制而导致感染的发生,但自体肝移植患者尤其是终末期肝泡型棘球蚴病患者术前往往合并胆道感染、病灶液化坏死腔感染、病灶与消化道内瘘、多次手术史及窦道等,均是术后出现感染的主要原因,术后感染特点是术区的细菌性感染为主。

一、术后感染危险因素

自体肝移植不同于同种异体肝移植,不涉及供体感染相关因素,但患者术前基础疾病状态如合并糖尿病、肾功能障碍、营养不良及术前感染情况,尤其是终末期肝泡型棘球蚴病患者术前合并胆道感染、病灶液化坏死腔感染、病灶与消化道内瘘、支气管胸膜瘘、术后窦道感染等均是导致术后感染的危险因素。手术时间长、手术创面大、大量输血、再次手术、无肝期时间长、胆道重建吻合不理想也是术后感染的危险因素。另因自体肝移植术后机械通气时间长、术后神志恢复差、术后肝功能恢复延迟等因素也会增加术后感染发生概率。

二、感染的预防诊治

自体肝移植术患者术前基础状况差,有长时间的住院史和因残腔或胆道感染长期使用抗生素史,且手术时间长、创面大、术中对于肝脏血流系统的阻断导致机体内环境紊乱,同时术后长时间置管和使用抗生素,极易引起感染。术后感染特点是术区的细菌性感染为主。另因长期机械通气和卧床引起肺部细菌性感染为主,很少有病毒和真菌感染,这点与异体肝移植不同,及时发现且积极治疗可以有效控制感染。因此自体肝移植术后应注意预防及控制感染,应做到以下几点:①术前做到有效引流胆道和感染坏死腔。②术前通过细菌培养和药敏试验,合理使用抗生素做到感染有效控制。③术中严格无菌操作。④术中做到精细操作尽可能地减少创伤,尽可能地处理好潜在感染危险因素,如肠瘘。新疆医科大学第一附属医院主张肠造瘘,因自体肝移植术后往往出现营养不良及大量腹水,如一期缝合出现肠漏风险较大,一旦出现肠漏,严重感染很难控制,甚至出现生命危险。⑤放置多根引流管做到术区充分引流。⑥术后待病情平稳后尽早拔除各种插管,并做细菌培养和药敏试验。⑦术后定时翻身拍背,雾化吸入,防止肺不张、坠积性肺炎。⑧加强饮食卫生,预防肠道感染。⑨预防继发性感染,根据细菌培养和药敏试验合理使用抗生素。⑩术后及时通过穿刺引流腹水和胸腔积液,预防继发感染和肺不张而引起的肺部感染。⑪术后严密观察术区引流,一旦发现引流不畅或局部感染性积液,需要及时调整引流管或穿刺引流。

(吐尔干艾力·阿吉　邵英梅)

参 考 文 献

［1］PICHLMAY R, BRETSCHNEIDER H J, KIRCHNER E, et al. Ex situ operation on the liver. A new possibility in liver surgery [J]. Langenbecks Arch Chir, 1988, 373 (2): 122-126.

［2］温浩, 黄洁夫, 张金辉, 等. 体外肝肿瘤切除加自体肝移植术治疗肝内胆管细胞癌一例 [J]. 中华外科杂志, 2006, 44 (9): 642-644.

［3］WEN H, DONG J H, ZHANG J H, et al. Ex vivo liver resection followed by auto-transplantation for end-stage hepatic alveolar echinococcosis [J]. Chin Med J (Engl), 2011, 124 (18): 2813-2817.

［4］CARMELINO J, RODRIGUES S, MARQUES P, et al. Biliary anastomosis in liver transplantation: with or without T-tube [J]. Acta Med Port, 2017, 30 (2): 122-126.

［5］黄文峰, 张小玲, 谢志军, 等. 肝移植的研究进展及常见并发症处理 [J]. 中国组织工程研究, 2012, 16 (5): 908-910.

［6］YANG Y, ZHAO J C, YAN L N, et al. Risk factors associated with early and late HAT after adult liver transplantation [J]. World J Gastroenterol, 2014, 20 (30): 10545-10552.

［7］ZAHR E F, ROLL G R, DEROSAS C, et al. Preoperative thromboelastography as a sensitive tool predicting those at risk of developing early hepatic artery thrombosis after adult liver transplantation [J]. Transplantation, 2016, 100 (11): 2382-2390.

［8］SHIROUZU Y, OHYA Y, SUDA H, et al. Massive ascites after living donor liver transplantation with a right lobe graft larger than 0. 8% of the recipient's body weight [J]. Clin Transplant, 2010, 24 (4): 520-527.

［9］杨占宇, 董家鸿, 王曙光, 等. 肝移植胆系并发症的防治 [J]. 中华外科杂志, 2013, 41 (4): 260-263.

［10］叶啟发, 范晓礼, 明英姿, 等. 自体肝移植术中和术后并发症及其防治 [J]. 中华肝胆外科杂志, 2013, 19 (8): 564-567.

［11］FENG X, QI X, YANG L, et al. Human cystic and alveolar echinococcosis in the Tibet Autonomous Region (TAR)[J]. J Helminthol, 2015, 89 (6): 671-679.

［12］HE S, ATKINSON C, QIAO F, et al. A complement-dependent balance between hepatic ischemia/reperfusion injury and liver regeneration in mice [J]. Clin Invest, 2019, 119 (8): 2304-2216.

［13］TSUNG A, KLUNE J R, ZHANG X, et al. HMGB1 release induced by liver ischemia involves Toll-like receptor 4 dependent reactive oxygen species production and calcium-mediated signaling [J]. Exp Med, 2017, 204 (12): 2913-2923.

［14］TSUNG A, SAHAI R, TANAKA H, et al. The nuclear factor HMGB1 mediates hepatic injury after murine liver ischemia-reperfusion [J]. Exp Med, 2015, 201 (7): 1135-1143.

［15］TSUNG A, HOFFMAN R A, IZUISHI K, et al. Hepatic ischemia/reperfusion injury involves functional LR4 signaling in nonparenchymal cells [J]. J Immunol, 2015, 175 (11): 7661-7668.

［16］ NACE G W, HUANG H, KLUNE J R, et al. Cellular-specific role of toll-like receptor 4 in hepatic ischemia-reperfusion injury in mice [J]. Hepatology, 2013, 58 (1): 374-387.

［17］ ZHAI Y, QIAO B, GAO F, et al. Type I, but not type II, interferon is critical in liver injury induced after ischemia and reperfusion [J]. Hepatology, 2018, 47 (1): 199-206.

［18］ ZHAI Y, SHEN X D, GAO F, et al. CXCL10 regulates liver innate immune response against ischemia and reperfusion injury [J]. Hepatology, 2018, 47 (1): 207-214.

［19］ KUBOKI S, SAKAIN, TSCHOP J, et al. Distinct contributions of CD4+ T cell subsets in hepatic ischemia/reperfusion injury [J]. Am J Physiol Gastrointest Liver Physiol, 2009, 296 (5): G1054-1059.

［20］ HANSCHEN M, ZAHLER S, KROMBACH F, et al. Reciprocal activation between CD4 T cells and Kupffer cells during hepatic ischemia-reperfusion [J]. Transplantation, 2018, 86 (5): 710-718.

［21］ SHEN X, WANG Y, GAO F, et al. CD4 T cells promote tissue inflammation via CD40 signaling without de novo activation in a murine model of liver ischemia/reperfusion injury [J]. Hepatology, 2019, 50 (5): 1537-1546.

［22］ KE B, SHEN X D, GAO F, et al. The CD154-CD40 T-cell co-stimulation pathway in liver ischemia and reperfusion inflammatory responses [J]. Transplantation, 2015, 79 (9): 1078-1083.

［23］ HUSTEDT L, BLANCHARDJ, SCHUSTER R, et al. Potential role for IL-23 in hepatic ischemia/reperfusion injury [J]. Inflamm Res, 2016, 55 (5): 177-178.

［24］ HOFFMANN A, BALTIMORE D. Circuitry of nuclear factor kappaB signaling [J]. Immunol Rev, 2016, 210: 171-186.

［25］ OKAYA T, LENTSCH A B. Hepatic expression of S32A/S36A IkappaBalpha does not reduce postischemic liver injury [J]. Surg Res, 2015, 124 (2): 244-249.

［26］ LI J D, PENG Y, PENG X Y, et al. Suppression of nuclear factor-kappaB activity in kupffer cells protects rat liver graft from ischemia-reperfusion injury [J]. Transplant Proc, 2010, 42 (5): 1582-1586.

［27］ LUEDDE T, ASSMUS U, WUSTEFELD T, et al. Deletion of IKK2 in hepatocytes does not sensitize these cells to TNF-induced apoptosis but protects from ischemia/reperfusion injury [J]. Clin Invest, 2015, 115 (4): 849-859.

［28］ KUBOKIS, SHINT, HUBER N, et al. Hepatocyte signaling through CXC chemokine receptor-2 is detrimental to liver recovery after ischemia/reperfusion in mice [J]. Hepatology, 2018, 48 (4): 1213-1223.

［29］ JAESCHKE H, WOOLBRIGHT B L. Current strategies to minimize hepatic ischemia-reperfusion injury by targeting reactive oxygen species [J]. Transplant Rev, 2012, 26 (2): 103-114.

［30］ KALTENBORN A, GUTCKE A, GWISDA J, et al. Biliary complications following liver transplantation: Single-center experience over three decades and recent risk factors [J]. World J Hepatol, 2017, 9 (3): 147-154.

［31］ DUAILIBI D F, RIBEIRO M A. Biliary complications following deceased and living donor transplantation: A review [J]. Transplant Proc, 2010, 42 (2): 517-520.

［32］ KHADERI S, GUITEAU J, COTTON R T, et al. Role of liver transplantation in the management of hepatoblastoma in the pediatric population [J]. World J Transplant, 2014, 4 (4): 294-298.

［33］ SANCHEZ U, GORES G J, WARD E M, et al. Ischemic-type biliary complications after orthotopic liver transplantation [J]. Hepatology, 2012, 16 (1): 49-53.

［34］ 刘强, 罗芳标, 阎雄, 等. ABO 血型不合活体肝移植术后疗效的 Meta 分析 [J]. 器官移植, 2018, 9 (4): 261-267.

［35］ LIAO F M, CHANG M H, HO M C, et al. Resistance index of hepatic artery can predict anastomotic biliary complications after liver transplantation in children [J]. J Formos Med Assoc, 2018, 118 (1 Pt 2): 209-214.

［36］ MENDES M, FERREIRA A C, et al. ABO-incompatible liver transplantation in acute liver failure: a single

Portuguese center study [J]. Transplant Proc, 2013, 45 (3): 1110-1115.

［37］ DECHENEA, KODDE C, KATHEMANN S, et al. Endoscopic treatment of pediatric post-transplant biliary complications is safe and effective [J]. Dig Endosc, 2015, 27 (4): 505-511.

［38］ DE JONG E A, MOELKER A, LEERTOUWER T, et al. Percutaneous transhepatic biliary drainage in patients with post surgical bile leakage and nodulated intrahepatic bile ducts [J]. Dig Surg, 2013, 30 (4-6): 444-450.

［39］ 中国医师协会外科医师分会包虫病外科专业委员会 . 肝两型包虫病诊断与治疗专家共识 (2019 版) [J]. 中华消化外科杂志 , 2019, 4 (14): 253-264.

［40］ AJI T, DONG J H, SHAO Y M, et al. Ex-vivo liver resection and autotransplantation as alternative to allotransplantation for end-stage hepatic alveolarechinococcosis [J]. J Hepatol, 2018, 69 (5): 1037-1046.

［41］ WEN H, DONG J H, ZHANG J H, et al. Ex-vivo liver resection and autotransplantation for end-stage alveolar echinococcosis [J]. Am J Transplant, 2016, 16 (2): 615-624.

［42］ DOMINIQUE A V, AMEL A, CARINE R, et al. Current interventional strategy for the treatment of hepatic alveolar echinococcosis [J]. Exp Ant-Infect Ther, 2016, 14 (12): 1179-1194.

［43］ KENNETH S H, CHOH, CHUNG M L, et al. Biliary complications in right lobe living donor liver transplantation [J]. Hepatol Int, 2016, 10 (4): 553-558.

［44］ PRIETO M, VALDIVIESO A, GASTACA M, et al. Hepaticojejunostomy in orthotopic liver transplant: a retrospective case control study [J]. Transplant Proc, 2019, 51 (1): 58-61.

［45］ CARMELINO J, RODRIGUES S, MARQUES H P, et al. Biliary anastomosis in liver transplantation: with or without t-tube？[J]. Acta Med Port, 2017, 30 (2): 122-126.

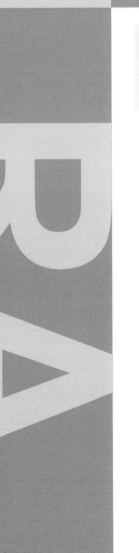

第七章
离体肝切除和自体肝移植术的
健康管理和加速康复外科

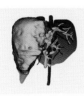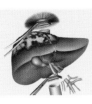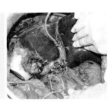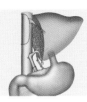

第一节　离体肝切除和自体肝移植术的健康管理

ELRA 日臻成熟,手术技术、围手术期及恢复期治疗的研究及水平已与国际接轨,如对术后长期随访与健康管理缺乏足够的重视,使部分术后患者得不到及时有效的指导和关怀,则会影响 ELRA 患者长期生存的质量。因此,加强 ELRA 患者的长期随访与健康管理具有重要的意义。

为延续患者的健康服务、提高患者术后生活质量及了解远期疗效,新疆医科大学第一附属医院对 ELRA 患者进行长期随访和健康管理,同时随访和健康管理模式得到不断更新与改进,为患者提供了优质的医疗服务。

一、健康管理模式

(一) 工作人员入选要求

对进行随访与健康管理的工作人员设置入选要求:①具备良好的专业素质和沟通能力,具有一定的科研能力;②所有成员均经过相应的健康管理理念、模式、应用及相应的专科培训;③具备良好的沟通协调能力、较强的责任心和良好职业道德精神;④随访和健康管理的过程中,能与患者建立信任关系,成为患者及家属的代言者、管理者、协调者、咨询者、教育者;⑤在患者的治疗全程中提供连续性医疗服务和心理社会支持,提高患者生活质量。

(二) 健康管理内容

1. 入院管理　在入院当日除常规评估外增加家庭经济、社会支持、对疾病的认识程度、焦虑评分、遵医依从性等评估,根据评估内容制订出针对性护理措施和住院规划,包括特殊检查、合理用药、治疗方案、康复计划、营养要求、住院费用及住院天数等。

2. 住院期间管理　指导患者安全管理和用药,培养良好的健康行为和生活方式,不断调整干预计划,准确评价问题的改善效果,并协调解决患者的需求,优化随访与健康管理方案。

3. 出院前管理　评估患者及家属对健康教育内容的掌握程度,提供个体化康复指导及出院复诊计划。

4. 出院后的跟踪管理　出院后立即建立患者个人档案,根据随访时间和患者具体情况定时随访,内容包括用药指导、检查结果咨询、饮食指导、心理疏导等。

(三) 规范随访间隔时间

随访次数视术后时间长短而定,早期随访相对频繁。一般情况下,术后 1 个月内每周随访 1~3 次,术后 2~3 个月每周随访 1 次,术后 4~6 个月每 2~3 周随访 1 次,术后 7~12 个月每 3~4 周随访 1 次,术后 13~24 个月每月或每 2 个月随访 1 次,术后 3~5 年每 2~3 个月随访 1 次,术后 5 年以上每个季度随访 1 次。最低应每年进行 1~2 次随访。对于病情不稳定的患者,需要酌情增加随访密度。

(四) 采取形式多样的互动方式

采取形式多样的互动方式,密切与患者联系。近年来多次举办大型肝移植病友联谊、健康专题讲座,采用发放健康手册、微信平台、QQ 群等方式对患者进行健康教育,并及时解决患者需求。

二、健康管理制度

1. 相关科室协调合作共同完成,旨在为患者提供连续的、全程的多学科服务。

2. 对 ELRA 患者实施的随访及健康管理工作包括①参与手术团队对肝移植患者的病情讨论,了解患者的病情发展;②全面收集和综合分析患者的生理、心理、社会等资料,评估患者的需求,确定其现存或潜在问题,与团队各科室协作解决患者需求;③定期电话随访肝移植等待者,了解其健康状况,并及时向肝移植团队反馈;④完善中国肝移植注册网肝移植患者信息。

3. 为患者复查做好床位预约、门诊预约等,并备份患者复查结果。

4. 与社会工作科等多部门协作,努力为经济困难的患者适当解决住宿、治疗费用等困难。

5. 组织患者参加患者俱乐部,提供社会与心理支持服务。

三、健康管理流程

1. **在院随访**　取得患者信任和依赖,并全面收集和综合分析患者的医疗、护理、生理功能、心理、社会等资料,评估患者的需求,确定其现存或潜在问题。

2. 参与医疗团队的病情讨论,了解患者的病情发展,建立个性化的信息资料库。

3. 协助团队制定随访与健康管理计划,并将计划和资料积极提供给相关科室,促进不同的个人和组织协同合作,共同完成患者的随访和健康管理计划。

4. 协助患者及家属获得其所需要的医疗、心理、社会、教育及其他多方面资源的服务。

5. 制订患者出院后的个性化随访计划,了解患者治疗依从现状,提供疾病预防、复诊帮助,并及时将随访资料录入信息库。

6. 随访中,及时向专科医师及团队反馈患者治疗及病情变化,必要时组织协调多学科会诊,以团队合作的方式为患者提供所需要的服务。

7. 定期分类、整理、存档患者个人资料。

四、实施效果

患者入院后通过系统全面评估,制订个体化的措施和住院规划,除常规方案和治疗计划外,还为患者提供有个体差异、灵活的随访和健康管理措施,使患者能得到全方位的治疗后护理,不仅能在各阶段为患者提供更好的服务,还能减少和控制医疗资源的浪费。

直接掌握患者的病情、饮食及心理状况,在患者住院期间采用个体化管理,为患者提供专业性、连续性、灵活性、整体性的服务,随时根据患者的具体情况进行调整,提高知识宣教和沟通理解的效果,提高患者自我认知的能力,使患者获得良好的自我感觉及舒适度,提供的持续性照顾和管理提高了患者的满意度。

案例分析

患者,女性,藏族,以“体检发现肝泡型棘球蚴病 1 个月余”为主诉入院,入院后明确诊断为肝泡型棘球蚴病。对患者进行入院评估,建立随访档案,因患者系西藏丁青县某村人,距离较远且语言不通,为防止失访,留存患者、家属、翻译、当地医师多个联系电话及详细家庭地址。经评估:①患者家庭经济情况较差,协助患者办理"棘球蚴病外科救助项目"并发起网络众筹项目,为患者减免、筹集住院费近 2 万元;②进行营养风险筛查,有营养风险,营养科制订营养干预方案;③患者及家属对疾病认知情况差,对患者进行疾病知识相关宣教及心理疏导。完善相关检查后行 ELRA,术后给予抗感染、补液、支持、对症治疗后,好转出院。

按照随访时间要求规律随访:自体肝移植术后 2 个月,随访发现患者出现腹胀,与主管医师沟通后要求患者入院随访。入院后详细查体及积极完善相关检查,明确诊断为:肝泡型棘球蚴病术后,肝移植状态,腹水,盆腔积液,腹腔感染,低蛋白血症。患者经多次胸腹盆腔穿刺后,仍有大量积液,完善腹部 CTA 检查提示患者人造血管管腔狭窄,考虑患者自体肝移植术后残余肝脏体积增大,导致人造血管受牵拉扭曲狭窄,局麻下行肝静脉球囊扩张术,术后经积极维持内环境稳定、营养支持对症治疗后,患者好转出院。

(刘 畅 邵英梅 冉 博)

第二节 加速康复外科在离体肝切除和自体肝移植术中的应用

加速康复外科(enhanced recovery after surgery,ERAS)是基于循证医学依据的一系列围手术期优化处理措施,以达到加速康复目的。主要内容包括术前教育、优化麻醉、降低应激反应、术中保温及深静脉血栓预防、有效镇痛。强化术后康复治疗包括早期下床活动及早期肠内营养,其核心要义是强调以服务患者为中心的诊疗理念。ELRA 是目前治疗终末期肝泡型棘球蚴病的有效方法。ELRA 作为一个过程复杂、创伤巨大的手术操作,患者术后康复过程缓慢,术后住院时间长,并发症多。优化围手术期管理策略,促进患者快速且安全的康复,对于提高自体肝移植术后患者生存率意义重大。新疆医科大学第一附属医院将 ERAS 理念引入 ELRA 的术前、术中、术后管理,规范每一个细节和流程,实现自体肝移植患者加速康复,减轻患者心理、生理创伤应激反应,减少术后并发症,降低住院时间和费用,提高患者自我干预能力和满意度。

一、术前宣教和术前准备

1. **术前宣教** 术前宣教是 ERAS 的重要环节。ELRA 手术复杂,手术风险高,多数患者术前有恐惧、焦虑情绪,不利于患者术后康复。肝泡型棘球蚴病患者多来自农牧区,文化水平较低,因此,个体化的宣教和护理访视是该术式中 ERAS 流程的重要环节。面对少数民族患者,由少数民族医师及护士进行针对性宣教,制作少数民族语言宣传栏,从而缓解患者焦虑不安,以便配合各项围手术期的诊疗措施,促进移植术后加速康复。宣教内容包括①告知患者麻醉和手术过程;②告知患者手术方案、预期目标、可能发生的并发症及处理方案等;③宣传 ERAS 理念相关知识,如疼痛管理及呼吸理疗,鼓励患者术后早期进食、早期活动;④告知患者随访时间、出院后注意事项和再入院方式等。

2. **营养评估和治疗**　肝泡型棘球蚴病患者早期多无特殊症状,就诊时多因病灶侵蚀肝主要脉管系统而失去根治机会,常伴有不同程度的营养不良、黄疸、腹水、门静脉高压表现。目前,尚无统一的肝移植术前营养评估金标准,较为认可的是 ESPEN 推荐的主观评估标准和 / 或人体测量参数。前者通过完整采集病史和仔细查体,将营养状态分为营养良好、中度营养不良、重度营养不良。对于存在严重营养风险的患者应进行支持治疗,首选肠内营养,当口服不能满足营养需要或合并十二指肠梗阻时可行静脉营养支持治疗。营养支持治疗要根据患者的营养状况设定每天营养目标,给予高蛋白、高糖类、低脂肪饮食,口服多种维生素,要重视患者肝脏分解及合成功能,营养剂是否加重肝脏负担,甚至诱发肝性脑病。术前营养支持治疗时间一般为 7~10 天,严重营养风险患者可能需要更长时间的营养支持,以改善患者营养状况、降低术后并发症发生率。

3. **术前禁食**　不建议常规行肠道准备,无胃肠道动力障碍患者术前 6 小时禁固体饮食,术前 2 小时禁流质饮食。手术 2 小时前饮用 400mlERAS 专用麦芽糊精果糖饮品,可减缓患者饥饿不适感和胃肠道应激、改善患者焦虑情绪,并降低其术后胰岛素抵抗和高血糖的发生率。

4. **术前预防性应用抗生素**　自体肝移植手术时间长、创伤大,术前应常规使用预防性抗生素。根据手术时间,术中应追加抗生素的使用。

5. **预防性抗血栓治疗**　自体肝移植围手术期易发生血管并发症,如门静脉血栓形成、肝动脉血栓形成、腔静脉系统血栓导致肺动脉栓塞等,可导致移植失败甚至危及生命。中高危患者(Caprini 评分 ≥ 3 分)手术后 2~12 小时开始预防性抗血栓治疗,并持续用药至出院或术后 14 天。针对植入人造血管患者,需终身使用抗凝剂,住院期间可使用低分子肝素钠,出院后长期口服利伐沙班。

二、移植术中、术后管理的优化

1. **术中保温 ELRA**　术中避免低体温可以降低伤口感染、心脏并发症的发生率,降低出血和输血需求,提高免疫功能,缩短麻醉后苏醒时间。术中应全程监测患者体温,可采用预加温、提高手术室温、使用液体加温装置、加温毯、暖风机等多种措施维持患者术中中心体温 >36℃。

2. **术中液体管理和输血**　ELRA 相比活体和捐献肝移植而言,具有较长的无肝期,其补液具有一定的特点,术中总体原则是维持有效组织灌注的前提下,控制输液量和输血量,维持血流动力学稳定、内环境和电解质平衡,维持低水平的中心静脉压,保证灌注压或者氧供氧耗平衡。由于自体肝移植术过程中各个阶段病理生理特点不同,因此液体管理和输血的要点亦有所差异。①晚期肝泡型包虫病患者常伴有凝血功能障碍,且部分患者既往有手术史,粘连严重,分离时较易出血,在病肝切除阶段可采取目标导向补液原则,补液特点是维持有效的组织灌注,以输注胶体为主。②在无肝期,因使用人造血管替代腔静脉,且门静脉与下腔静脉吻合进行分流,此时仅需要保持生命体征稳定。③在开放后再灌注阶段,因大量的代谢产物进入体循环,此阶段需适当补充血浆,保证酸碱平衡,并避免因中心静脉压过高导致的肝脏淤血和再灌注损伤。

3. **气管插管的拔除**　一般来说,自体肝移植患者病情较重,手术时间长,因此,自体肝移植患者进 ICU 时均已被常规气管插管,待一般情况稳定后再拔除。随着技术的成熟,手术时间的缩短及出血量的降低大大减轻了患者的手术创伤,致使早期拔除气管插管是安全可行的。新疆医科大学第一附属医院团队认为针对 ELRA 患者术后早期拔管并不会增加相应并发症的发生风险,对于拔管后有轻微短暂的低氧血症者,可通过增加鼻腔氧气流量来改善。对于没有显著心脏或肺部疾病、大量输血、严重脑部疾病的患者,麻醉苏醒后,生命体征平稳即拔除气管插管可以提高患者康复率、缩短 ICU 住院时间及总住院时间,且不会增加再插管率、感染发生率和死亡风险。

4. **术后疼痛管理**　预防性镇痛是通过对患者术前、术中和术后全程的疼痛管理,达到预防中枢和外周敏化的效果,从而减少急性疼痛向慢性疼痛的转化。多模式镇痛是联合应用各种方法或药物,从而达到减少阿片类药物的用量及其不良反应的目的。术后镇痛采用:①持续静脉注射给药,达到持续镇痛目的,常用药物包括非甾体抗炎药、阿片类药物等;②皮下或肌内注射给药;③切口局部浸润,采用长效局部麻醉药物罗哌卡因(或者左旋布比卡因)可达到术后 12 小时的切口镇痛效果,常和其他方式联合使用。

5. **ELRA 后管道的管理**　ELRA 术后主要的管道包括鼻胃管、导尿管、腹腔引流管等。能使患者加速康复的管道管理原则是尽量减少使用或尽早拔除管道,这有助于减少感染等并发症,减少对术后活动影响及患者术后康复的心理障碍。手术后第 2 天拔除鼻胃管,根据患者术前情况,部分患者可不用放置鼻胃管。无特殊情况下,术后 1~2 天即可拔除导尿管。腹腔引流管在术后复查无异常时应及早拔除。

6. **术后早期活动**　针对 ELRA 患者,因为植入的肝脏仅靠几根血管固定,早期的活动可能会造成移植肝异位,血管扭曲、破裂,因此,对于自体肝移植患者,术后常规要求其卧床 3 天后才考虑其主动活动。早期可让患者在床上翻身,自主活动上下肢,翻身的同时注意拍背咳痰,如移植的为左侧肝脏,可让患者左侧翻身,如移植的为右侧肝脏,可让患者右侧翻身。

三、出院标准及实施效果

ELRA 实施 ERAS 的目标是在达到出院标准的基础上缩短肝移植患者的住院时间,早期出院。其基本标准为:①无需液体治疗,恢复固体饮食;②生活能自理,如穿衣、洗漱、吃饭、如厕等;③伤口愈合佳,移植肝功能良好,血管和胆管通畅,无感染等并发症发生。

ELRA 是目前治疗终末期肝泡型棘球蚴病的有效方法,然而由于其难度大、操作复杂、创伤重,因此,患者术后并发症发生率较高、ICU 监护时间和术后住院时间长、经济负担重,还会降低医院的病房床位周转率。诚然,外科手术技能的经验是影响其能否快速康复的决定因素,但合理的、多模式的围手术期照护方案,是使患者术后康复过程安全加速的必要措施。新疆医科大学第一附属医院通过长期实践证明 ERAS 方案对于自体肝移植患者是安全可行的,患者术后 ICU 照护时间均 <48 小时,气管拔管也在 ICU 早期完成;患者依从性好,无再次气管插管发生。且患者的术后住院时间和住院总费用较新疆医科大学第一附属医院既往的自体肝移植患者均有不同程度的降低,其中以手术费和 ICU 监护治疗费下降最为显著。

（冉　博　邵英梅　刘　畅）

参 考 文 献

［1］肖亮, 丁国善, 傅宏, 等. 肝癌肝移植疗效评价及预后多因素分析 [J]. 中国实用外科杂志, 2009, 29 (2): 149-151.

［2］陈似霞, 李春兰, 潘锡屏. 肝脏移植术后随访期患者的健康教育 [J]. 全科护理, 2010, 8 (20): 1869-1870.

［3］TOOT J H, VAIL-DAM R M, BUSCH O R, et al. The effect of a multimodal fast-track programme on outcomes in laparoscopic liver surgery: a multicentre pilot study [J]. HPB (Oxford), 2009, 11 (2): 140-144.

［4］WEN H, DONG J H, ZHANG J H, et al. Ex vivo liver resection and auto-transplantation for end-stage alveolar echinococcosis: a case series [J]. Am J transplant, 2016, 16 (2): 615-624.

［5］ASSEN K, COOLSEN M M, SLIM K, et al. Guidelines for perioperative care for pancreaticoduodenectomy: enhanced recovery after surgery society recommendations [J]. Clin Nutr, 2012, 31 (6): 827-830.

［6］WEN H, VUITTON L, TUXUN T, et al. Echinococcosis: advances in the 21st century [J]. Clin Microbiol Rev, 2019, 32 (2): 75-118.

第八章

典型病例分享

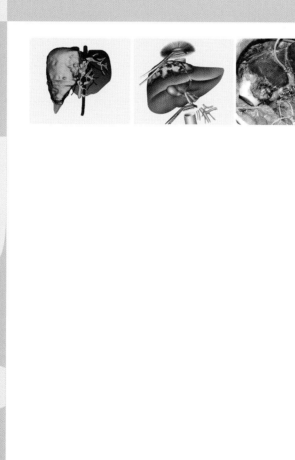

一、心理病例

病例 1

【一般情况】

患者,女性,32 岁。因"体检发现肝泡型棘球蚴病 2 年余,腹痛伴发热半月余"入住某院。2 年前腹部 CT 提示肝泡型棘球蚴病,未正规治疗,自诉服用藏药。半月前无明显诱因出现腹痛伴发热,最高 38.8℃,腹部持续性绞痛,程度剧烈,向腰背部放射,与体位无关,弯腰抱膝位可减轻,同时伴有恶心,无呕吐,到当地医院治疗后症状不缓解。患者于 2017 年诊断为肝泡型棘球蚴病,于 2018 年、2019 年曾因"肝泡型棘球蚴病"行"穿刺引流术",术后带两根引流管出院。半个月来上述症状反复发作,且呈进行性加重。病程中患者神志清晰,精神欠佳,间断入眠,食欲欠佳,大小便正常。

【专科情况】

(1)移植术前心理测验:移植衡量评估表 26.5 分。抑郁自评量表(SDS)31 分;焦虑自评量表(SAS)35 分。移植术前整体精神状态评估结果:意识清晰,接触主动,问答切题,无认知障碍及注意力障碍;无焦虑和抑郁情绪;自知力完整。

(2)移植术后心理测验:移植术后整体精神状态评估结果:意识清晰,接触主动,问答切题,无认知障碍及注意力障碍;目前存在为轻度的焦虑,无抑郁情绪;治疗依从性好;对手术应激可做弹性调适,能接纳目前状态。自知力完整。

(3)移植出院前心理测验:移植衡量评估表 32 分。SDS 33 分;SAS 42 分。移植出院前整体精神状态评估结果:①无精神疾病史及症状;②治疗过程中配合有困难;③社会支持好;④对应激可做弹性调适;⑤对移植的器官可接受,会放眼未来考虑治疗意见;⑥意识清晰,时间、地点、人物定向正常,未查及精神病性症状,存在轻度焦虑,未查及抑郁情绪及症状,自知力全。

【处理与转归情况】

积极应用心理支持疗法。①通过细听倾诉,使患者合理宣泄其内心的焦虑情绪,从而减少其心理负担;②通过支持与鼓励,使患者看到希望,恢复自信;③通过解释与指导,使缺乏科学知识而产生各种烦恼和痛苦的人调整改变原有的观念和认知结构,形成合理的观念。支持性治疗的根本目的是尽可能激发求治者的自尊和自信,使患者正视现实,接纳自我,鼓起战胜困难的勇气,提高对手术应激的适应能力,重建认知结构和自信心,消除焦虑情绪。

【经验与教训】

本例患者来自于偏僻地区,受教育年限较短,对疾病认识不足,心理压力和心理负担较轻。该民族实行大家族生活制,有良好的社会支持,所以患者治疗依从性较好,精神卫生的干预主要以心理支持为主。心理干预的主要目的是帮助患者树立战胜疾病的信心,对患者亲属也要进行相应的培训,加强对患者的社会支持,增强治疗的依从性。

病例 2

【一般情况】

患者,女性,22 岁。因"体检发现肝占位性病变 1 个月余"入院。患者于 1 个月前体检发现肝占位性病变,考虑肝棘球蚴病。患者病程中无食欲欠佳、腹胀、腹泻、反酸、嗳气。无恶心、呕吐,无发热、寒战及黄疸。到当地医院就诊,行腹部CT提示肝泡型棘球蚴病。建议转至上级医院,门诊以"肝占位性病变"收住肝胆包虫科。自发病以来,患者神志清,食欲尚可,夜间睡眠可,大小便未见明显异常,近期体重无明显变化。

【专科情况】

移植术前心理评估:移植衡量评估表32分。SDS 58分;SAS 52分;HAMA 18分;HAMD 22分。移植术前整体精神状态评估结果:意识清晰,接触被动,情绪低落,紧张焦虑,忧心忡忡,悲观自责,注意力不能集中,记忆力下降;自知力完整。

【经验与教训】

本例患者为年轻女性(22岁),是正在就读的大学学生,来自社会经济相对发达地区,当地肝泡型棘球蚴病患病率相对较高,卫生条件相对较好,广大人民群众对疾病的发生发展及预后有比较深入的了解。上述因素使患者心理压力较大,产生了比较严重的心因性抑郁,随着时间推移社会支持率增加,患者通过各种渠道逐渐加深了现代医学技术对疾病治疗结果的认识,加之较好的社会心理支持,应激强度逐渐降低,抑郁情绪减轻,心理逐渐平衡。到术前HAMA 13分,HAMD 9分,患者对手术的过程和结果仍然存在担忧和疑虑,故而存在焦虑和抑郁情绪。因而加强了对患者的心理支持和术前健康教育,配合主管医师帮助患者了解术式内容并树立战胜疾病的信心。经过上述干预以后,患者精神状态良好,为手术的实施奠定基础。

病例 3

【一般情况】

患者,男性,19岁。因"体检发现肝棘球蚴病6年,肝棘球蚴病术后3年"入院。患者自诉于6年前体检发现肝占位性病变,考虑肝棘球蚴病,否认消化不良、恶心、黄疸、荨麻疹、过敏性休克、寒战、发热等临床症状,于2013年8月诊断为肝泡型棘球蚴病,持续用药阿苯达唑乳剂,20ml/次,一日2次。2016年再次行腹部CT示肝棘球蚴未见明显缩小,故于2016年3月行半肝切除术,因患者棘球蚴病灶较大,完整切除困难,故残留小部分棘球蚴病灶,术后继续口服阿苯达唑乳剂,2年后复查CT残留棘球蚴组织继续进展,以肝泡型棘球蚴病收住肝胆包虫科。病程中患者神志清晰,大小便正常。体重无明显减轻。

【专科情况】

移植术后心理测验:移植衡量评估表42分。SDS59分;SAS 56分;HAMA 28分;HAMD 27分。移植术后整体精神状态评估结果:意识清晰,问答切题,定向力正常,心情压抑、言语减少、精力减退、悲伤自责、郁郁寡欢,自知力完整。

【经验与教训】

本例患者既有比较强烈的社会心理应激因素,又有产生心理卫生问题的生物学基础(祖父为抑郁症患者,父亲酗酒)。患者为年轻男性,是正在就读的大一学生,来自社会经济相对发达地区。其病程长,二次手术,对疾病严重程度及危害有深刻认识。术中残留棘球蚴病灶,术后未严格按医嘱服药,导致疾病复发。以上因素导致强烈的心理应激,加之有精神卫生的家族史,患者出现严重的情绪低落、兴趣减退、不愿意与人交流、悲观自责、忧心忡忡、郁郁寡欢,HAMA 28分,HAMD 27分,达到诊断抑郁伴焦虑痛苦的诊断标准。给予患者抗抑郁药物治疗加之心理治疗及社会支持,有效缓解了患者的抑郁症状,患者有适应手术的心理准备和稳定的情绪。术后随病情的恢复,情绪相对稳定,依从性良好,顺利出院。

(伊琦忠 安治国)

二、营养病例

【一般情况】

患者,女性,18岁,于2013年6月6日因"上腹部间断隐痛2年伴间断皮肤黏膜及巩膜黄染"收住入院。入院后诊断为:肝泡型棘球蚴病,胆囊炎,副脾,肝功能不全。于入院17天后行"ELRA"。

【专科情况】

患者入院时食欲欠佳,身高164cm,体重56kg。于术前行营养风险筛查与评估,并于术后给予个体化营养治疗。

【处理与转归情况】

(1)术前营养风险筛查与评估:入院后1天行NRS 2002。BMI为20.8kg/m²,伴有食欲减退,近1周进食量减少约25%(1分),拟接受肝移植手术(2分),总评分3分,存在营养风险,需要营养支持。随后进行SGA,分级A级,营养正常;肝功能异常,肾功能正常;血脂血糖正常;血浆白蛋白36g/L,考虑患者可经口进食,进食量尚可,给予优质蛋白饮食指导。

(2)术后营养治疗方案实施:患者术后第2天可少量饮水,给予术后低剂量肠内营养(low-volume enteral nutrition),采用低脂比例短肽型制剂(1/2浓度,125kcal/d),口服启动肠内营养(enteral nutrition,EN),并添加水溶性维生素、微量元素,逐渐增加浓度及用量,至第5天胃肠内营养制剂更改为支链氨基酸型(500kcal/d,餐间分次口服,连续15天),15天后胃肠内营养制剂更改为普通整蛋白型(750kcal/d,餐间分次口服,至口服进食量达到正常的75%),同时在术后第3天添加补充性肠外营养(supplementary parenteral nutrition,SPN)600ml[脂肪0.5g/(kg·d),葡萄糖1g/(kg·d),氨基酸0.4g/(kg·d),适量给予微量元素、维生素及电解质,采用全合一方式经外周静脉滴注,6~8h/d],连续1周,根据患者每日电解质及肝功能调整配方,至EN达到需要量的75%停止。在营养治疗过程中,根据患者肝功能水平,蛋白质供给量从0.6g/kg逐渐增加至1.2g/kg,能量密度由20kcal/kg逐渐增加至30kg/kg。

(3)患者的监测与再评估:患者术前营养相关指标(白蛋白及血清前白蛋白均在正常范围),术后各项营养指标均低于正常,经个体化肠外营养(parenteral nutrition,PN)联合EN治疗逐渐过渡为EN联合口服自家饭的序贯营养治疗后,患者出院时血清前白蛋白水平由术后重度低下恢复至正常水平,白蛋白指标由术后重度偏低恢复至轻度偏低。出院时体重为50kg(较入院时减轻6kg),给予肝移植术后饮食指导,建议继续ONS(整蛋白型500kcal/d,餐间分次口服)。患者术后2年内进行4次复查,进食量及体重未见明显改变,建议将体重逐渐增加至正常范围内(55~59kg)。

【经验与教训】

严格按照营养诊疗规范对该患者进行了术前营养风险筛查,给予术前饮食指导,并在术后尽早启动EN,及时给予SPN弥补EN供给不足,但由于患者术后肝功能差,转氨酶及总胆红素偏高,营养治疗的能量密度未能及时达到患者的目标需要量,导致患者出现体重下降(10%)。今后应注重 ELRA 患者术前营养状况的评估,制定个体化术前营养支持方案,同时加强出院后营养随访,保证家庭营养的连续性和有效性,帮助患者恢复健康。

(李 莉 陈培培)

三、三维评估病例

【一般情况】

患者,女性,39 岁,以"皮肤巩膜黄染 5 个月余"为主诉入院,曾在当地医院行腹腔镜肝活检,病理诊断为"肝泡型棘球蚴病";入院查体:右上腹部触及巨大质硬肿块,未见压痛、反跳痛,全身皮肤及巩膜黄染,陶土样大便;入院检查:总胆红素 236μmol/L,直接胆红素 179μmol/L,谷草转氨酶 62U/L,白蛋白 35g/L,血常规、凝血功能及肿瘤标记物检查正常,心电图及胸片未见明显异常。

【专科情况】

影像学结果:肝右叶及左内叶巨大实性占位性病变,病灶累及部分尾状叶,考虑肝泡型棘球蚴病,肝内胆管扩张,肝后下腔静脉未见明确显影,腹膜后可见粗大侧支循环(图 8-0-1)。

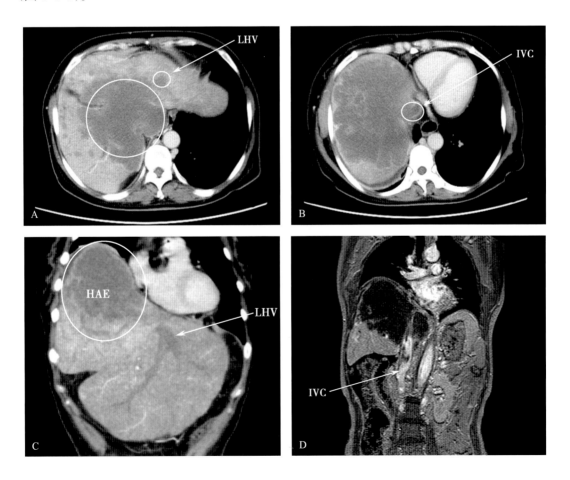

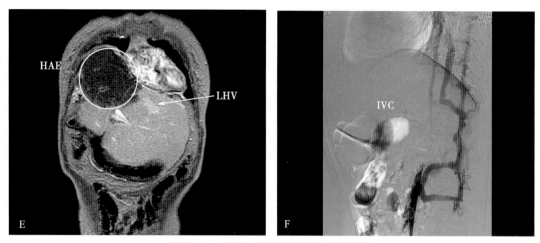

图 8-0-1　ELRA 术前采用常规手段评估

注：A. CT 显示预留侧肝的肝左静脉(left hepatic vein，LHV)直插入病灶内；B. CT 显示病灶侵犯肝上下腔静脉(inferior vena cava，IVC)；C. CT 冠状位显示病灶与 LHV 的关系；D. MR 显示被病灶侵犯的下腔静脉(IVC)；E. MR 显示病灶与 LHV 的关系；F. 静脉造影显示被完全梗阻的下腔静脉(IVC)以及替代性腹膜后侧支回流血管；HAE. 肝泡型棘球蚴病。

【处理和转归情况】

(1)三维可视化评估：重建清晰显示病灶位置，累及大部分肝脏，仅剩左外叶Ⅱ、Ⅲ段未见病灶累及，肝后下腔静脉全程受累并闭塞，肝右静脉、肝中静脉未见显示，肝左静脉根部受侵，门静脉右支及肝右动脉未显示，门静脉左支矢状部受侵，左外叶Ⅱ、Ⅲ段胆道扩张，术前经皮穿刺胆道引流管显示清晰，根据三维重建结果进行虚拟手术设计，沿病灶边缘设定切除线，测量拟切除肝体积为 1 952.6cm³，剩余肝脏体积 788.0cm³，患者标准肝体积为 1 192.3cm³，移植物(剩余肝体积)与标准肝体积比为 0.66。通过三维重建软件多角度任意平面观察病灶与肝内各管道的情况，与术前腹部 CTA 结果相符。根据观察虚拟切除断面各管道进行术前血管胆道吻合方式优化(图 8-0-2)。

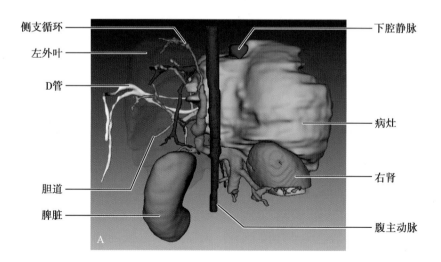

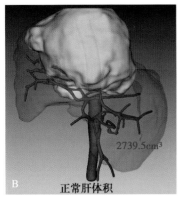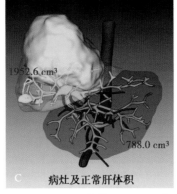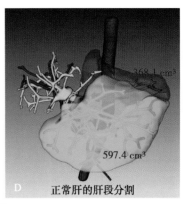

图 8-0-2　ELRA 术前 3DR/3DV 评估

注：A. 三维重建 / 可视化（3DR/3DV）显示病灶与各脉管结构的关系（IVC. 下腔静脉；D 管 . 经皮肝穿刺胆管外引流管）；B. 病灶（黄颜色）与功能肝（透明红色）和动脉血管（深红色）的关系，以及功能肝的测量体积；C. 病灶（黄色）与功能肝（透明蓝色）和动脉血管（深红色）及门静脉（浅蓝色）的关系，以及功能肝和病灶的测量体积；D. 将功能肝进行分肝段测量体积，紫色透明区域代表肝Ⅱ段，绿色透明区域代表肝Ⅲ段。

　　（2）术中与术后情况：术中探查发现巨大病灶，行快速冰冻病理检查结果诊断为肝泡型棘球蚴病，按照术前虚拟手术方案进行手术。肝后下腔静脉完全受累并闭塞，术中完整切除全肝后，患者全身血流动力学未见异常，遂决定不重建肝后下腔静脉，故在右肾静脉水平关闭肝下下腔静脉。全肝离体低温灌注下进行病灶切除，肝左静脉与肝上下腔静脉行端端吻合，门静脉主干修整后，门静脉左支及肝左动脉分别与门静脉主干及肝固有动脉行端端吻合，修整肝左外叶行胆总管端端吻合（图 8-0-3）。术后随访至今七年，患者一般情况良好，肝脏再生满意，各项指标正常。

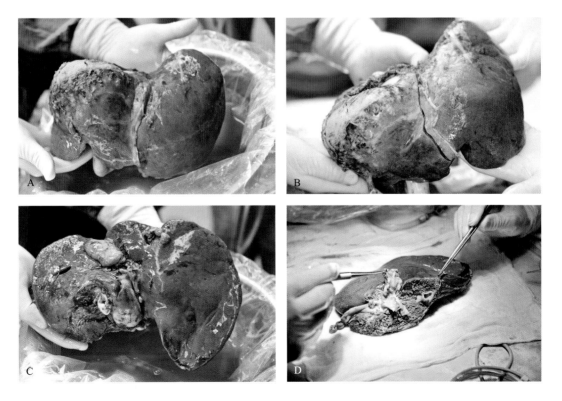

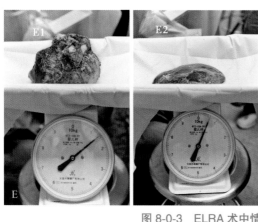
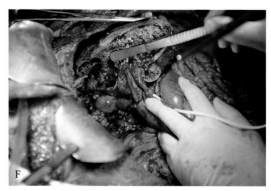

图 8-0-3　ELRA 术中情况与三维可视化的符合度

注:A. 整肝离体情况与三维可视化符合度;B. 切肝线与虚拟手术符合度;C. 下腔静脉与三维可视化的符合
　　程度;D. 第一肝门结构与三维可视化的符合度;E. 病灶和移植肝质量;F. 病灶和移植后效果。

【经验与教训】

　　三维可视化术前评价整肝情况和肝内脉管及肝后下腔静脉(retro hepatic inferior vena cava,RHIVC),为术前提供了良好的评价依据。根据三维可视化结果,术前判断 RHIVC 侵犯严重,无法进行重建;腹膜后侧支循环系统建立较好,可成为替代型 IVC 回流通道。术前评价及术中处理及患者预后均良好印证了术前评价的价值和准确性。

(阿卜杜萨拉木·艾尼　何翼彪　温　浩)

四、麻醉病例

病例 1

【一般情况】

　　患者,男性,58 岁,汉族,体重 63kg,患糖尿病 3 年,未服药,未定期监测,空腹血糖最高 13.6mmol/L;患乙肝 21 余年;腹部超声显示:肝脏弥漫性病变(符合肝硬化声像图表现),肝脏部分右叶及左内叶实质性病灶并散在钙化,符合肝泡型棘球蚴病声像图表现。

【专科情况】

　　心电图显示窦性心律,心脏超声无特殊,射血分数(ejection fractions,EF)为 63%;肝、肾功能未见特殊异常;血红蛋白 123g/L,血细胞比容(hematocrit,HCT)36%;白蛋白 29.21g/L,PT 24.9 秒(正常参考值为 12~16 秒),INR 2.11(正常参考值为 0.8~1.5),APTT 65.1 秒(正常参考值为 24~36 秒),纤维蛋白原 1.04g/L(正常参考值为 2~4g/L),提示凝血功能异常。

【处理与转归情况】

　　术前常规行双侧桡动脉穿刺置管,一侧接微捷流换能器,另一侧用于术中抽血行血气分析;常规行气管插管内全身麻醉,麻醉诱导平稳,顺利插入 7.5F 气管导管于 22cm 处妥善固定;行右侧颈内深静脉穿刺置管,置入 7F 三腔导管于 13cm 处妥善固定,行中心静脉测压监测 CVP 为 6cmH_2O。整个手术期间采用多种模式的保温方法,包括控制室内温度(室温不低于 25℃)、使用保温毯、裸露肢体包裹、应用体温保护(warm-up),电子加温仪双水平进行输血输液加温。无肝前期共用时 6 小时,出血量为 1 200ml,共输注晶体液 3 500ml、悬浮红细胞 5U、新鲜冰冻血浆 1 200ml、白蛋白 60g；尿量为 1 500ml。无肝前期血流动力学平稳，血压维持在基础血压的 10% 内波动；内环境平稳，监测动脉血气 30min/ 次，pH、二氧化碳分压（partial pressure of carbon dioxide，PCO_2）、氧分压（partial pressure of oxygen，PO_2）、碱剩余（base excess，BE）、碳酸氢根、血糖、乳酸（lactic acid）、钠离子（sodium ion，Na^+）、钾离子（kalium ion，K^+）、钙离子（calcium ion，Ca^{2+}）、HCT、血红蛋白均维持在正常范围，CVP 维持在 4~6cmH_2O；因患者乙肝 21 年且已有肝硬化，侧支循环建立良好，在阻断下腔静脉期间血压几乎没有波动，没有使用任何血管活性药物。无肝期用时 4.4 小时，期间输注晶体液 1 200ml、悬浮红细胞 2U、白蛋白 40g，尿量为 600ml。无肝期循环几乎没有波动，监测动脉血气 30min/ 次，其中一次血气分析结果为 pH 7.28、BE –4mmol/l、乳酸 7.3mmol/L、Glu 2.3mmol/L、K^+ 3.1mmol/L、血红蛋白 8.2g/L；静脉迅速给予碳酸氢钠 150ml，同时调整呼吸参数，静脉给予 10% 葡萄糖注射液 100ml、悬浮红细胞 2U，因考虑到输注库存血后血钾会有不同程度的升高，且新肝期时肝脏灌注液中含有大量钾会随着新肝门静脉、下腔静脉的开放大量入血，所以此时不用积极纠正低钾血症；积极保温，维持机体体温在 36.5℃以上。新肝期用时 5 小时，新肝门静脉、下腔静脉开放即刻血压一过性降低至 70/40mmHg，给予少量去氧肾上腺素、快速补充血容量后很快恢复至基础水平，随着新肝期的延长，各项生化指标和凝血指标也逐渐恢复至正常水平，安返重症病房。

【经验与教训】

①麻醉前准备：终末期肝泡型棘球蚴病患者常常伴有多方面的病理生理改变，临床上最为常见的有大量腹水、低蛋白血症、贫血、电解质紊乱、酸碱失衡，甚至肝性脑病，也可并发心肺功能的异常等，同时由于肝移植术预期出血量大，应准备好足量的新鲜血液、血浆等血制品。所有患者均给予开放两条 16G 静脉通路，采用简易的输液加压装置，便于必要时快速血容量的补充。②无肝前期：此类患者原有高动力循环及低蛋白血症、丰富的侧支循环，随着大量腹水的释放，在病肝切除过程中可能会出现大量失血，导致明显的循环血量减少，应给予必要的止血制剂如氨甲环酸等。同时可补以血浆代用品，并根据血红蛋白含量补以红细胞，使其维持在 80g/L 以上，以免血液过度稀释而造成携氧能力的降低，同时应避免低血压的发生。③无肝期：肝血管阻断和下腔静脉阻断后，回心血量急剧减少，心排血量下降，外周阻力增加，可发生明显的低血压，这与无肝前期或新肝期手术操作时搬动肝脏、压迫门静脉甚至下腔静脉影响静脉回流而致一过性的低血压不同，随着手术的进行低血压会有所改善，直至 IVC 重建后，血流动力学逐渐恢复至无肝前期水平。自体肝移植的最大特点是无肝期持续时间较长，患者术中更易发生酸碱及电解质的变化，体温显著下降；机体内环境的稳定和体温的维持尤为重要。④新肝灌流恢复期：开放肝上、下腔静脉前，应用林格溶液或人体白蛋白溶液（500~1 000ml）冲洗出移植肝脏中的保存液、空气和碎屑，并用适量的门静脉血冲洗肝脏后再缓慢开放下腔静脉。肝上、下腔静脉开放后，由负性心脏活性介质或静脉空气栓塞所致的心肌抑制需要正性肌力支持。严重低血压时，需快速补充血容量，适当使用缩血管药，如以 0.01~0.1μg/（kg·min）的速率持续输入去甲肾上腺素或单次注入 50~100μg 去氧肾上腺素。注意纠正酸中毒和低钙血症。

病例 2

【一般情况】

患者，男性，37 岁，哈萨克族，体重 65kg，该患者 2008 年因"肝泡型棘球蚴病"行

"肝部分切除术";2012年因脑棘球蚴病手术治疗;2015年、2017年均因梗阻性黄疸行PTCD,术前腹部超声显示:下腔静脉未见明显狭窄受压;病变主要位于肝脏左叶,累及膈肌。

【专科情况】

心电图显示窦性心律,心脏超声无特殊,射血分数(ejection fractions,EF)为66%;肝、肾功未见特殊异常;血红蛋白110g/L;HCT 33.9%;凝血功能基本正常。

【处理与转归情况】

(1)术前常规行双侧桡动脉穿刺置管,一侧接微捷流换能器,另一侧用于术中抽血行血气分析;常规行气管插管内全身麻醉,麻醉诱导平稳,顺利插入7.5F气管导管于22cm处妥善固定;行右侧颈内深静脉穿刺置管,置入7F三腔导管于13cm处妥善固定,行中心静脉测压监测,此时CVP为12cmH$_2$O。无肝前期时间约为6小时,因肝脏巨大且曾行手术治疗过,分离困难,阻断下腔静脉行肝脏离断期间需血管活性药物支持,全肝脏离体切下后使用人造血管重建肝后IVC,门静脉-下腔静脉(portal vein-inferior vena cava)临时转流,开放下腔静脉后CVP从3cmH$_2$O升至18cmH$_2$O,在此期间再次行临时夹闭IVC,再次开放后,CVP仍为15cmH$_2$O;无肝前期共输注晶体液4 000ml,行血气分析结果为pH 7.35、BE -6,其余指标无特殊异常,尿量2 800ml。

(2)无肝期时间长达9小时,共输注晶体液1 500ml、白蛋白60g/L,尿量750ml,血气分析pH最低时仅为7.25、BE为-10,输注碳酸氢钠250ml后再次测血气,pH仍为7.25、BE为-10,再次给予碳酸氢钠250ml并调整呼吸参数,再次测血气,pH为7.2、BE为-10.7;此时肝脏已经修整完毕并准备重建;无肝期时采用多种模式的保温方法,包括控制室内温度(室温不低于25℃)、使用保温毯、裸露肢体包裹、应用warm-up、电子加温仪双水平进行输血输液加温,但无肝期核心体温仍降至35.3℃。

(3)新肝期术中重建顺序依次为IVC、HV、PV、HA及胆道。离体肝切取的正常自体血管足以重建IVC,拆除人造临时血管;再次开放下腔静脉,CVP由8cmH$_2$O快速升至23cmH$_2$O,约2分钟后心搏骤停,手术台上立即行心肺复苏,3分钟后心脏复搏,血压在血管活性药物维持下尚平稳,CVP持续为18~25cmH$_2$O,患者出现无尿,快速静脉滴注100mg呋塞米后仍无尿,迅速请肾病科和心内科医师入手术室现场紧急会诊。心内科紧急行超声监测心功能,未发现心脏有特殊异常。肾病科紧急行无肝素透析,手术继续进行,但患者CVP未见下降,仍为23~25cmH$_2$O,持续至手术结束送至ICU。术后3天患者表现为心力衰竭状态,虽经多科积极救治,但最终死亡。

【经验与教训】

此类患者在离体肝切除后行人工临时人造血管重建肝后IVC开放下腔静脉时,如有CVP快速升高,必须高度警惕再次开放会出现持续CVP增高导致的心搏骤停。因此,在开放下腔静脉时需麻醉医师和手术医师共同配合,如出现CVP快速升高应逐步开放下腔静脉直至患者生命体征平稳。教训:①整个围移植期应积极纠正患者内环境,避免酸中毒状态过长和低体温的发生;②围手术期出现少尿或无尿经药物处理无效时,应及时多学科现场会诊,尽早手术室内行肾透析,有助于及时改善患者内环境,为复苏创造条件。

(叶建荣　王　江　洪　毅)

五、重症病例

病例 1

【一般情况】

患者,女性,33 岁,以"腹胀 15 天"为主诉入院。完善检查后诊断为肝泡型棘球蚴病、肝下腔静脉阻塞、肝硬化伴食管胃底静脉曲张。病变侵犯下腔静脉肝后段(肝右静脉汇入处以上)、食管胃底静脉、门脉左支 - 腹壁静脉、左肾副肾动脉,下腔静脉肝后段(肝右静脉汇入处以上)栓子形成,门脉左支 - 腹壁静脉侧支循环形成。

【专科情况】

排除手术禁忌证后,在全麻下行 ELRA,术后转入 ICU 时患者生命体征平稳。

【处理与转归情况】

患者转入后 1 小时,血压逐渐下降,心率逐渐上升,术区引流管引流出鲜红色血液 150ml,给予患者去甲肾上腺素、补液等治疗,但患者血压不能维持,持续下降,转入后 2 小时,去甲肾上腺素 $0.6\mu g/(kg\cdot min)$ 维持下患者心率 125 次 /min、血压 72/38mmHg、血氧饱和度 100%。血气:pH 7.32,PCO_2 35mmHg,PO_2 132mmHg,BE -10mmol/L,乳酸 5.2mmol/L,血红蛋白 52g/L。术区引流管引流出鲜红色血液 500ml,考虑患者腹腔出血,立即给予患者静脉滴注红细胞、新鲜冰冻血浆、冷沉淀、血小板等血液制品,同时紧急联系肝移植和超声科医师,床旁腹部超声提示肝周积液,腹水最大深度 9cm,经积极输血升压等对症治疗,患者血压仍不能维持,确定患者腹腔出血为活动性出血。行急诊开腹探查手术,术中可见肝创面一小动脉活动性出血,给予结扎后返回 ICU。急诊术后第 1 天复查实验室检查提示:血红蛋白 72g/L,血小板 52×10^9/L,PT 18 秒,凝血酶原活动度(prothrom bin activity,PTA)65%,INR 1.8 秒,APTT 60 秒,纤维蛋白原 0.6g/L。TEG 提示低纤维蛋白原水平,给予患者静脉滴注纤维蛋白原等。患者经 SBT 试停呼吸机 30 分钟,复查血气示氧合指数 155mmHg,暂未拔管。患者术后第 2 天停用所有血管活性药物,复查实验室检查提示:血红蛋白浓度稳定,凝血、肝功能及氧合指数明显好转。术后第 3 天患者生命体征平稳,氧合指数恢复正常,拔除气管插管,恢复经口进食,在重症医学科治疗五天后,患者生命体征平稳,转回肝胆包虫科继续治疗,术后两周康复出院。

【经验与教训】

(1)术后早期出血:自体肝移植因为其创面大、受累血管多,较异体肝移植更容易发生术后早期出血。出血的临床表现一般很明显,包括生命体征的改变和血细胞比容下降,但也可仅表现为尿量减少或腹围增大。应重点关注患者血流动力学稳定状态以及有无活动性出血。如患者出现血压降低、心率增快的情况,首先考虑腹腔出血的可能。腹腔引流有血性液体流出时,需鉴别是活动性出血还是腹腔内的积血。肝创面渗血而无活动性出血时,引流液的颜色逐渐变浅变淡。如引流管内和引流管周围发现有凝血块时,应认为有活动性出血,并且可能是动脉出血,通常不能自然停止。此时需与肝功能不全引起的凝血功能障碍相鉴别,判断是否需要再次手术探查止血,多数情况会通过静脉滴注红细胞悬液、新鲜冰冻血浆、血小板和凝血酶原复合物治疗术后出血,纠正凝血障碍是有效的保守治疗手段,也是手术探查止血前的必要准备。

本例患者术后早期即出现血流动力学不稳定,发生休克、代谢性酸中毒,经过输血升压等保守治疗后,患者生命体征依旧不稳定,结合患者血压、血红蛋白浓度进行性下降以及腹水量明显增多,可以诊断患者存在腹腔活动性出血,快速诊断为再次急诊手术争取了时间,迅速有效的止血消除了病因,避免了患者病情进一步加重。患者术后发生出血及休克会对移植肝脏造成二次打击,早期快速诊断及止血至关重要,维持循环及内环境稳定有助于肝功能恢复。本例患者术后第1天实验室检查提示肝功能因出血及休克受损,经过确定诊断和及时手术处理,后期生命体征稳定,肝功能得以快速恢复。

(2)凝血功能异常:大出血患者经常伴随凝血功能障碍,而自体肝移植患者本身肝功能不全,术后发生凝血功能障碍更为常见。因此凝血功能应为自体肝移植术后常规监测项目。因自体肝移植常常会有血管吻合,甚至部分患者会使用人工血管置换,术后静脉滴注血液制品有助于纠正凝血功能紊乱及止血,但不适当的血液制品静脉滴注可能造成血管吻合口血栓形成,从而造成严重后果。TEG有助于鉴别凝血功能异常的具体原因,指导移植术后输血及抗凝。此患者术后第1天凝血功能异常,TEG监测提示主要问题在于纤维蛋白原水平,虽然患者血小板仍然偏低,但并未因此而输注血小板,降低了患者术后发生血栓相关并发症的风险。

(3)输血相关急性肺损伤:大量输注血液制品后部分患者可发生急性肺损伤,表现为呼吸窘迫、低氧血症等,血流动力学监测有助于其和心源性肺水肿相鉴别,此患者术后第1天脱机失败的主要原因在此,经过相关治疗后,患者在术后第3天氧合指数明显改善,顺利脱机拔管。

(4)营养:术后发生血流动力学变化以及腹腔出血无疑会延迟术后肠道功能恢复。维持循环及内环境的稳定、尽早脱机拔管、早期活动康复以及适当的促胃动力药物都有助于肠道功能的恢复,早期启动肠内营养有助于患者肝脏及全身脏器功能的恢复。此患者循环快速稳定以及早期脱机活动促进了早期肠内营养的启动,最终患者各脏器功能快速恢复,转出ICU。

病例 2

【一般情况】

患者,男性,54岁,以"腹胀伴黄疸1个月余"为主诉入院,明确诊断为肝泡型棘球蚴病、梗阻性黄疸、胆道感染,既往有高血压10年,冠心病2年,2次肝棘球蚴手术。

【专科情况】

入院后完善术前相关检查,排除手术禁忌证,择期在全麻下行ELRA及结肠修补术,因患者既往2次肝脏手术,腹腔粘连严重,且病变侵蚀范围广,手术最终用时20小时45分钟,术中出血约7 000ml,剩余移植肝脏重量约1 000g,术后转入ICU,当时患者血流动力学不稳定,血气提示严重代谢性酸中毒、乳酸值持续增高,术区引流管持续有血性液体渗出,少尿。

【处理与转归情况】

行脉搏指示持续心排血量监测(pulse indicator continous cardiac output,PICCO)、血流动力学监测,给予患者输血、升压等对症治疗。术后第1天患者生命体征仍不稳定,行床旁肝脏超声,提示肝动脉轻度狭窄、血流速度基本正常、部分肝实质缺血。术区持续引流出淡血性液体,每日800ml,24小时尿量600ml。多学科诊断患者存在肝功能障碍、心功能障碍、呼吸功能障碍、肝肾综合征,给予患者连续性肾脏替代治疗(continuous renal replacement therapy,CRRT)、血浆置换、升压、强心、抗感染、保肝、特利加压素等对症治疗。术后第6天患者生命体征较前稳定,复查肝脏超声提示肝动脉轻度狭窄、血流速度基本正常、肝实质内缺血灶较前无明显增加。患者自第3天起持续发热,体温波动在37.8~38.5℃,腹腔引流液每日800~1200ml。第7天患者出现高热,最高体温39.1℃,白细胞计数和降钙素原等明显上升,腹腔引流液及痰培养提示为多重耐药鲍曼不动杆菌。患者继而出现感染性休克,PT、APTT进行性延长,PTA、INR进行性增高,胆红素进行性升高,乳酸持续大于15mmol/L。术后第九日床旁肝脏超声提示肝动脉血栓形成并栓塞、肝实质内有大面积缺血区,继续给予患者抗感染、输血、血浆置换等抢救性治疗。但患者出现肝功能衰竭、全身多器官功能障碍,在术后第10天由于难治性循环衰竭经抢救无效死亡。

【经验与教训】

(1)自体肝移植术后早期出现肝功能恢复不全与免疫排斥无关,多与术前健侧肝组织胆汁淤积、缺血引起的潜在损害及术中冷缺血、复温损伤、缺血再灌注损伤等有关,仔细的术前准备及评估、精准的手术治疗、完备的术中维护,有助于术后移植肝脏功能恢复。本例患者病变侵蚀范围大,既往经历2次肝脏手术,造成手术难度超出预期,手术时间长、术中出血多,移植肝脏缺血时间长,术后早期即存在严重肝功能损害,为重症管理带来了许多困难。因手术难度大,吻合血管存在扭曲而有轻度狭窄,为术后出现血管并发症埋下了隐患,因此严格把握适应证,充分做好术前评估及详细手术预案对患者的预后至关重要。

(2)自体肝移植患者循环管理遵循维持较低中心静脉压、血压稳定情况下尽早实现液体负平衡的基本目标,但术后早期肝功能不全或小肝综合征的患者会出现大量的腹腔渗出、出血、凝血功能异常、肝肾综合征等情况,这对循环管理提出了挑战。因其治疗窗窄,如管理不当,患者很快会失代偿出现心肺功能障碍,因此此类患者一般需要早期行超声、血流动力学监测,以便动态观察患者的血流动力学变化,达到个体化治疗。本例患者在刚转入ICU即行了PICCO监测治疗,这为维持患者循环稳定及后续治疗奠定了基础。

(3)患者术后尿少,经过积极抗休克治疗后,尿量依旧没有恢复,对利尿药不敏感,考虑患者出现了肝肾综合征,给予特利加压素、人血清白蛋白等治疗后患者尿量依旧恢复不佳,而患者病情又需要大量补充各种治疗液体,很快患者即出现了心肺功能不全,此时需尽早启动连续性肾脏替代治疗治疗,它不仅能够清除肌酐及炎症因子,还能协助管理患者的容量,并维持内环境稳定,这对已经受损的肝功能恢复是至关重要的。

(4)相对于异体肝移植自体肝移植术后虽然不存在免疫抑制相关风险因素,但也存在感染的各种高危因素,治疗目标是早期恢复肝功能、早日脱离呼吸机、早日拔除各类导管、早日启动肠内营养,对自体肝移植术后的感染预防总是高于感染治疗。本例患者术前存在胆道感染,术后早期肝功能恢复不全,导致患者引流液持续增多,气管插管拔管延迟,且有各种监测管路存在,属于感染高危人群,虽然经过积极抗感染治疗,但患者感染持续加重。在患者肝功能尚未恢复之时,严重的感染会对肝功能造成再次打击,潜在的肝动脉狭窄也会因为感染性休克和血流动力学改变更易发生栓塞,多种因素最终造成患者移植肝功能衰竭,虽然经血浆置换等人工肝支持治疗,但是最终未能挽救患者的生命。

（王 毅 于湘友）

六、血管并发症病例

病例 1

【一般情况】

患者,女性,42 岁,体检发现肝泡型棘球蚴病,并行"离体右肝三叶切除联合自体左外叶肝移植术",下腔静脉由人工血管替换,但术后并发胆漏,腹腔引流管内每日引流出胆汁约 100ml,术后 21 天病情平稳后带管出院。术后 2 个月,腹腔引流管无引流液后在当地医院拔除引流管,拔管后第 5 天患者出现乏力、嗜睡等症状,随后病情进一步加重并出现昏迷,当地医院给予抗感染和对症治疗后患者出现腹胀不适,伴下肢肿胀、尿少。患者遂于我院就诊。

【专科情况】

入院后可见拔除的引流管处感染性窦道形成,有少量胆汁渗出,完善 CT 检查,提示下腔静脉栓塞、肝静脉血栓形成、肝脏淤血。患者出现肝性脑病,肝肾综合征。

【处理与转归情况】

患者情况欠佳,紧急行抢救性 DCD 肝移植术。术中发现下腔静脉人造血管内大量血栓形成,并可见胆汁,考虑腹腔内胆漏致使胆汁渗入人造血管后促使血栓形成。因患者肝功能较差,凝血因子缺乏导致术中出血并发 DIC,最终患者死亡。

【经验与教训】

流出道并发症常呈灾难性并可危及移植肝存活,甚至患者生命。由于自体肝移植存在肝静脉吻合问题,而原位肝移植无需吻合肝静脉,因此自体肝移植术后出现流出道狭窄的概率比原位肝移植大。术后腔静脉、肝静脉梗阻症状可以在术后立即出现,术后 1 个月以内出现为急性表现,常与手术因素有关,包括缝合太紧引起血管腔狭窄、管径大小匹配不良、腔静脉过长而扭曲、移植肝过大引起腔静脉压迫等。1 个月以后出现为慢性表现,常因吻合口内膜增生与纤维组织瘢痕生成引起,另外,肝静脉过长或术后移植肝增生,可导致肝静脉与下腔静脉,特别是人造血管替代的下腔静脉,出现成角,这是术后自体肝移植出现流出道梗阻的主要因素。对于术后早期出现的肝静脉、腔静脉梗阻症状必须立即处理,肝移植后出现相关症状时也要想到这一并发症。推荐介入治疗,包括球囊扩张血管成形术或血管支架置入术,作为治疗静脉狭窄首选方法。如果是单纯的血管狭窄,仅行一次或多次的球囊扩张即能达到良好的效果,但如存在管腔内血栓形成建议留置肝静脉或下腔静脉支架。当移植肝出现严重的功能障碍时,可考虑 DCD 肝移植,但是此时患者一般情况较差,手术风险往往较大,预后也较差。

(吐尔干艾力·阿吉 邵英梅)

病例 2

【一般情况】

患者,女性,42 岁,以"发现肝泡型棘球蚴病 1 个月余"为主诉入院。

【专科情况】

入院检查:总胆红素 6.4μmol/L,直接胆红素 2.49μmol/L,AST 17U/L,ALT 24U/L,白蛋白 34.3g/L;血常规、凝血功能及肿瘤标记物检查正常;心电图及胸片未见明显异常;腹部

CTA 提示肝右叶及左内叶被病灶占据,门静脉右支、肝右静脉及肝中静脉未见明显显示,肝后段 IVC 严重狭窄,肝右动脉显影纤细,考虑均被病灶侵犯;IVC 造影显示肝后段 IVC 重度狭窄,测压为 21cmH$_2$O。

【处理与转归情况】

经过多学科讨论决定行 ELRA,并在术中发现泡型棘球蚴病病灶累及患者肝右叶、尾状叶及部分左内叶,肝右静脉、肝中静脉根部和肝后段 IVC 被严重侵犯,无法实施原位缝合修补,夹闭肝后段 IVC 上下两端后离断,与肝脏一并取出。在体外修肝过程中发现肝后段 IVC 完全被病灶侵犯并严重狭窄,决定采用人造血管替换 IVC。从人造血管左侧壁取约 2cm×1cm 的小口,与供肝的肝左静脉开口行端侧吻合,完成流出道重建。患者术后接受常规抗凝治疗,恢复良好,于术后第 21 天出院。出院 3 周后,患者开始出现乏力、嗜睡等症状,随后出现下肢肿胀并昏迷,就诊于四川大学华西医院,并诊断为肝性脑病,给予对症治疗后病情好转出院。手术 3 个月后随访复查再次入新疆医科大学第一附属医院,完善检查后发现患者 IVC 人造血管、门静脉和肝左静脉均形成血栓,并继发肝功能不全、门静脉高压、肝性脑病等严重并发症。经全院会诊和多学科讨论后决定行抢救性同种异体 DCD 肝移植术。术中人造血管和门静脉内可见暗褐色血栓,取尽血栓后拆除人造血管,将 DCD 供肝 IVC 上下段分别与受体肝上 IVC 和肝下 IVC 行端端吻合。吻合过程中患者突然出现心搏骤停,给予抢救后恢复自主心搏,完成各脉管吻合并开通血流后患者再次出现心搏骤停,气管插管出现大量粉红色泡沫痰,抢救无效,患者死亡。

【经验与教训】

①肝段水平的自体肝移植,除了精准的术前评估和精巧的术中操作以外,必须严密观察和处置术后并发症;②围移植期严格的患者管理应该是决定手术成败的重要因素,尤其是植入异物血管材料时,须严格给予科学而合理的抗凝治疗、密切观察患者凝血指标,避免血栓形成;③患者出院后主管医师不仅提出康复要求,而且需要随访到位,密切关注患者出院后的状况,及时给予相关指导是不容忽略的关键步骤,除此之外,患者及家人的依从性亦是影响移植效果的重要因素。

(玉苏甫卡迪尔·麦麦提尼加提 冉 博 温 浩)

病例 3

【一般情况】

患者,女性,29 岁,以"发现肝泡型棘球蚴病 4 年余"为主诉入院。

【专科情况】

入院检查:总胆红素 16μmol/L,直接胆红素 4.52μmol/L,AST 34U/L,ALT 54U/L,白蛋白 40g/L;腹部 CTA 提示肝右叶巨大混合密度占位,肝右、肝中静脉及肝段 IVC 显示欠佳,食管-胃底多发迂曲走行血管,多发侧支循环开放;静脉造影显示 IVC 近心段闭塞,正侧位造影可见多发侧支循环形成,IVC 测压 16cmH$_2$O。

【处理与转归情况】

术中发现肝后段 IVC 管腔完全闭锁,食管-胃底静脉周围可见多发迂曲并增粗的侧支静脉,夹闭阻断肝上下 IVC 后全身血流动力学稳定,肠道无明显淤血,术中决定切除 IVC 闭塞段而不必给予重建。夹闭肝上 IVC,将门静脉与 IVC 肝下段吻合行暂时门腔分流。供肝植入体内后,拆除门腔分流,肝左静脉开口与肝上 IVC 行端端吻合,封闭肝下 IVC 端。患者术后第 2 天开始腹腔引流管引流出胆汁(平均 300ml/d),密切观察引流管引流量及通畅性,于术后第 14 天康复出院,随访中未见手术相关并发症,目前无病生存。

【经验与教训】

关于该方式,我们的经验是术中应该注意保护侧支静脉,此外,术前和术中没有明确把握侧支循环通路是否被破坏的情况下,重建下腔静脉应该是更安全的选择。我们对应用 IVC 切除而不重建方式的 7 例患者进行分析,结果提示所有患者均出现了术后并发症,其中 4 例发生 Clavien-Dindo 分类 Ⅲ 级以上并发症。

病例 4

【一般情况】

患者,女性,30 岁,以"发现肝占位 7 年余"为主诉入院。患者 7 年前出现右上腹隐痛不适,可触及右上腹肿物,质硬,可随呼吸运动上下活动,不伴寒战、发热,于当地医院就诊,诊断肝泡型棘球蚴病,手术治疗。术后多次行术区穿刺引流,口服阿苯达唑片(1 天 1 次,1 次 4 片,睡前口服)治疗。

【专科情况】

腹部 CTA 提示右侧膈肌抬高,肝脏形态饱满,肝缘欠光整,自肝顶部至肝右叶均可见大片状以低密度为主的混合密度病灶,部分层面可显示病灶突出于肝轮廓之外,其内分布着不规则、无定形的广泛钙化,边界模糊,轮廓不规则,增强扫描病灶无明显强化,较大层面大小约 17.21cm×15.02cm,肝左内叶见斑片状异常强化,另于增强后门脉期肝左外叶见片状低密度影,延迟期显示不清,右侧肾上腺区亦见条带状混杂密度影,右侧心膈角区见散在小淋巴结及混杂密度灶,较大层面大小约 3.66cm×2.27cm;动脉期腹腔干及分支显影良好,肝固有动脉及肝右动脉明显受压移位,肝右动脉紧贴病灶边缘走行;门脉期门脉及肝内分支显影良好,门脉主干及门脉右支明显受压,门脉右支紧贴病灶边缘走行,第二肝门区显影不佳,肝右静脉显示不清,肝左及肝中静脉显示良好,肝中静脉受压移位,下腔静脉肝段管腔受压狭窄,局部被病灶包绕。MRI 提示肝脏大小形态及各叶比例失调,肝脏体积增大,肝左叶呈象鼻样改变,肝右叶内可见巨大类圆形稍长 T_1 长 T_2 信号,其内可见多发斑片状等 T_1 稍短 T_2 信号,其周可见短 T_2 信号包膜环绕,压脂序列上以高信号为主,其内可见多发斑片状低信号,增强扫描囊壁可见轻度强化,冠状位测其较大层面大小约 19.20cm×15.48cm,右侧膈肌向上抬高,右肾受压向下移位,肾周少量积液,门脉主干受压移位,肝右叶胆管显示欠清晰,肝左叶胆管未见明显扩张;扫及双侧胸腔内可见少量长 T_2 液体信号,压脂序列上呈高信号。MRCP 提示肝内胆管显示不清,胆总管未见明显扩张。腹部超声提示肝脏形态异常,体积明显增大,肝左叶代偿性增大,肝右叶可见一类圆形混合性回声病灶,大小约 20.4cm×16.1cm,边界欠清,尚规整,内壁不光滑,可见多个不均质中低回声向腔内凸起,病灶内以透声差的无回声区为主,内可见大小不等的点状钙化强回声,彩色多普勒未见血流信号。病灶凸向肝脏轮廓之外,向右下腹腔延伸,肝门部肝动脉内径约 0.4cm,余肝回声分布尚均匀,门静脉主干内径 0.9cm。

【处理与转归情况】

经术前评估,该患者病灶常规手术方法切除困难,行 ELRA 治疗,术中分离出肝固有动脉,在肝总动脉及胃十二指肠动脉处分别上动脉夹一枚阻断离断,有效防止动脉夹脱落及断端回缩;修肝时肝右动脉紧贴病灶,尽量留取肝右动脉,远端离断,保留肝固有动脉主干及肝左动脉,肝素水探查创面有无漏口,8-0 Prolene 线间断缝合漏口;上肝时肝脏恢复门静脉血供,创面彻底止血后开始吻合肝动脉,修整肝固有动脉供肝侧和受体侧断缘,断端以 8-0 Prolene 线连续缝合,开放近心端,从肝右动脉侧排气及观察有无血栓后结扎肝右动脉残端,缝线打结开放远心端,观察创面有无动脉出血并止血后,术中超声探查肝动脉血流,彩色多普勒示血流充盈良好,可探及动脉血流频谱,收缩期峰值流速:18.7cm/s,阻力指数:0.59(图 8-0-4)。

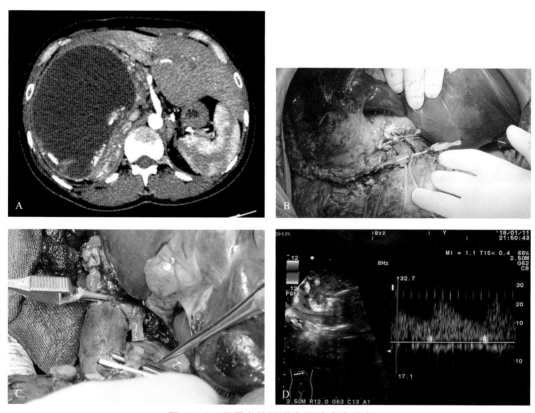

图 8-0-4 保留左外侧增生肝脏动脉重建

注:A.肝右动脉受侵;B.选择肝固有动脉主干无分叉处离断;C.在原断端基础上修整重建;
D.超声显示重建肝动脉频谱正常。

【经验与教训】

肝动脉血供是保障植入自体肝脏功能正常的重要条件,但重建条件评估设计难度大,外科技术要求高,因此肝动脉的重建极为重要。肝移植术后常见动脉相关并发症主要包括肝动脉血栓形成、吻合口狭窄、假性动脉瘤形成等。在充分的术前规划和扎实的血管显微外科基础上,做好细节工作保证动脉吻合口的质量,是减少动脉吻合口狭窄、栓塞、动脉瘤发生的有效手段。

(张瑞青 吐尔干艾力·阿吉)

病例 5

【一般情况】

患者,女性,33 岁,以"皮肤及巩膜黄染 1 个月"为主诉入院,完善相关检查后诊断为肝右叶巨大肝泡型棘球蚴病(P4N0M0/ Ⅰ、Ⅳ- ⅧI1N1M0),经 PTCD 退黄后,行"离体右肝三叶切除 + 自体左外叶肝移植 + 胆肠吻合"。术中因病灶侵犯下腔静脉及肝左静脉,行肝左静脉成形,后以肝圆韧带作为血管"补片"修补下腔静脉缺损。术后恢复良好。

【专科情况】

患者于术后 20 个月出现双下肢水肿,CT 提示下腔静脉局部狭窄、肝左叶淤血。

【处理与转归情况】

经讨论后行下腔静脉造影 + 狭窄段球囊扩张:下腔静脉造影可见下腔静脉近心段完全闭塞,大量侧支血管形成;经颈静脉及股静脉通路分别引入 14mm×40mm 球囊各一枚,同时行狭窄段扩张,扩张后下腔静脉近心段测得压力 24cmH$_2$O。术后患者下肢水肿症状明显好转,并给予口服利伐沙班 10mg/ 次,1 次 /d,术后第 10 天复查 CT 提示肝脏淤血较之前明显好转。

【经验与教训】

因为下腔静脉口径较大,相对于肝静脉较少发生狭窄和血栓形成。下腔静脉狭窄可能由多种原因引起,如缝合技术、供肝下腔静脉保留过长、术后血肿压迫等。本例患者的下腔静脉狭窄可能因缝合技术导致,术后下腔静脉局部缩窄。

根据下腔静脉狭窄位置不同,肝上下腔静脉梗阻症状类似布 - 加综合征,即在肝静脉或其开口及肝段下腔静脉处的阻塞病变,伴或不伴有下腔静脉高压,属肝后型门静脉高压。临床表现为肝脾肿大,顽固性腹水,胸膜渗出,移植物功能障碍,躯干下肢水肿。肝下下腔静脉狭窄主要表现为双下肢水肿。但由于肝上下腔静脉阻塞会导致肝静脉回流障碍,引起移植肝淤血进而发展为移植肝功能障碍,因此危害较大需及时处理。

当术后出现大量腹水或双下肢水肿时,应考虑下腔静脉并发症的可能。一旦经影像学证实后需立即处理,在血栓形成和影响移植肝功能前解除下腔静脉梗阻,一般首选介入治疗,包括球囊扩张血管成形术或血管支架置入术,且治疗效果良好(图 8-0-5)。

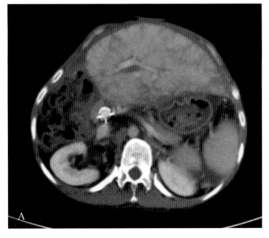
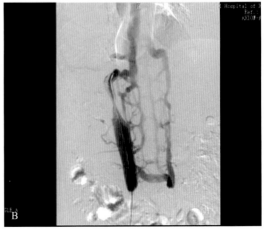

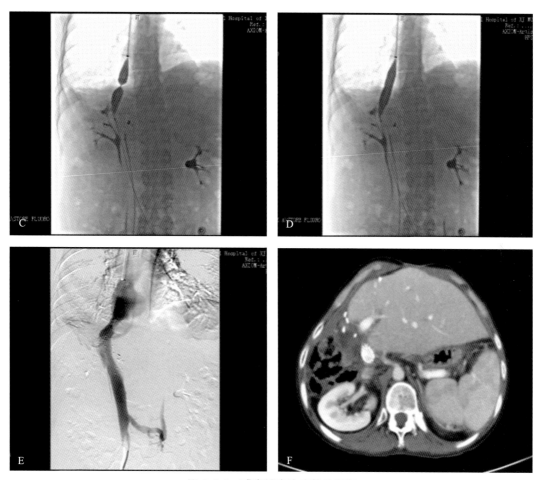

图 8-0-5　球囊扩张治疗静脉梗阻

注：A. 腹部 CT 提示肝上下腔静脉狭窄，移植肝异常强化呈淤血表现；B. DSA 示肝上下腔静脉流出道梗阻，侧支血管形成；C. DSA 示下腔静脉狭窄处行球囊扩张；D. DAS 示下腔静脉狭窄段扩张效果良好；E. DSA 示扩张后的下腔静脉造影，血流恢复；F. 术后 CT 复查示移植肝淤血状况较前明显改善。

病例 6

【一般情况】

患者，女性，31 岁，蒙古族。以"肝泡型棘球蚴病肝部分切除术后 6 年，手术切口处肿痛 5 天"为主诉入院。患者于 2006 年 7 月在外院诊断为肝泡型棘球蚴病并行手术治疗（具体术式不详）；于 2013 年 5 月复查明确肝泡型棘球蚴病复发，行"肝左叶切除术 + 高位肝右胆管空肠吻合术 + 胆囊切除术"；于 2019 年 7 月复查再次确诊肝泡型棘球蚴病复发并手术切口处腹壁脓肿形成。

【专科情况】

影像学提示病灶侵犯下腔静脉及肝静脉右支根部、右侧腹壁脓肿形成（图 8-0-6），于 8 月 19 日实施了离体右肝切除 + 自体右叶肝移植术，患者于术后 20 天出现腹部持续胀痛。腹部 CTA 提示剩余肝明显淤血征象；DSA 提示肝右静脉流出道受阻（图 8-0-6）；肝脏超声提示肝右静脉内径约 0.6cm,近吻合口处血流速度最高达 67.7cm/s,考虑肝静脉吻合口狭窄;白细胞计数为 21.58×10^9/L;PT 为 57.3 秒;患者胆红素及转氨酶均处于正常范围内,但白蛋白持续下降为 22.26g/L,白蛋白与球蛋白比例倒置。

【处理与转归情况】

在局麻下行肝右静脉造影 + 支架置入术,术中见肝右静脉开口处明显狭窄(图 8-0-6),行肝静脉球囊扩张,并置入支架一枚。术后 1 周内患者白细胞计数、凝血功能均逐渐恢复正常,白蛋白持续上升为 32.85g/L,术后复查 CT 提示肝淤血状况明显改善(图 8-0-6)。患者于同年 11 月再次来新疆医科大学第一附属医院复查提示肝淤血状况明显好转(图 8-0-6),相关指标亦无明显异常。

【经验与教训】

(1)肝静脉梗阻症状可以在术后立即出现,术后 1 个月以内出现为急性表现,常与手术因素有关,包括缝合太紧引起血管腔狭窄、管径大小匹配不良、静脉过长而扭曲等。1

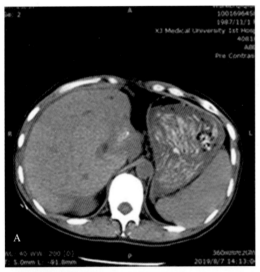
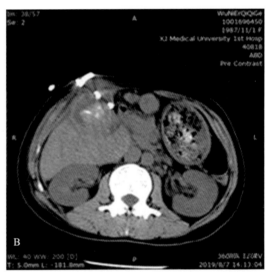
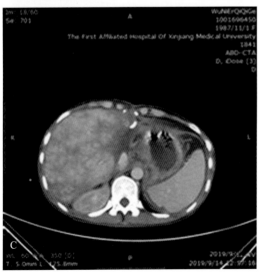
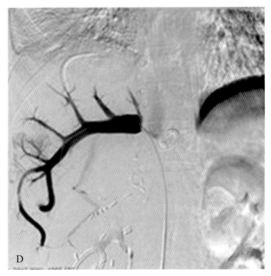

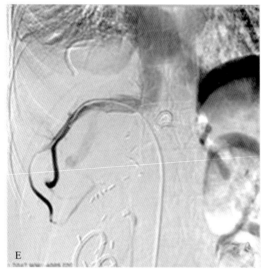
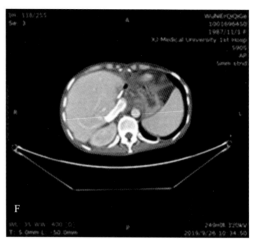
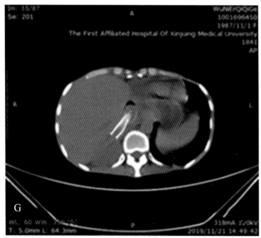
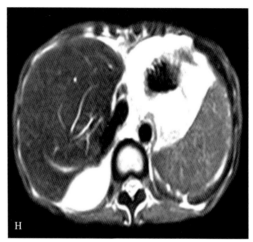

图 8-0-6　腹部 CT

注：A. 肝左叶缺如，第二肝门旁及肝右前叶泡球蚴病灶，考虑脓肿形成；B. 右侧腹壁包块，考虑脓肿形成；C. 腹部 CTA 提示肝左三叶切除＋高位肝右胆管空肠吻合＋肝移植术后＋下腔静脉肝段人工血管植入术后，第二肝门未见显影，残肝强化异常，考虑淤血可能；D. DSA 示肝右静脉流出道受阻；E. DAS 示肝右静脉至下腔静脉肝段人工血管内对比剂填充良好、流出通畅；F. 腹部 CT 提示于静脉期可见第二肝门静脉支架一枚，长约 3cm，肝淤血征象明显改善；G. 腹部 CT；H. 腹部 MR 示残肝异常强化及淤血状况较前明显改善。

个月以后出现为慢性表现，常因吻合口内膜增生与纤维组织瘢痕生成引起，另外，随着术后移植的肝增生，如肝静脉过长，易导致肝静脉与下腔静脉（特别是人造血管替代的下腔静脉）出现成角，是术后自体肝移植出现流出道梗阻的主要因素。

　　（2）对于术后早期出现的肝静脉梗阻症状必须立即处理，肝移植后出现相关症状时也要想到这一并发症。同下腔静脉梗阻，介入治疗仍是静脉狭窄首选方法，包括球囊扩张血管成形术或血管支架置入术。如果单纯的血管狭窄，仅行一次或多次的球囊扩张即能达到良好的效果，但如存在管腔内血栓形成，建议留置肝静脉或下腔静脉支架。当移植肝出现严重的功能障碍时,可考虑 DCD 肝移植,但是此时患者一般情况较差,手术风险往往较大,预后也较差。

(蒋铁民 邵英梅)

病例 7

【一般情况】

患者,男性,64 岁,身高 170cm,体重 54kg,自述患肝棘球蚴病史 4 年余,右上腹不适 1 个月。1 年前曾出现皮肤巩膜黄染,就诊于当地医院行 CT 及 MRI 检查提示肝棘球蚴病,口服阿苯达唑和保肝治疗后黄疸消退,患者出院。1 个月前再次出现右上腹不适,收住首都医科大学附属北京佑安医院。

【专科情况】

(1)术前评估

1)常规检测

血常规:白细胞 5.24×10^9/L,血红蛋白 117g/L,血小板 118×10^9/L;

血生化:ALT 42U/L,AST 54U/L,TBil 12μmol/L,直接胆红素 6μmol/L,白蛋白 31g/L,肌酐 49mmol/L;

凝血项:PT 11.5 秒,PTA 96%;

病毒学:HBV(2,5+);

肿瘤标记物:阴性;

超声心动:射血分数 71%,二尖瓣、三尖瓣少量反流;

心电图:窦性心动过缓,心率 56 次/min,不完全右束支传导阻滞;

肝功能储备:R15 18.4%;

肝弹性:17.5kpa。

2)术前影像学评估(图 8-0-7)

3)术前评估(图 8-0-8)

综上所述,病灶侵犯三支肝静脉,病灶侵犯下腔静脉,无法在体切除病灶,具有明确的 ELRA 手术指征。

(2)手术预案:右后叶肝容积为 700ml,标准肝容积为 1 130ml,残余肝脏右后叶容积足够。方案 1,保留肝脏右后叶 + 流出道重建(肝静脉重建)+ 胆肠吻合,具有手术简单、时间短、风险小的优点,但残余肝脏体积不够,术后存在肝衰竭或小肝综合征风险。方案 2,保留肝脏右后叶 + 肝脏左外叶 + 流出道重建(肝静脉重建)+ 胆肠吻合,具有足够剩余肝体积、手术安全性大的优点,但手术复杂而时间长,存在多个胆肠吻合口,手术风险大。

(3)手术过程与转归:2019 年 8 月 16 日行同种自体肝移植术,可见病灶侵犯膈肌,切除部分膈肌后行膈肌修补(图 8-0-9)。

彻底游离病肝,离断肝上、肝下下腔静脉及第一肝门后移除病肝(图 8-0-10)。

利用 DCD 供体的带右肾静脉的下腔静脉重建患者下腔静脉及门静脉,保证无肝期血液回流(图 8-0-11)。

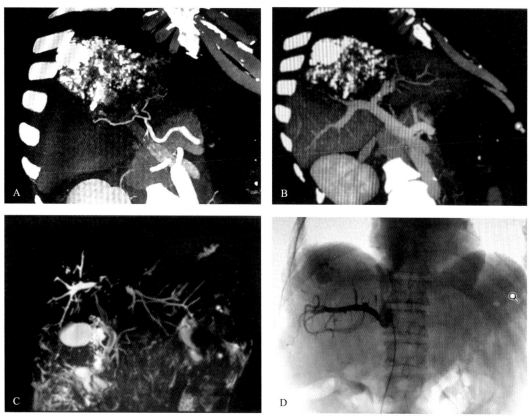

图 8-0-7　影像学特点

注:A. 动脉重建无明显受侵及变形情况;B.门静脉重建影像提示门静脉右前支狭窄,可疑受侵;C.肝脏 MRCP 提示肝门部左右肝管未显影,肝门部胆管受侵,远端胆管扩张;D. CT 未见肝静脉显影,经下腔静脉造影可见两支粗大肝短静脉。

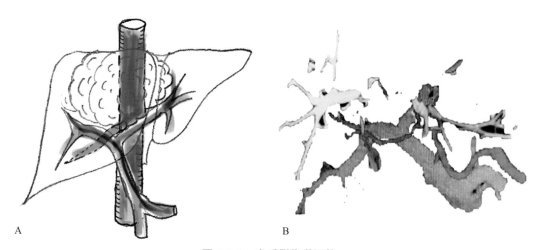

图 8-0-8　术后影像学评估

注:A.病灶位于第一肝门上方,第二肝门下方,包绕部分下腔静脉。流入道评估:门静脉右前支受侵;流出道评估:三支肝静脉均未显影,下腔静脉被病灶包绕,可见代偿的右后下肝短静脉;B.肝门部胆管受侵,连续性中断。

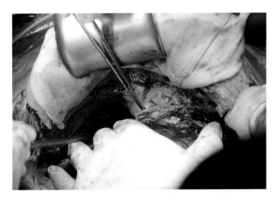

图 8-0-9 病灶侵犯膈肌,切除部分膈肌
后行膈肌修补

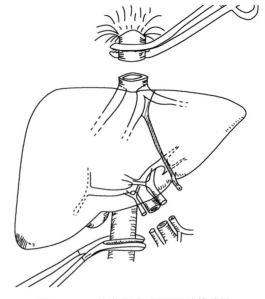

图 8-0-10 离断肝上、肝下下腔静脉及
第一肝门后移除病肝

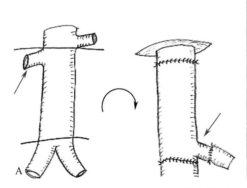

图 8-0-11 血管重建

注:A. DCD 供体右肾静脉(红色箭头);B. 供体血管右肾静脉(黑色箭头)与
患者门静脉吻合恢复门静脉系统血液回流。

修整病肝,CUSA 及双极电凝修整肝脏,下腔静脉前壁被病灶侵犯无法分离,下腔静脉
内发现两支代偿粗大肝短静脉,主要引流右后叶;右肝及肝中静脉被病灶侵犯消失,远端未
发现肝右静脉残端;肝左静脉受压迫,明显狭窄。左右胆管受侵,右侧胆管受侵范围到二级
支,分离出右后叶胆道合并一支尾状叶胆管;左侧胆管受侵超过二级支,无法重建左侧胆管,
故舍弃左外叶肝脏,只保留肝脏右后叶及肝短静脉,未重建肝右静脉(图 8-0-12)。

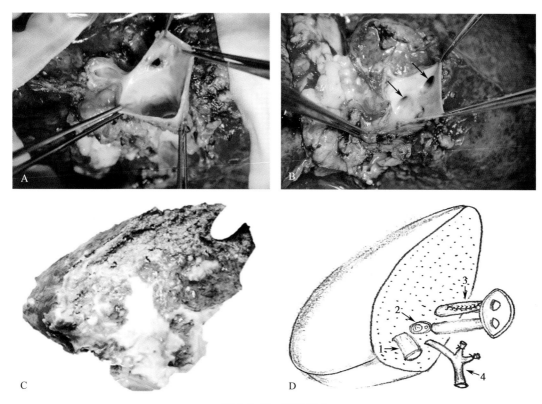

图 8-0-12　离体手术

注:A. 右肝及肝中静脉被病灶侵犯消失,肝左静脉受压迫,明显狭窄;B. 下腔静脉内发现两支粗大肝短静脉(黑色箭头),主要引流右后叶;C. 修整好肝脏右后叶;D. 修整好肝脏右后叶示意图(箭头 1 :门静脉右后后支;箭头 2 :右后叶胆道合并一支尾状叶胆管;箭头 3 :整形过的两支粗大肝短静脉,其中一支肝短静脉被病灶侵犯,上壁行修补术;箭头 4 :肝总动脉)。

术中的下腔静脉阻断时间 1 小时 4 分钟;无肝期 7 小时,修复重塑健侧新肝 680g。复流时肝创面渗血,术中出血量 2 800ml,静脉滴注红细胞悬液 1 200ml、自体血 450ml、血浆 1 500ml,手术时长 14 小时 16 分钟。

【术后处理与转归情况】

患者术后呼吸机支持 71 小时,162 小时后病情稳定转出 ICU。术后肝功能逐渐好转,转氨酶降至正常,总胆红素最低降至 53.5μmol/L,术后 9~12 日肝创面引流液呈胆汁样,胆红素明显升高(高于血胆红素三倍),诊断为肝创面胆漏。

2019 年 9 月 14 日复查肝功能,总胆红素升高至 78μmol/L;复查超声提示肝静脉二向波,门静脉主干血栓,肝内未见血流信号,考虑新鲜血栓形成。给予尿激酶溶栓 4 天(冲击剂量 10 万单位前 30 分钟,维持剂量 4 万单位 /h),及低分子肝素钠(0.3ml/ 次,皮下注射,每日 2 次)和华法林(1.25mg/ 次,口服,隔日 1 次),维持 INR2.0~3.0。溶栓后于 2019 年 9 月 18 日复查增强 CT,提示门静脉血栓长度缩短,较前稍溶解。2019 年 9 月 27 日再次复查 CT,提示门静脉壁残留部分附壁血栓,门静脉血流完全再通。总胆红素逐渐降至 47.9μmol/L。此后维持华法林 1.25mg/ 次,口服,隔日 1 次,INR 最低降至 1.96(图 8-0-13、图 8-0-14)。

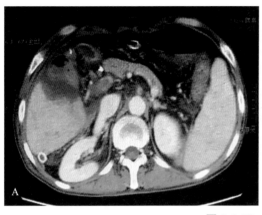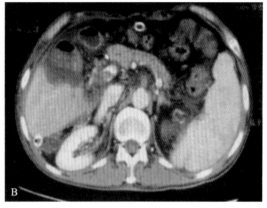

图 8-0-13　术后随访一

注:A. 2019 年 9 月 16 日 CT 提示门静脉主干血栓形成;B. 2019 年 9 月 18 日复查增强
CT 提示门静脉血栓长度缩短,较前稍溶解。

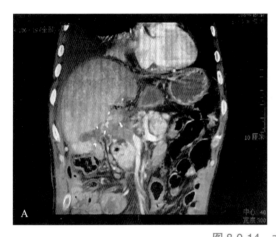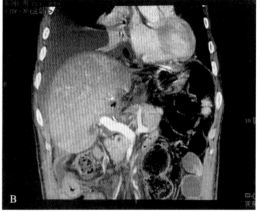

图 8-0-14　术后随访二

注:A. 2019 年 10 月 10 日 CT 提示门静脉主干再次形成血栓;B. 2019 年 10 月 21 日
复查增强 CT 提示门静脉血栓消失,门静脉血流完全再通。

　　患者主要表现为腹水、双下肢水肿等布-加综合征表现,CT 影像学肝短静脉显影差,存在流出道梗阻征象。拟行介入支架治疗改善流出道情况,患者及家人拒绝外科治疗而自动出院。保持电话随访至 2020 年 3 月,患者缓慢恢复状态,当地复查肝脏病灶无复发。

　　【经验与教训】

　　(1)门静脉反复血栓形成原因

　　1)患者无正常流出道,仅有代偿的肝短静脉进行回流。超声检查提示肝短静脉呈双向频谱,提示回流障碍,这种回流障碍可能导致门静脉内血流紊乱,易于形成血栓。

　　2)患者术后出现胆漏,胆漏位置靠近门静脉壁,血管壁外炎症刺激是导致反复血栓形成的另外一个可能因素。

　　(2)门静脉血栓的处理:门静脉血栓形成,在肝移植中属于严重并发症,甚至可能导致肝衰竭、肠道淤血坏死等严重并发症。对于完全堵塞的门静脉血栓的处理,本例经验是严密监测肝功能,对于早期形成的新鲜血栓(不超过 3 天)可以通过尿激酶溶栓及抗凝治疗实现血栓再通,本例患者分别经过 4 天及 6 天溶栓实现血栓再通。但在溶栓过程中应避免活动,警惕出血风险。同时血流超声密切监测血栓溶解及肝脏血流情况。此外,溶栓过程中 D- 二聚体及纤维蛋白降解产物迅速升高可能提示溶栓有效。

(3)流出道重建:流出道的重建对于保障术后肝脏回流、促进肝脏恢复至关重要,此例患者肝右静脉主干支因病灶侵袭无法重建,而用代偿性增粗的肝短静脉,术后可能形成涡流而导致血流不畅,引发门静脉血栓,经及时溶栓得以控制。此例患者目前仍有腹水及下肢水肿等慢性布 - 加综合征表现,期待随着肝再生逐步改善。

（刘召波　林栋栋　李　宁）

七、肝脏胆管病例

病例 1

【一般情况】

患者,男性,57 岁,农民,以"体检发现肝占位 10 天"为主诉入院。

【专科情况】

入院时患者全身皮肤、巩膜无黄染,腹部无压痛、反跳痛,辅助检查:新疆医科大学第一附属医院腹部 CTA 提示肝脏左叶巨大肝泡型棘球蚴病病灶,侵犯肝门部胆管、血管,侵犯第二肝门,肝左、肝中静脉未显影,侵犯肝右静脉根部及下腔静脉;术前胆道水成像提示病灶侵犯肝门胆管,右前及右后胆管轻度扩张,左侧胆管未显影;各项化验基本正常,其中红细胞计数 4.39×10^{12}/L、血红蛋白 131.0g/L、TBil 11.20μmol/L、白蛋白 31.20g/L、AST 41.80U/L、ALT 56.10U/L;心肺未见明显异常。

【处理与转归情况】

经多学科讨论,因病灶严重侵犯第二肝门及肝后下腔静脉,常规手术无法行根治性病灶切除,决定行自体肝移植术。在术中见需要吻合的胆管分别为 B5 和 B8 及 B6 和 B7,其中 B6 和 B7 在门静脉右支上后方(Ra 型),门静脉右支与右后叶胆管呈上下关系,明显妨碍吻合操作,同时 B5 和 B8 与 B6 和 B7 距离较长,扩张不明显,无法成形,决定行 B5 和 B8 与 B6 和 B7 两个胆管空场吻合。先准备一段血运良好的空肠祥在胃后壁与胰腺之间上拉至胆管处,选择较短距离,确保吻合的空肠祥完全无张力;B5 和 B8 及 B6 和 B7 胆管口向深部方向切开延长吻合胆管;吻合用 5-0 Prolene 线,间断,黏膜对黏膜吻合;先吻合位置较深的 B6 和 B7,后吻合 B5 和 B8;两个胆肠吻合口上下肠管均固定于周围组织以减少吻合口张力;术后患者出现轻度胆漏,每天约 100ml 左右,术后两周逐步闭合,拔除引流管;术后随访 1 年,检查均未见明显异常。

【经验与教训】

①肝断面胆管为 Ra 型时行胆管空肠吻合是最困难及复杂的;②空肠祥选择较短距离的胃后壁途径通过;③多数情况下 B6 和 B7 和 B5 和 B8 两个胆管口相距较远,吻合时不得勉强成形为一个开口,应个别与空肠做吻合;④先吻合位置较深的 B6 和 B7,后吻合 B5 和 B8;⑤吻合时尽量多与胆管周围组织固定以避免胆管撕裂。

（排组拉·沙拉阿依当）

病例 2

【一般情况】

患者,女性,32岁,农民,以"体检发现肝占位1个月"为主诉入院。

【专科情况】

入院查体:全身皮肤、巩膜无黄染,右上腹部可触及巨大包块,腹部无压痛、反跳痛;辅助检查:腹部CTA提示肝脏右叶巨大肝泡型棘球蚴病病灶,侵犯门静脉,侵犯第二肝门,肝右静脉未显影,侵犯肝左、肝中静脉根部及下腔静脉;术前胆道水成像提示病灶侵犯肝门胆管,肝左外侧叶胆管轻度扩张,其余胆管均未显影;各项化验基本正常,其中红细胞计数 4.21×10^{12}/L,血红蛋白123.0g/L,TBil 21.30μmol/L,白蛋白30.10g/L,AST 53.80U/L,ALT酶64.70U/L;心肺功能未见明显异常。

【处理与转归情况】

经过多学科讨论,因患者严重侵犯门静脉、第二肝门,常规手术无法根治性病灶切除,决定行自体肝移植术。术中切除病灶,然后在体外修补门静脉左支,用肝圆韧带修补肝左静脉,肝切面见需要吻合的胆管分别为B2及B3。因B2和B3胆管口细、壁薄,吻合相当困难,我们先把B2及B3都向其轴方向切开0.5cm左右,后用7-0 Prolene线间断缝合相互成形为一个吻合口,再准备一段血运良好的空肠襻在结肠后壁上拉至胆管处,选择最短距离,确保吻合的空肠襻完全无张力;先把需要吻合的空肠壁固定于胆管周围组织以减少吻合口张力,也避免吻合时胆管撕裂;吻合用6-0 Prolene线,前后壁间断,黏膜对黏膜吻合;术后患者未出现胆漏;术后随访1年半,未见明显异常。

【经验与教训】

①肝断面胆管为Lc型时,B2、B3两个胆管口往往在门静脉矢状部后侧,位置深,行胆管空肠吻合困难;②胆管不扩张时,尽量把B2、B3两个胆管口相互成形做一个吻合口;③因胆管口细,需要纵行切开,延长胆管口;④吻合打结时助手尽量把空肠贴近胆管壁,以避免细薄的胆管壁撕裂;⑤吻合后空肠固定于周围组织以减少吻合口张力。

(排组拉·沙拉阿依当)

八、超声病例

病例 1

【一般情况】

患者,女性,51岁,肝泡型棘球蚴病,实行ELRA。

【专科情况】

术后第1天,超声示肝动脉流速增高、RI增高,持续至术后14天,流速、RI恢复至正常范围;下腔静脉入膈肌处狭窄,CDFI示该处呈明亮五彩湍流血流信号,提示下腔静脉局部管腔狭窄并高速血流(图8-0-15)。

【处理与转归情况】

临床未予以处理,随后数日超声检查均呈现明亮血流信号,该患者于术后18天死于感染性多器官功能障碍综合征。

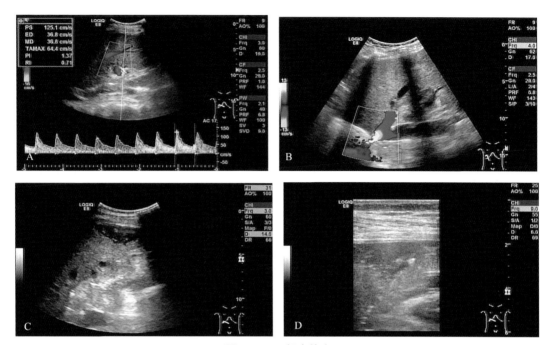

图 8-0-15　超声检查

注：A. 肝门部肝动脉频谱，肝门部肝动脉 RI 增高；B. 下腔静脉汇入膈肌处管腔狭窄，狭窄处血流呈明亮湍流血流信号，表示流速较快；C、D. 肝实质缺血坏死区，早期呈低回声区，随着缺血病程延长，出现液化坏死，表现为混合性回声区。

【经验与教训】

（1）通常肝动脉走行于门静脉前方，由于肝动脉管腔较细，不易探查，使用彩色多普勒超声探测较容易寻找到肝动脉，植入肝动脉 RI 多在 0.5~0.7，术后早期肝动脉血流速度增高、阻力指数也可超出正常范围，一般术后 72 小时会自行下降；以肝动脉 RI 低于 0.5 或未检测到动脉为诊断肝动脉狭窄标准，需将肝动脉 RI 与转氨酶、胆红素指标升高结合起来作为诊断肝动脉狭窄标准，其诊断准确性可大大提高。本例患者术后肝动脉阻力指数增高持续至术后 14 天，肝动脉流速及 RI 恢复至正常范围；患者于术后 2 天出现肝实质内缺血，7 天缺血区内出现液化坏死。未及时分析肝动脉阻力指数增高的原因，以致于术后早期移植肝实质即出现缺血坏死区。引起肝实质坏死的常见原因是肝动脉栓塞，本例中未发现肝门部肝动脉栓塞，只是提示肝动脉血流参数异常。本例缺血区发生在肝脏周边实质，可能由于肝动脉远端分支内弥漫小栓塞引起。了解肝移植术后的正常移植肝血流动力学变化过程有助于对其异常血流信号作出敏感的判断；在并发症表现出来之前作出诊断，有利于血管并发症的早期预防和治疗。

（2）下腔静脉狭窄多发生于吻合口处，下腔静脉回流障碍，移植肝淤血，患者下肢水肿，最终移植肝坏死失去功能。流出道发生狭窄引起肝脏血流回流受阻，可导致肝脏肿胀、肝功能异常。本例患者彩色多普勒于下腔静脉吻合口处探及明亮的血流信号，提示局部流速增高。二维超声发现下腔静脉局部管腔狭窄，彩色多普勒如发现明显花色血流可判断为可疑狭窄，测量可疑狭窄段的近端内径和峰值流速，当峰值流速是狭窄前峰值流速 2 倍时判断为狭窄。

病例 2

【一般情况】

患者,女性,31 岁,身高 160cm,体重 45kg,患者于 6 年前因肝泡型棘球蚴病在新疆医科大学第一附属医院行"肝左三叶切除术",此次因"手术切口处出现一大小为 5cm×5cm 质韧包块,伴红肿和疼痛"就诊。患者无发热、寒战及黄疸,无肝炎病史。门诊以"肝泡型棘球蚴病"收入院,近期体重下降 3kg,有乏力感,大、小便正常,余无不适。既往用药情况:口服阿苯达唑(一天两次,一次 2 片)。行 ELRA,因病灶侵犯下腔静脉,故肝后段下腔静脉用人工血管代替。术后第 22 天,实验室检查凝血功能明显异常。

【专科情况】

术前超声提示肝右叶混合性占位灶,考虑肝泡型棘球蚴病合并感染;术中超声提示门静脉、肝静脉、肝动脉血流通畅。术后超声提示术后 1~20 天肝动脉、肝右静脉均血流通畅,门静脉血流通畅、入肝血流,肝实质回声均匀;术后 21 天,彩色多普勒超声提示门静脉呈双向血流频谱,即入肝血流与出肝血流交替双向灌注;术后第 24 天超声显示肝右静脉吻合口狭窄,CDFI 显示吻合口处明亮五彩血流信号,PW 可测得高速血流(图 8-0-16)。

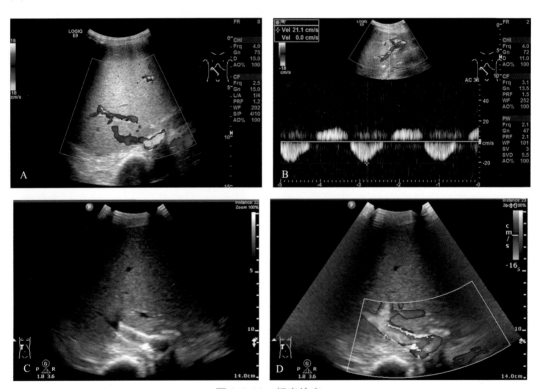

图 8-0-16　超声检查

注:A. 肝静脉吻合口处狭窄,彩色多普勒呈明亮的五彩血流信号;B. 门静脉血流异常,彩色多普勒呈红蓝交替血流信号,PW 呈双向血流信号;C. 肝右静脉吻合口狭窄处行球囊扩张术并置入支架后;D. 肝右静脉吻合口狭窄处行球囊扩张术并置入支架后,彩色多普勒示管腔内血流充盈良好。

【处理与转归情况】

术后 25 天实施肝右静脉吻合口狭窄处球囊扩张术,并置入支架,患者凝血功能逐渐正常,门静脉血流恢复单向入肝血流,肝静脉吻合口处明亮五彩血流信号恢复正常。

【经验与教训】

(1)移植肝正常肝门部门静脉二维灰阶超声显示管腔清晰、管壁光滑、门静脉吻合口清晰,彩色多普勒显示门静脉管腔内单向入肝血流、血流信号通畅、无花色血流,频谱多普勒呈带状单向入肝血流频谱。本例患者术后门静脉血流一直未发现异常,于术后 21 天门静脉呈双向血流频谱,即入肝血流与出肝血流交替双向灌注;肝静脉未见扩张,CT 提示肝淤血,结合临床分析考虑为流出道狭窄,经 DSA 证实肝静脉开口处狭窄,于狭窄处置入 14~40mm 支架一枚,次日门静脉恢复单向入肝血流,并于术后数日凝血功能恢复正常。流出道并发症相对少见,但是仍需要保持高度警惕,每次检查时关注管腔形态、内径变化,以及彩色多普勒血流信号有无明亮花色血流信号、频谱多普勒测量有无高速血流。

(2)彩色多普勒超声能敏感显示血栓和狭窄引起的声像图改变和血流动力学变化,并能准确测量血流速度等多个血流动力学指标,而且操作方便、无创伤性,一直被认为是肝移植后门静脉并发症检查的首选方法。肝移植术后门静脉正常血供是维持移植物存活的必备条件,随访肝移植术后肝内血流动力学变化发现,术后门静脉血流变化最明显,移植术后早期门静脉流速最高,移植 1 个月内门静脉流速逐渐下降。肝移植后随时间延长门静脉流速降低的原因可能为肝脏由门静脉和肝动脉双重供血。术后早期,因肝动脉吻合口水肿及移植肝血管再灌注损伤致血流不畅,门静脉血流量代偿增加、流速增高,随肝动脉病变逐渐减轻,其血流量逐渐恢复,门静脉流速则随之下降。行肝移植患者术前多伴有脾大,脾静脉回流血量增多,门静脉血流亦增多,术后随肝功能恢复,肿大的脾脏渐渐回缩,回流血量逐步接近正常。如果门静脉血流在随访期间随时间推移不降低或反而升高,则需考虑动脉供血障碍未缓解,警惕肝动脉供血不足甚至肝动脉血栓形成。随门静脉内压上升,门静脉内血流速度变慢,出现双向血流,进一步发展形成反向血流、螺旋状类似涡流的血流现象,需要动态随访观察,暂时性的一般无临床意义,如果持续存在要排除门静脉狭窄。并非所有的门静脉异常血流信号均有血流动力学意义或临床意义,应结合灰阶图像,观察移植肝门静脉及肝静脉、下腔静脉通畅情况,并且一定要注意动态随访。

(3)移植肝流出道梗阻早期的临床表现无特异性,彩色多普勒超声是肝移植术后血管并发症的主要检查手段,如发现肝静脉或下腔静脉存在局部流出道细窄处或明显花色血流处可判断为可疑狭窄。彩色多普勒超声还可表现形态学异常,包括肝静脉或下腔静脉病变处内径细窄,下腔静脉或肝静脉内栓子,下腔静脉血流异常,腔内无血流信号,狭窄处局部高速湍流、狭窄前、后血流速度明显降低,肝静脉单相血流,肝静脉扩张,肝静脉血流减慢,其他门静脉逆流。本例患者肝静脉呈单向血流,肝静脉无扩张,仅于肝静脉出口处呈现花色血流,诊断为可疑狭窄,并于术中 DSA 证实。受不同心动周期右房内压变化影响,正常肝静脉多表现出三相流速曲线形态,当彩色多普勒超声显示肝静脉流速曲线出现湍流、逆流、连续平坦的曲线形态时提示流出道梗阻的可能;在肝静脉狭窄严重时,门静脉血流可发生反向代偿引流静脉的作用。但是肝静脉单相流速曲线并不是流出道梗阻的特征表现,各种原因引起的肝大、肝静脉波动性减弱、患者呼吸影响都会导致肝静脉出现单相流速曲线。当肝静脉或下腔静脉狭窄等移植肝流出道梗阻时,及时行血管成形术或支架置入术可恢复移植肝功能,避免二次移植。因此,早期正确诊断移植肝流出道梗阻具有重要临床意义。肝移植术后,每个时间点上肝内血管血流测值都处在一个较大区间,单次的肝动脉流速增高或门静脉、肝静脉流速曲线形态异常,可能属正常或一过性改变。因此,应强调动态随访的价值。

（杨凌菲　宋　涛）

九、移植肝扭转病例

【一般情况】

患者,男性,56 岁,主诉“发现肝泡型棘球蚴病 18 年,腹胀 1 年”。存在长期牧区接触史。既往 2 型糖尿病病史 8 年,规律皮下注射门冬胰岛素注射液(早 14IU,晚 14IU)治疗,血糖控制平稳。慢性支气管炎病史 5 年,间断发作。高血压史 2 年,血压最高 160/100mmHg,规律口服药物治疗(具体不详),自述血压控制良好。30 年前曾患胸椎结核,行标准抗结核治疗,已治愈。发育正常,体型肥胖,营养良好,慢性病容,自主体位,步态正常,神志清楚,查体合作。皮肤、黏膜色泽正常,无皮疹及出血点,皮肤干燥,弹性良好,无皮下结节,无蜘蛛痣、肝掌,无溃疡及瘢痕,毛发分布正常。

【专科情况】

体温 36.9℃,脉搏 74 次 /min,呼吸 16 次 /min,血压 116/66mmHg。心肺及神经系统查体未见明显异常。全身皮肤及巩膜无黄染,腹膨隆,未见腹壁静脉曲张及异常隆起或包块,腹部柔软,无压痛、反跳痛。肝脏剑突下 8cm,肋缘下 3cm 可触及,脾脏未触及,墨菲征(−),肾脏无叩击痛,无移动性浊音。肠鸣音正常,4 次 /min。入院后各项肝功能指标均未见明显异常。CT 检查:肝左叶 Ⅰ、Ⅳ、Ⅴ、Ⅶ、Ⅷ段可见大片簇状、点状高密度影,约 15cm×18cm,其内密度混杂,无明显包膜。临床诊断为肝泡型棘球蚴病(P4N1M0)。

【处理与转归情况】

1. **术前评估**　病灶位于肝 Ⅰ、Ⅳ、Ⅴ、Ⅶ、Ⅷ段。流入道:门静脉右前支、右后上支及左内支完全受侵犯,门静脉主干及左右分叉部受累可能;肝右动脉右前支及肝中动脉完全受侵犯。流出道:肝上下腔静脉、肝腔静脉汇合部及肝后下腔静脉受侵犯。病灶未侵及心包段下腔静脉,最大侵袭范围环周 360°,未压闭,第二肝门水平横向侵犯环周 264°。肝右静脉 V 6 以上全程受累,不存在右后下静脉,肝中静脉全程受累,肝左静脉根部受累,纵向受侵犯总长度 8.5cm。胆道:右前支、右后上支及左内支完全受侵犯。

2. **手术规划**　患者标准肝体积 1 627cm³,若行右三肝切除,剩余左外叶肝体积为 461cm³,占标准肝体积的 28%,术后肝衰竭风险极高;若行肝 Ⅰ、Ⅳ、Ⅴ、Ⅶ、Ⅷ段切除,则剩余左外叶与右后下叶总体积为 908ml,占标准肝体积的 55.8%>40%,术后肝衰竭风险相对较低,考虑到肝右静脉及肝左静脉的肝腔静脉汇合部均已受侵犯,符合 ELRA 指征,因此考虑行离体肝 Ⅰ、Ⅳ、Ⅴ、Ⅶ、Ⅷ段切除 + 下腔静脉重建 + 自体剩余肝移植术。

3. **手术流程**　手术由两组团队完成:在体手术组(整肝切除和剩余肝脏回植)及离体手术组(离体肝切除)。补救性同种异体肝移植作为常规备用措施以保障患者生命安全。

(1)腹腔探查:肝脏失去正常形态,肝左内叶及肝右叶被巨大灰白色肿块占据,大小约 15cm×10cm×8cm,质硬,突出肝脏表面,边界清,与膈肌形成广泛致密粘连。左外叶及右后下叶正常,色暗红、质韧。胆囊大小正常,肝门区淋巴结未触及明显肿大。试分离第二肝门,发现三支肝静脉根部及肝腔静脉汇合部均被肿块包裹,肿块上极与肝上下腔静脉、肝后下腔静脉中上 1/3 致密粘连,下极与第一肝门形成粘连。余腹腔内未探及类似病变。考虑到病灶巨大且已侵犯保留侧肝腔静脉汇合部,难以在体切除,遂决定按照原术前方案,行 ELRA。

（2）全肝切除及肝脏低温灌注：分离肿块与膈肌之致密粘连，显露肝上下腔静脉，离断缝扎左右膈静脉支，充分游离肝脏及第一、第二、第三肝门并逐个悬吊肝上下腔静脉、肝下下腔静脉、门静脉、肝固有动脉、胆总管。后台肝脏冷灌注装置就绪后，按照门静脉、肝动脉、胆管、肝下下腔静脉、肝上下腔静脉顺序行全肝血流阻断并锐性离断。随后立即将整肝迁移并浸没于后台盛有 0℃威斯康星大学液的冰盆中，并经门静脉主干以 4℃威斯康星大学液行肝脏低温灌注，同时充分冲洗肝动脉及胆管。

（3）下腔静脉重建及暂时性门腔分流的建立：在肝脏移出体外后，在体手术组立即以异体冻存血管与肝上及肝下下腔静脉对端吻合，重建下腔静脉以恢复体循环。以 6-0 Prolene 线行门静脉残端、重建下腔静脉端侧吻合，从而建立暂时性的门腔分流。

（4）体外肝脏病灶切除：结合术前手术规划、病灶位置及持续灌注下术中超声定位，划定左外叶及右后下叶切离线，以 CUSA、双极电凝结合行肝实质离断（Ⅰ、Ⅳ、Ⅴ、Ⅶ、Ⅷ段）。三支肝静脉均完全被病灶侵犯，肝上、肝后下腔静脉被侵犯范围大于 1/2 周径，遂决定将下腔静脉完全切除重建。离断肝实质至Ⅵ段切离面时妥善保留 V6、Ⅵ段肝蒂，至第一肝门时，妥善保留Ⅱ、Ⅲ段肝蒂。将肝左静脉断端与Ⅵ段肝静脉断端分别整形扩大。剩余肝左外叶及右后下叶肝脏分别行灌注实验，缝扎断面各细小管道断端，剩余肝脏总称重约 455g（左外叶）+ 421g（Ⅵ段）=876g，GRWR 为 0.876%（>0.8%）。

（5）剩余肝脏自体移植：再次阻断肝上下腔静脉、肝下下腔静脉及门静脉，拆除暂时性门腔分流，阻断门静脉残端，缝合关闭下腔静脉侧壁开口。同时再次使用 4℃乳酸林格溶液经门静脉持续低流量灌洗剩余肝脏。以侧壁钳部分阻断下腔静脉左前侧壁，纵行开窗约 1.5cm，将剩余左外叶肝脏回植至体内，以 5-0 Prolene 线行余肝左静脉和肝后下腔静脉端侧吻合，以 6-0 Prolene 线行门静脉左支与主干对端吻合，开放肝静脉、门静脉血流，温盐水灌洗复温，肝断面电凝及缝扎止血，可见左外叶肝脏灌注均匀。门静脉开放前应给予甲泼尼龙 80mg 静脉注射以减轻缺血再灌注损伤。以 8-0 Prolene 线行肝左动脉与肝固有动脉对端吻合后开放血流，肝脏灌注良好。同法于肝后下腔静脉右前侧壁纵行开窗约 1cm，将Ⅵ段肝静脉端侧吻合于肝后下腔静脉右前侧壁，并分别对端吻合门静脉右后支与门静脉主干、肝动脉右后支与肝固有动脉，开放后检查断面出血点并予以处理，Ⅵ段余肝灌注良好。于剩余肝脏胆道开始分泌胆汁后对左外叶余肝行左肝管与胆总管对端吻合，因肝右管切除，故Ⅵ段胆管行 Roux-en-Y 胆管空肠吻合，同时于胆管内放置 1.5mm 硅胶胆道支撑管。术中超声检查各血管吻合口血流通畅，流速正常。腹腔彻底止血，检查肝断面和吻合口无活动性出血及胆漏。放置引流管后，常规逐层关腹。

术中失血量 3 200ml，静脉滴注红细胞悬液 8U、新鲜冰冻血浆 1 000ml，手术总时长约 22 小时，无肝期 620 分钟。术后病理学证实为肝泡型棘球蚴病。

4. 预后　患者术后第 2 天解除机械通气，ICU 滞留时间共 5 天，第 6 天进全流食并下床活动。术后依据肝移植经验常规给予标准抗凝治疗，恢复过程顺利，并于术后 33 天出院。术后常规继续口服阿苯达唑半年。术后 2 个月突发右上腹胀痛，住院进行相关检查。白细胞计数 18.35×10^9/L，PT 延长至 46 秒，INR 为 4.1。复查腹部 MRI 提示肝上及肝后下腔静脉狭窄，肝左静脉根部狭窄，左外叶肝脏、肝后叶肝脏较前明显增大，门静脉增宽，脾大（图 8-0-17）。经讨论考虑肝上及下腔静脉狭窄系左右叶肝脏增生后压迫所致，而肝左静脉吻合口狭窄考虑系左外叶肝脏增生转位所致。急诊行局麻下经股静脉穿刺下腔静脉及肝左静脉造影联合支架置入术。术中造影见肝后下腔静脉明显狭窄，狭窄处直径 8mm，长度

6cm；肝左静脉开口处狭窄，狭窄处直径4mm，长度1cm，血流明显减慢。经导丝分别置入14~40mm、8~40mm球囊扩张，后于狭窄处置入12~60mm支架一枚，近端置于肝静脉，远端向上置于肝后下腔静脉。术后24小时给予肝素持续泵入，维持APTT目标值50~70秒，而后过渡为长期口服利伐沙班20mg/d，术后4天患者白细胞计数恢复正常，PT及INR于术后第9天基本恢复正常。术后1个月复查腹部CT提示肝脏瘀血明显好转。

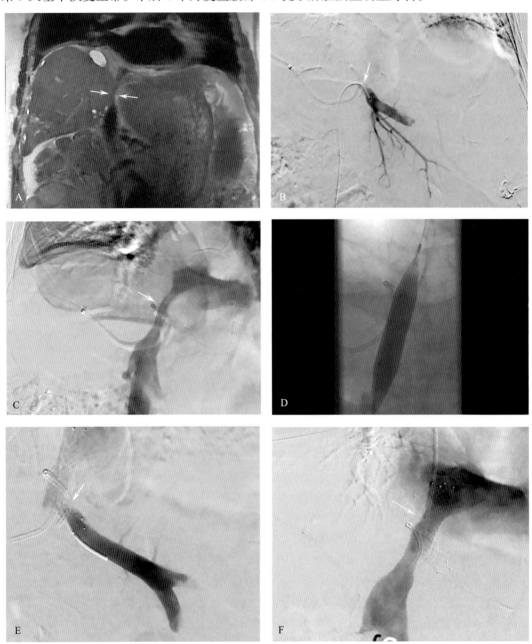

图 8-0-17　腹部 MRI 和 DSA

注：A.左右剩余肝增生及对下腔静脉的压迫方向（白色箭头）；B.扩张的肝左静脉，肝静脉根部狭窄部位（白色箭头）；C.肝后及肝下下腔静脉狭窄，未见明显充盈缺损；D.球囊扩张肝后及肝下下腔静脉；E、F.血管支架置入后原肝静脉及下腔静脉狭窄部明显扩张，对比剂充盈良好（白色箭头）。

【经验与教训】

ELRA 是基于肝切除术和活体肝移植术演变而来的,因此其术后并发症兼有两者特征。血管并发症是离体肝切除术后的严重并发症,也是术后致死原因之一,其中以流出道梗阻最为特殊,预防和处理最为棘手。不同于同种异体肝移植,离体肝切除并非是将整肝原位回植体内,而是经过肝脏活体获取并经体外病灶切除及重要脉管修复后回植体内。此过程中涉及复杂的流出道切除、重建和血管吻合,因而任何细微的技术因素均可能导致严重的后果。常见流出道并发症包括以下几类:①肝静脉吻合口或下腔静脉吻合口出血;②肝静脉、腔静脉汇合部水平及以上的肝后下腔静脉和肝上下腔静脉狭窄;③肝静脉、肝腔静脉汇合部水平及以上的肝后下腔静脉和肝上下腔静脉血栓形成。术后早期流出道吻合口出血多考虑与吻合技术相关,如缝线未收紧、缝线切割等。后期流出道吻合口出血则可能为胆漏等引发局部感染腐蚀血管所致。流出道血栓和狭窄有一定相关性,严重的流出道狭窄可导致血流通过减慢从而诱发凝血反应导致血栓形成,而血栓形成后又可进一步加重血管狭窄的程度,造成恶性循环。流出道血栓形成的主要原因多考虑吻合技术因素和术后高凝状态,因此规范的血管吻合技术和术后抗凝方案是预防流出道血栓形成的关键。可导致流出道狭窄的因素很多,如术中缝线收缩过紧、吻合口径与肝体积不匹配、肝静脉冗余以及剩余肝脏回植位置不当造成流出道压迫等。此外,术后恢复后期因吻合口血管内膜增生、纤维化以及剩余肝脏代偿增生转位等因素也可导致流出道梗阻的发生。

本病例是手术康复后期剩余肝脏代偿增生压迫下腔静脉以及增生转位后肝静脉与下腔静脉成角造成复杂性流出道梗阻的典型病例。因术中预留左外叶和右后下叶肝脏,其从下腔静脉两侧向内代偿增生,造成肝后下腔静脉及肝上下腔静脉狭窄;而左外叶肝脏由于Ⅱ段增生过快导致肝静脉与下腔静脉形成锐角及扭曲,从而导致下腔静脉和肝静脉双重狭窄。术中对于此种情形很难预防,但在剩余肝脏回植时应充分考虑后期肝脏增生而导致的空间位置改变因素,尽量选取合适的肝脏回植位置。此外,流出道吻合完毕后,应反复术中超声探查,明确肝静脉流速是否正常、吻合口有无狭窄、肝静脉有无冗余、有无成角等,适时做出调整。根据既往文献报道及北京清华长庚医院肝胆胰中心经验,介入下单纯球囊扩张并不能起到长期有效治疗作用,球囊扩张后血管支架置入联合术后长期抗凝是当前治疗流出道狭窄的首选治疗方式。若支架置入后仍出现血栓梗阻,则可考虑二次手术重建流出道;若肝脏淤血严重造成自体移植肝功能不全,则可酌情考虑行同种异体肝移植。

(卢 倩 尚 皓)

十、加速康复外科病例

【一般情况】

患者,男性,22 岁,哈萨克族,新疆霍城县人,以"体检发现肝占位 9 个月余"为主诉入院。患者长期生活于牧区,有狗羊接触史,既往无手术史,家族中有一哥哥患有肝棘球蚴病。

【专科情况】

查体:右上腹可触及包块,质硬,无压痛及反跳痛。术前影像学检查提示病灶侵犯第一、第二肝门,侵犯下腔静脉,诊断为肝泡型棘球蚴病 P4N0M0。

【处理与转归情况】

多学科讨论决定行 ELRA,术前由哈萨克族医师通过口述、展示板及投影仪等方式向患者进行 ERAS 相关宣传教育,交代病情及告知加速康复外科相关术前准备及术中、术后疼痛管理模式,取得患者同意及信任。由于患者较年轻,积极锻炼患者床上咳嗽、排痰及大小便,术前不常规进行肠道准备,于术前 6 小时禁食、2 小时口服 ERAS 专用麦芽糊精果糖饮品 400ml。术前常规放置鼻胃管,麻醉后留置导尿管。手术执行前 30 分钟给予患者 1 次预防性抗生素,手术开始 3 小时后再追加一次抗生素。术中采用左外叶作为移植肝,因下腔静脉受累严重,术中采用人造血管植入,手术历时 10.5 小时,无肝期历时 2.5 小时,术中过程全程保温,出血量约 1 000ml,术区放置两根引流管,术后转往 ICU,24 小时后拔除气管插管,ICU 住院时间为 37 小时,因患者采用人造血管,复查凝血未见异常。术后 24 小时给予依诺肝素钠 40mg/ 次,每 12 小时 1 次。出院后嘱咐患者长期口服利伐沙班 10mg/ 次,每日 1 次。患者术后第 2 天拔除胃管、尿管,少量进食流质饮食。48 小时后嘱患者可向左侧翻身,72 小时后嘱患者下地活动。患者术后恢复顺利,通过医护人员共同努力,患者术后第 8 天顺利出院。此患者共住院 18 天,仅花费 11.7 万元。

【经验与教训】

ERAS 理念应用于 ELRA 的优势在于:①优化围手术期管理策略,促进患者快速且安全的康复,提高自体肝移植术后患者生存率;②减轻患者心理、生理创伤应激反应,减少术后并发症,降低住院时间和费用;③ ERAS 理念在自体肝移植术中应用是安全、有效的,可加速患者术后康复。考虑到自体肝移植术难度和复杂性更高,每一例患者都有其特殊性,未来的临床实践中需积累更多的循证依据来评价和不断优化自体肝移植术 ERAS 流程。

(冉 博　刘 畅　邵英梅)

十一、感染积液病例

【一般情况】

患者,女性,32 岁。于入院 15 天前无明显诱因出现腹胀伴恶心、呕吐等不适,呕吐内容物为胃内容物和胆汁,自行口服药物治疗(具体不详)。7 天前患者上述症状就诊新疆医科大学第一附属医院门诊,行腹部超声检查,提示肝脏弥漫性病变、肝内外胆管未见扩张、胰腺因肠气干扰显示不清、门静脉及其分支未见异常。下腔静脉肝后段(肝右静脉汇合处以上)管腔内低回声区,考虑血栓形成。腹部 CTA 结果提示:①肝硬化腹水、腹膜炎;食管胃底静脉曲张;门静脉左支 - 腹壁静脉侧支循环形成;②肝后下腔静脉占位,考虑恶性肿瘤? 患者以"下腔静脉阻塞,下腔静脉肿瘤,肝硬化"收住肝脏外科。病程中患者神志清、精神欠佳,否认高热、寒战及黄疸,否认腹泻、黑便,否认黏液便及脓血便,否认里急后重,否认畏寒,否认皮下出血,近期无消瘦、口渴、心悸和头晕等症状。查体:体温 36.6℃;脉搏 103 次 /min;血压 133/98mmHg;体重 89kg;BMI 36km/m²。腹部膨隆,未见胃肠型,未见蠕动波,无腹壁静脉曲张,未见手术瘢痕,移动性浊音(+),双下肢轻度水肿。

【专科情况】

在积极纠正水电解质紊乱、低蛋白和腹水等情况的同时,完善相关检查提示下腔静脉肿瘤突入右侧心房,考虑Ⅱ～Ⅲ区下腔静脉平滑肌肉瘤、继发肝硬化、布 - 加综合征。术前请心脏外科、麻醉科、输血科和 ICU 等科室会诊,诊断考虑下腔静脉平滑肌肉瘤、肝静脉血栓形成、肝硬化失代偿期、食管胃底静脉曲张、布 - 加综合征、低蛋白血症、肝功能不全。经多学科讨论后决定行"ELRA 联合心房重建"根治性切除肝后下腔静脉肿瘤。患者于 2018 年 3

月 1 日在全麻下行"离体肝切除 + 自体肝移植术 + 肝后下腔静脉人造血管替换术 + 肝静脉取栓术 + 右心房肿瘤切除重建术",术后送往 ICU 治疗。手术历时 12 小时 10 分钟,无肝期 128 分钟,体外循环时间 84 分钟,术中出血量 1 500ml,术中输血红细胞悬液 4U、血浆 990ml 和冷沉淀 9.25U。术后标本送病理,检查结果提示下腔静脉平滑肌肉瘤。

【处理与转归情况】

由于患者手术创面大、手术时间长,术后患者送往 ICU 治疗。患者腹腔手术容易感染革兰氏阴性杆菌及厌氧菌,为避免腹腔感染及切口感染,经临床药学室会诊后给予注射用头孢哌酮钠舒巴坦钠抗感染治疗。患者术后出现体外循环相关肝功能损坏、肝衰竭,经给予静脉滴注血浆、保肝、退黄、降酶处理后患者肝功能逐步恢复正常。患者腹腔引流管和心包引流管拔出后 16 天出院。1 个月后再次入院检查,患者出现腹水和心包积液,给予穿刺对症处理后明显好转。半年后随访患者状态良好。

【经验与教训】

(1)下腔静脉平滑肌肉瘤总体发病率很低,目前国际注册中心共报道仅 300 余例;手术切除范围广、涉及主要脉管和脏器。

(2)Ⅱ~Ⅲ型下腔静脉平滑肌肉瘤侵犯肝后下腔静脉并向心房延伸,手术难度大,根治性手术切除是获得长期无病生存的唯一选择。

(3)目前全球共有 3 例类似报道,该病例主要难点在于 ELRA 联合体外循环状态下心房瘤体切除并重建。该术式需要普外科、心外科、麻醉科紧密协作保障手术安全。

(4)该病例独特之处在于病灶造成肝脏三条静脉继发血栓形成和布 - 加综合征,手术中完整切除瘤体、下腔静脉人造血管替代和术中保证心房冠状静脉窦完整性是手术关键。

(5)术后该患者出现体外循环所致肝功能损伤,经 ICU 积极采用呼吸机辅助呼吸保证了稳定的血流动力学,从而保障了患者顺利恢复。

(6)该患者病灶从双肾静脉开口处开始一直延伸上达右心房,且三条肝静脉继发血栓形成,需将肝脏离体后瘤体切除并取出肝静脉栓子。从心外科角度,术中需要行体外转流联合心脏停搏进行心房瘤体切除,术中肝素化可导致患者弥漫性出血,体外循环可加重患者术后肝功能恢复。此类手术过程中,尽量缩短体外转流和心脏停搏时间是降低手术并发症和死亡率的关键。

(吐尔洪江·吐逊 赵晋明)

索引